Praxiswissen Logopädie

Herausgegeben von Monika M. Thiel

Springer
*Berlin
Heidelberg
New York
Barcelona
Hongkong
London
Mailand
Paris
Tokio*

Martina Fischer-Voosholz
Ursula Spenthof

Orofaziale Muskelfunktionsstörungen

Klinik - Diagnostik - ganzheitliche Therapie

Mit einem Geleitwort von Monika M. Thiel
Mit einem Beitrag von Kerstin Eisberg

Mit 38 Abbildungen, 18 Tabellen
und 50 Übersichten

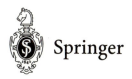

Martina Fischer-Voosholz
Max-Winkelmann-Straße 14
48165 Münster
e-mail: voosholz@muenster.de

Ursula Spenthof
Geiststraße 38a
48151 Münster
e-mail: spenthof.logopaedie@t-online.de

Monika M. Thiel
KÖRPER*sprache*
Praxisgemeinschaft für Physiotherapie und Logopädie
Maria-Theresia-Straße 1
81675 München
e-mail: thielmonika@mail.com

ISSN 1619-5159
ISBN 3-540-42870-4 Springer-Verlag Berlin Heidelberg New York

Die Deutsche Bibliothek – CIP-Einheitsaufnahme
Fischer-Voosholz, Martina:
Orofaziale Muskelfunktionsstörungen : Klinik – Diagnostik – ganzheitliche Therapie / Martina Fischer-Voosholz ; Ursula Spenthof. – Berlin ; Heidelberg ; New York ; Barcelona ; Hongkong ; London ; Mailand ; Paris ; Tokio : Springer, 2002
    ISBN 3-540-42870-4

Dieses Werk ist urheberrechtlich geschützt. Die dadurch begründeten Rechte, insbesondere die der Übersetzung, des Nachdrucks, des Vortrags, der Entnahme von Abbildungen und Tabellen, der Funksendung, der Mikroverfilmung oder der Vervielfältigung auf anderen Wegen und der Speicherung in Datenverarbeitungsanlagen, bleiben, auch bei nur auszugsweiser Verwertung, vorbehalten. Eine Vervielfältigung dieses Werkes oder von Teilen dieses Werkes ist auch im Einzelfall nur in den Grenzen der gesetzlichen Bestimmungen des Urheberrechtsgesetzes der Bundesrepublik Deutschland vom 9. September 1965 in der jeweils geltenden Fassung zulässig. Sie ist grundsätzlich vergütungspflichtig. Zuwiderhandlungen unterliegen den Strafbestimmungen des Urheberrechtsgesetzes.

Springer-Verlag Berlin Heidelberg New York
ein Unternehmen der BertelsmannSpringer Science+Business Media GmbH

http://www.springer.de/medic-de/buecher/index.html

© Springer-Verlag Berlin Heidelberg 2002
Printed in Germany

Die Wiedergabe von Gebrauchsnamen, Warenbezeichnungen usw. in diesem Werk berechtigt auch ohne besondere Kennzeichnung nicht zu der Annahme, daß solche Namen im Sinne der Warenzeichen- und Markenschutzgesetzgebung als frei zu betrachten wären und daher von jedermann benutzt werden dürften.

Produkthaftung: Für Angaben über Dosierungsanweisungen und Applikationsformen kann vom Verlag keine Gewähr übernommen werden. Derartige Angaben müssen vom jeweiligen Anwender im Einzelfall anhand anderer Literaturstellen auf ihre Richtigkeit überprüft werden.

Umschlaggestaltung: design & production GmbH, Heidelberg
Layout: de'blik, Berlin
Satz: medio Technologies AG, Berlin
Gedruckt auf säurefreiem Papier   SPIN: 10784517   22/3130/is – 5 4 3 2 1 0

Geleitwort

»Orofaziale Muskelfunktionsstörungen« erscheint als zweiter Band der Lehrbuchreihe **Praxiswissen Logopädie**.

Es gibt immer mehr Fachliteratur für den Bereich Sprachtherapie. Was ist also das Besondere an dieser Reihe?

Neu für den logopädischen Bereich ist ihr **Lehrbuchcharakter**:

- Der Leser erhält einen Überblick über die theoretischen und praktischen Grundlagen des jeweiligen Störungsbildes.
- Erfahrene, in Praxis und Lehre tätige Autoren bündeln und vermitteln den Lernstoff so, dass sowohl Anfänger als auch bewährte Praktiker davon profitieren.
- Die Darstellung der therapeutischen Methoden orientiert sich an der Praxis. Neben Anamneseerhebung und Diagnostik umfasst sie alle relevanten Therapiebausteine. Sie bietet dem Studierenden und dem Praktiker damit die Möglichkeit, individuelle Behandlungspläne flexibel zusammenzustellen.
- Alle Lerninhalte beziehen sich auf den aktuellen Stand der Forschung und berücksichtigen den bayerischen Lehrplan für die logopädische Ausbildung.

Damit schließt **Praxiswissen Logopädie** eine Lücke in der Fachliteratur.

Neben den Inhalten orientiert sich auch die **methodisch-didaktische Gestaltung** am Lehrbuchdesign:

- Regelmäßige Zusammenfassungen am Ende der Kapitel, hervorgehobene Merksätze und Praxistipps strukturieren die zu vermittelnden Inhalte.
- Zahlreiche Checklisten und Übersichten erleichtern den Überblick.
- Der Therapieteil berücksicht neben Übungen auch praxisrelevante Hilfen und Steigerungsmöglichkeiten und weist auf mögliche Fehlerquellen hin.
- Im Anhang finden sich Materialien für die Praxis.

So eignet sich die Reihe zur **Unterrichtsergänzung** und **Prüfungsvorbereitung** für Studierende ebenso wie als **Leitfaden** für praktisch Tätige.

Das Buch von Martina Fischer-Voosholz und Ursula Spenthof stellt erstmals das in Münster entwickelte und erprobte MRFH-Diagnostikschema ausführlich und praxisnah dar. Den bekannten Methoden in der Myofunktionellen Therapie fügen die Autorinnen die Bausteine »Feinspannungsübungen« und »Gesamtkörperarbeit« hinzu. Die Berücksichtigung dieser Bereiche sorgt für einen dauerhaften Erfolg der Therapie. Studierende und Praktiker werden von der anschaulichen Darstellung und den vielen Abbildungen und Übersichten zur praktischen Umsetzung profitieren!

München, im April 2002

Monika M. Thiel
Herausgeberin der Reihe

Vorwort und Danksagungen

Die recht junge Therapie der Muskelfunktionsstörungen begann sich vor gut 25 Jahren in Deutschland zu etablieren. Der Amerikaner D. Garliner legte mit der Idee, die kieferorthopädische Behandlung mit der aktiven Veränderung des Schluckens in Verbindung zu bringen, das Fundament für die spätere Ausdifferenzierung und Spezialisierung aller heute bestehenden Formen der myofunktionellen Therapie.

Während unserer Tätigkeit an der Zahnklinik der Westfälischen Wilhelms-Universität Münster Anfang der 80er- und 90er-Jahre wurden wir durch Frau Prof. Dr. U. Ehmer und Herrn Prof. Dr. Dr. R. Becker auf die potenziellen Chancen, die in der Myofunktionstherapie für Patienten mit Dyskinesien liegen, aufmerksam gemacht. Bis zum heutigen Tag modifizieren, ergänzen und entwickeln wir unsere Behandlungsstrategien ständig weiter.

Wir danken unseren Familien (dass sie uns während der Zeit der intensiven Arbeit nicht verlassen haben), ganz besonders unseren Söhnen, die uns öfter entbehren mussten.

Ohne Stephanie Stelzig kein »gescheites« Wort; ohne Ingrid Weers alles nur handschriftlich; ohne Dirk Stöver, Christiane Setzwein und Susanne Liebig keine hilfreichen Zeichnungen und ohne Anne Münster-Erkeling keinerlei Fotomaterial. Ohne deren Hilfe wäre dieses Buch nicht, was es ist! An euch alle lieben Dank!

Einen herzlichen Dank an Kerstin Eisberg für ihren informativen Beitrag und ihre »Energieschübe«.

Frau Prof. Dr. U. Ehmer und Herrn Prof. Dr. Dr. R. Becker, Frau Dr. R. Erwig, Herrn Priv.-Doz. Dr. E. Stefani, Herrn Prof. Dr. Dr. A. Hemprich herzlichsten Dank für ihre jahrelange fachliche Begleitung und ihr wohltuendes Miteinander.

Unseren Freundinnen und Kolleginnen (auch ein Kollege war dabei) danken wir ganz herzlich für offene Ohren, Schokolade, Lachen und jede Menge konstruktive Kritik!

Frau Thiel danken wir dafür, dass sie unerschütterlich an dieses Projekt geglaubt und uns bis zum Erscheinen dieses Buches unterstützt hat.

Nicht zuletzt danken wir unseren Patienten für das uns entgegengebrachte Vertrauen und für die zahlreichen Erfahrungen, die wir mit ihnen sammeln durften.

Unseren herzlichsten Dank an Rainer Brinkmann, der mit unendlicher Geduld Tabellen entwickelt hat.

Ruth Fischer, meiner Mutter, meinen besonderen Dank!

Martina Fischer-Voosholz, Logopädin
Ursula Spenthof, Logopädin

Ich freue mich sehr darüber, als Physiotherapeutin in einer Fachbuchreihe für Logopädie die Chance zu haben, einen Beitrag zu leisten. Ich finde es zunehmend wichtiger, die Interdisziplinarität im Gesundheitswesen voranzutreiben, sich auszutauschen, anzuregen und Gemeinsamkeiten zu sehen, statt um Zuständigkeiten zu konkurrieren.

Ich danke den Autorinnen für den Einblick in ihre Arbeit und für das gewachsene Gefühl, dass fruchtbare Zusammenarbeit sowohl im Sinne unserer Patienten und Patientinnen als auch für die Effizienz unserer Arbeit ausgesprochen sinnvoll ist.

Ein interdisziplinär abgestimmtes Therapiekonzept für jeden Patienten bleibt sicher noch ein Traum, dessen Realisierung auf sich warten lässt. Doch Offenheit und Austausch im Sinne einer gegenseitigen Ergänzung sind vielleicht ein erster Schritt in die richtige Richtung.

Dieses Buch trägt hoffentlich dazu bei und ist ein Schritt in diese Richtung!

Kerstin Eisberg
Physiotherapeutin

Inhalt

Einleitung und Überblick XV

1 Physiologie 1
    1.1   Wichtige Muskeln im orofazialen Bereich 2
        1.1.1   M. orbicularis oris 2
        1.1.2   M. buccinator 2
        1.1.3   M. mentalis 2
        1.1.4   M. masseter und M. temporalis mit M. pterygoideus et lateralis .. 3
        1.1.5   M. zygomaticus und M. risorius 3
        1.1.6   Zunge 3
                  Binnenmuskulatur 3
                  Außenmuskulatur 3
    1.2   Physiologische Zungenruhelage 4
    1.3   Physiologischer Schluckvorgang 5
    1.4   Unphysiologische Zungenruhelage 6
    1.5   Unphysiologischer Schluckvorgang 7
    1.6   Kraftpotenzial der Zunge 7
    1.7   Stillen 8
    1.8   Flaschenernährung 9
    1.9   Der Mundraum mit seinen sensitiven und
motorischen Zusammenhängen 9
    1.10 Selbsterfahrung 11
        1.10.1 Anleitung zur Selbsterfahrung einzelner Muskeln 11
                  Zungenmuskulatur (extrinsisch und intrinsisch) 11
                  M. masseter 12
                  M. orbicularis oris 12
                  M. buccinator 12

2 Mögliche Ursachen der orofazialen Dysfunktion 15
    2.1   Ursachen 16
        2.1.1   Tonsillen 16
        2.1.2   Adenoide 16
        2.1.3   Allergien 16
        2.1.4   Skelettale Anomalien 16
        2.1.5   Ankyloglosson 16

	2.1.6	Verletzungen und Erkrankungen des zentralen Nervensystems ..	17
	2.1.7	Genetische Faktoren und Konstitution	17
	2.1.8	Stressfaktoren	17
	2.1.9	Arzneimittel	17
	2.1.10	Makroglossie/Mikroglossie	17
	2.1.11	Zahnlücken	18
	2.1.12	Ernährung	18
	2.1.13	Einfluss schädlicher Gewohnheiten (Habits)	18
	2.1.14	Erworbenes Fehlverhalten	19

3 Habit 21

3.1 Beispiele unterschiedlicher Habitformen 22
    3.1.1 Am Daumen oder Schnuller lutschen 22
    3.1.2 Lippenangewohnheiten 22
    3.1.3 Zungenbeißen und Zungendrücken 23
    3.1.4 Beißen oder Saugen an Gegenständen (Stifte, Tücher usw.) .. 23
    3.1.5 Massetereinsatz 23
    3.1.6 Nägelbeißen 23
    3.1.7 Bruxismus (Zähneknirschen) 23
3.2 Erklärungsansätze von Habits 23
3.3 Vorschläge zum Habitabbau 24

4 Kieferorthopädie und Logopädie 27

4.1 Zusammenarbeit mit dem Kieferorthopäden 28
4.2 Vorgehensweise in der Kieferorthopädie 29
4.3 Kieferorthopädische Geräte aus logopädischer Sicht 29

5 Physiotherapeutische Aspekte in der Myofunktionstherapie 41

5.1 Regulation des Körpertonus beim Neugeborenen 42
    5.1.1 Vergleichende Betrachtung der Entwicklung
           von Hand- und Mundmotorik 42
    5.1.2 Meilensteine der Motorik 43
5.2 Sensorische Integration 46
    5.2.1 Übungsanregungen 47
           Unterstützung der taktilen Wahrnehmung 47
           Unterstützung der propriozeptiven Wahrnehmung 47
           Unterstützung des vestibulären Systems 48
    5.2.2 Behandlungsbeispiel 48
5.3 Der Zusammenhang von Körper- und Gesichtstonus 48
5.4 Zusammenhang von hypotoner Körperhaltung
    und Verspannung des Kiefergelenkes 50
    5.4.1 Bodenkontakt und aufrechte Körperhaltung als Grundlage
           für effiziente Schulung im Gesichtsbereich 51
    5.4.2 Einfluss der Körperhaltung auf die Atmung 52

6 Erstgespräche und Anamnese ... 53
6.1 Inhalte und Ziele des Erstgesprächs ... 54
6.2 Anamneseerhebung ... 55
    6.2.1 Ernährung ... 56
    6.2.2 Allgemeine Entwicklung ... 57
    6.2.3 Zeitliche Alltagsbelastung ... 59
    6.2.4 Familienanamnese ... 59
    6.2.5 Weitere (medizinische) Befunde, Behandlungen, Therapien ... 59
    6.2.6 Habits ... 61

7 Diagnostik ... 65
7.1 Allgemeines zur Durchführung ... 66
7.2 Vorgehen nach dem Diagnostikschema ... 66
7.3 Aufschlüsselung des MRFH-Schemas ... 68
7.4 Apparative Messmethoden ... 80
    7.4.1 Messen der Lippenkraft mit einer Federwaage ... 80
    7.4.2 Überprüfung des Schluckvorganges mit dem Payne-Gerät ... 82
7.5 Hilfsmittel ... 83

8 Therapie ... 85
8.1 Motivation ... 86
    8.1.1 Erstgespräch ... 86
    8.1.2 Hinweise zur Motivationsstabilisierung ... 86
8.2 Zungenruhelage ... 88
    8.2.1 Anbahnung der korrekten Zungenruhelage ... 88
    8.2.2 Festigung der korrekten Zungenruhelage ... 89
    8.2.3 Verbindung zu anderen Therapiebereichen ... 90
    8.2.4 Vorschläge zur Therapiedurchführung ... 91
    8.2.5 Elternarbeit bei der Therapie der Zungenruhelage ... 91
    8.2.6 Grenzen und Fehlerquellen ... 93
8.3 Mundschluss/Nasenatmung ... 94
    8.3.1 Praktische Übungsvorschläge ... 95
        Erklärung der Anatomie und Physiologie ... 96
        Taktil-kinästhetische Wahrnehmungsübungen ... 96
        Tonusregulierende Übungen ... 96
        Atemführungsübungen ... 98
        Spatelübung ... 99
        Verhaltenstherapeutische Übung: Pfennigglas ... 99
        Transferhilfen ... 99
        Abgrenzung und Ergänzung zur Grobmotorik ... 99
        Ablenkungen zur Festigung und Transferhilfe ... 100
8.4 Gesamtkörperarbeit ... 101
    8.4.1 Selbsterfahrung vor Therapiebeginn und allgemeine Hinweise ... 101
        Übungsvorschläge ... 102
    8.4.2 Haltung ... 103

		Behandlungsziel	103
		Aspekte der Therapie	103
	8.4.3	Tonus	104
		Behandlungsziel	104
		Aspekte der Therapie	104
	8.4.4	Atmung	106
		Behandlungsziel	106
		Aspekte der Therapie	106
	8.4.5	Bewegungskoordination	106
		Behandlungsziel	106
		Aspekte der Therapie	107
8.5	Feinspannungsübungen		109
	8.5.1	Hinweise zur Feinspannung	109
	8.5.2	Mögliche Ausgangskörperhaltungen bei Feinspannungsübungen	110
	8.5.3	Feinspannungsübungen für verschiedene Ausgangskörperhaltungen	113
		Frei im Raum durchgeführte Übungen mit gestrecktem Arm	113
		Übungen zur Aktivierung der Zungenseitenränder	114
		Übungen im Stehen mit gestrecktem Bein	115
		Übungen am Tisch stehend mit gestrecktem Arm	116
		Übungen am Tisch sitzend	116
		Übungen am Boden – Fersensitz	117
		Weitere Vorschläge zu Feinspannungsübungen	118
8.6	Orale Sensibilität		118
	8.6.1	Sensorische Integration: kurzer Überblick	119
		Elemente der sensorischen Integration	119
	8.6.2	Prüfung und Therapie der oralen Stereognose: Mund- und Handstimulation	120
		Prüfung der taktilen Fähigkeit	120
		Übungen zur Mundstimulation	121
		Übungen zur Handstimulation	122
	8.6.3	Sensibilität und Bewegung	123
8.7	Funktionsübungen		124
	8.7.1	Hinweise zur Therapieplanung: Mundmotorik in Verbindung mit anderen Bereichen	124
	8.7.2	Hinweise zur Durchführung	124
		Kiefergelenkssymptome	125
		Haltungsaufbau	125
		Übungsdurchführung	125
	8.7.3	Mundmotorische Übungen zur Lippenfunktion	126
		Schnute-Grinsen (1)	126
		Fischmund (2)	126
		Lippenversteck (3)	126
		Lippenwechsel hinter Frontzähne (4)	127
		Lippenreiben (5)	127

		Stifthaltung (6)	127
		Stäbchenhaltung (7)	127
		Kussgeräusch (8)	128
		Aufzug (9)	128
		Wettziehen (10)	128
		Lippenmassage (11)	129
	8.7.4	Mundmotorische Übungen zur Zungenvorderteilfunktion	129
		Zigarre (1)	129
		Zungenplatte (2)	129
		Zungenflug (3)	129
		Zungenkreisen (4)	130
		Zungenwinker (5)	130
		Zungenzähneputz außen (6a)	130
		Zungenzähneputz außen (6b)	131
		Zungenzähneputz innen (7a)	131
		Zungenzähneputz innen (7b)	131
		Zungendiagonale (8)	131
		Drei-Punkt-Zungenübung (9)	131
		Eichhornkeckern (10)	132
		Zungenwiderstand (11)	133
		Zahnzählen (12)	133
		Zahnzählen oben/unten (13)	133
		Zungenspitzmerkübung (14)	133
		Gaumenübung (15)	134
		Ein-Gummiring-Übung (16)	134
		Gefängnisübung (17)	134
	8.7.5	Mundmotorische Übungen zur Zungenmittelteilfunktion	135
		Ansaugübung – offener Mund (1)	135
		Knallübung (2)	135
		Ablöseübung (3)	135
		Flugübung (4)	135
		Zungenkieferschluss (5)	136
		Zungenkieferbewegung (6)	136
		Ansaugübung – geschlossener Mund (7)	136
		Lappenübung (8)	136
		Ansaugübung mit einem Gummiring (9a)	137
		Ansaugübung mit zwei Gummiringen (9b)	137
		Zungenkippen (10)	137
	8.7.6	Grundsätzliche Hinweise zu den Übungen bei geöffnetem Mund .	137
	8.7.7	Saugübungen	138
		Hinweise zur korrekten Durchführung und Fehlermöglichkeiten .	139
8.8	Schlucken		140
	8.8.1	Grundsätzliche Hinweise zum Schlucken	140
	8.8.2	Fallbeispiel	141
	8.8.3	Abfolge des Schlucktrainings	142

		Vorbereitung	142
		Schlucken von Speichel	142
		Die vier Schritte des Schlucktrainings: Worauf ist zu achten?	142
		Schlucken von Flüssigkeit	145
		Schlucken von fester Nahrung	145
	8.8.4	Einsatz von M. masseter und M. temporalis	147
	8.8.5	Therapeutische Grundsätze bei der Schluckanbahnung	149
	8.8.6	Nachtschlucken	149
8.9	Transfer		151
	8.9.1	Grundsätzliche Durchführung	151
		Flüssigkeit	151
		Feste Nahrung	152
		Zungenruhelage, Nachtschlucken, Speichelschlucken	152
		Begleitung und Kontrollen	152
8.10	Artikulation		154
	8.10.1	Allgemeine Grundsätze der Sprachentwicklung (Sprechentwicklung)	154
	8.10.2	Artikulation in Verbindung zur Zahn- und Kieferstellung	154
	8.10.3	Hinweise zur Behandlungsdurchführung	155

9 Anhang und Kopiervorlagen ... 157

9.1	Anamnesefragebogen	158
9.2	Diagnostikfragebogen	161
9.3	Nasenatmungsbogen	167
9.4	Zungenübungsbogen – Lippenübungsbogen	168

10 Literatur ... 171

Sachverzeichnis ... 175

Einleitung und Überblick

Die Myofunktionstherapie beschäftigt sich mit der **Regulierung von Fehlfunktionen im Mund und Gesichtsbereich.** Sie nimmt besonders Einfluss auf den fehlerhaften Schluckvorgang, bei dem sich das Zungenvorder- und -mittelteil nicht an den Gaumen legt, sondern Kontakt zu den Zähnen hat, dort Druck ausübt und somit die Zahnstellung verändert. Jeder Muskel im orofazialen Bereich dient spezifischen Funktionen. In dieser Therapie wird hauptsächlich mit der Zunge, dem M. masseter (Kaumuskel), dem M. buccinator (Wangenmuskel) und dem M. orbicularis oris (Lippenringmuskel) gearbeitet. Die Funktionsveränderung dieser Muskeln kann einen direkten Einfluss auf weitere Muskeln im Gesichtsbereich haben.

Erst das **richtige Zusammenspiel der Muskeln** bietet die notwendige Grundlage einer gesunden Zahn- und Kieferstellung. Dieses stellt einen Eckpfeiler einer unauffälligen Artikulation dar.

Der hier vorgestellte **ganzheitliche Therapieansatz** berücksichtigt sowohl
- Tonus, Haltung, Atmung als auch
- Mundmotorik, Schluck- und Ruhelagetraining wie auch
- die Sensibilisierung des Patienten und seine individuelle Persönlichkeit.

Durch die **Integration verschiedener logopädischer Ansätze** mit dem ursprünglichen Myofunktionskonzept werden
- der Abbau von Habits,
- das Schlucktraining,
- die gesamtkörperliche Tonusregulierung,
- der Haltungsaufbau,
- die orale Sensibilisierung und Funktionstherapie für Lippen-, Zungen- und Wangenmuskulatur

miteinander verbunden.

Dieses Konzept kann nicht nur zur Verbesserung der Funktionen im **Mund-Kiefer-Gesichtsbereich** eingesetzt, sondern auch zur Schulung der **Körperwahrnehmung** und zur **Fokussierung des Körperbewusstseins** herangezogen werden.

Die hier gezeigten Therapiemöglichkeiten sind **nicht** als **starres Programm** anzusehen. Wünschenswert ist nicht nur eine individuell auf jeden einzelnen Patienten ausgerichtete Therapie, sondern auch spezielle Therapieformen, die dem einzelnen Patienten angemessen sind. Die Intention der logopädischen Behandlung und die Art und Weise der Therapiedurchführung werden grundsätzlich von der Persönlichkeit des Therapeuten beeinflusst. Daher sollten Sie die hier aufgeführten Vorschläge durchaus mit eigenen

Ideen variieren; denn so lässt sich die individuelle Ausführung mit dem fachlich adäquaten Therapieinhalt verknüpfen.

Jeweils abgestimmt auf die Möglichkeiten und Grenzen des Patienten fließen in dieses ganzheitliche Konzept Ideen aus der **Stimmübungsbehandlung,** der **Atemtherapie,** der **Dyslalietherapie** und der **sensorischen Behandlung** ein.

Die **interdisziplinäre Zusammenarbeit** zwischen Logopäden, Sprachheilpädagogen, Physiotherapeuten und Kieferorthopäden, Zahnärzten, Kieferchirurgen, Pädiatern, Phoniatern und Hals-Nasen-Ohrenärzten ist eine wichtige und notwendige Grundlage zur umfassenden Versorgung der Menschen, die unsere Hilfe brauchen.

Ein Teil dieses Buches widmet sich daher dem **Zusammenhang von logopädischer Therapie und kieferorthopädischer Versorgung.** In diesem Bereich besteht ein großer Informationsbedarf, da nach wie vor Unsicherheiten existieren, was die Vereinbarkeit von Myofunktionstherapie und dem Einsatz kieferorthopädischer Geräte betrifft.

Innerhalb der Myofunktionstherapie können bei einem Teil der Patienten durch physiotherapeutische Unterstützung schnellere und grundlegendere Erfolge erreicht werden.

1 Physiologie

Übersicht

1.1 Wichtige Muskeln im orofazialen Bereich 2
1.1.1 M. orbicularis oris 2
1.1.2 M. buccinator 2
1.1.3 M. mentalis 2
1.1.4 M. masseter und M. temporalis mit M. pterygoideus et lateralis 3
1.1.5 M. zygomaticus und M. risorius 3
1.1.6 Zunge 3

1.2 Physiologische Zungenruhelage 4

1.3 Physiologischer Schluckvorgang 5

1.4 Unphysiologische Zungenruhelage 6

1.5 Unphysiologischer Schluckvorgang 7

1.6 Kraftpotenzial der Zunge 7

1.7 Stillen 8

1.8 Flaschenernährung 9

1.9 Der Mundraum mit seinen sensitiven und motorischen Zusammenhängen 9

1.10 Selbsterfahrung 11
1.10.1 Anleitung zur Selbsterfahrung einzelner Muskeln 11

1.1 Wichtige Muskeln im orofazialen Bereich

> Im Folgenden werden die **wichtigsten Muskeln**, mit denen man in der Myofunktionstherapie arbeitet, genannt. In einem kurzen Abriss wird der **physiologische und der unphysiologische Lage- und Funktionsbereich von Zunge und umgebender Muskulatur** beschrieben.

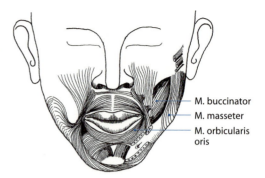

Abb. 1.1. Zusammenhang zwischen M. orbicularis oris und M. buccinator

Jeder Muskel im orofazialen Bereich erfüllt bestimmte Funktionen. Erst das korrekte Zusammenspiel der Muskeln bietet die notwendige Grundlage für eine gesunde Zahn- und Kieferstellung sowie für die Artikulation und den Schluckvorgang.

Die Muskeln und die Art und Weise ihrer Funktionsausübungen beeinflussen das Wachstum von Zähnen und Kiefer.

Die Zunge formt den Knochen und beeinflusst die Zahnstellung nach dem zahnmedizinischen Grundsatz:

Beachte ▶ Weichgewebe verdrängt und formt Hartgewebe.

Eine prägnante Einführung in das orofaziale System findet sich bei Bigenzahn (1995). Ausführlichere Darstellungen der Muskulatur bringen Thiele et al. (1992) und Morales (1998).

Im Folgenden wird die Funktion der Hauptmuskeln, mit denen im Mund- und Gesichtsbereich in der Myofunktionstherapie gearbeitet wird, beschrieben.

1.1.1 M. orbicularis oris

Die Lippen, ein **Ringmuskel**, umschließen die Frontzähne und üben eine von außen nach innen gerichtete Kraft aus, sodass die Frontzähne in ihrer Position unterstützend gehalten werden. Fasern der Lippe sind verbunden mit Fasern des M. buccinators (**Abb. 1.1**).

1.1.2 M. buccinator

Der Muskel wird auch Backen- oder Trompetenmuskel genannt. Er bildet die Grundlage der Wange, sodass die seitlichen Wände der Mundhöhle von ihm geformt werden. Seine Kraftausrichtung verläuft von außen nach innen. Er trägt dazu bei, die Backenzähne in ihrer Position zu halten. Garliner (1982) hat dies in seinem **triangulären Kraftfeld** einleuchtend beschrieben. In diesem Kraftfeld wird die **Kraftrichtung** der Muskeln dargestellt. Masseter- und Buccinatorkräfte wirken lateral gegen die Zähne. Die Zunge richtet sich gegen den vorderen Teil des harten Gaumens, der dem anterioren Druck standhält.

1.1.3 M. mentalis

Der Kinnmuskel beeinflusst die Mundmuskulatur nur indirekt über die Unterlippe und ist am physiologischen Schluckvorgang (s. Kap. 1.1, »Physiologie«) nicht beteiligt. Im Ruhezustand und während des Schluckens ist der M. mentalis passiv. Bei Hyperaktivität entsteht eine sichtbare Hautveränderung ähnlich dem Erscheinungsbild der »Orangenhaut« oder eines »Nadelkissens«.

1.1.4
M. masseter und M. temporalis mit M. pterygoideus et lateralis

Der Kaumuskel (M. masseter) und der Schläfenbeinmuskel (M. temporalis) sind mit den Händen während der Kontraktion, also z. B. beim Zusammenbeißen der Zähne, tastbar und in Funktion beurteilbar. Sie bewirken mit den Flügelmuskeln (M. pterygoideus medialis et lateralis) die Hebung des Unterkiefers. Ihre Aufgaben sind unter anderem das Abbeißen und Kauen von Nahrung.

1.1.5
M. zygomaticus und M. risorius

Der M. zygomaticus bewirkt die Seitwärtsanhebung der Mundwinkel, und der M. risorius (Lächler) ergänzt die Funktion des M. buccinator unter anderem zur Ausbildung der Mundhöhle.

Andere den orofazialen Bereich betreffende Muskeln wie M. depressor labii inferioris, M. levator labii superioris. M. levator anguli oris, M. depressor anguli oris und ihre jeweilige Funktion und Beeinflussung werden durch die Myofunktionstherapie nur indirekt beeinflusst (**Abb. 1.2**).

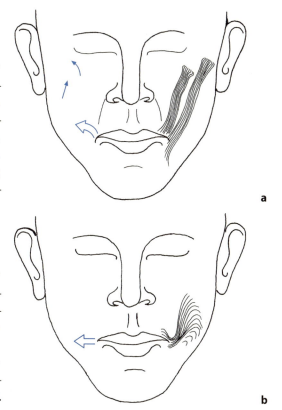

Abb. 1.2. a M. zygomaticus, **b** M. risorius

1.1.6
Zunge

Die Zunge ist ein sehr bewegliches, sensibles Organ. Sie ist zuständig für die Artikulation und den Kau- und Schluckvorgang. Sie besitzt einen hochsensiblen Tastsinn sowie Geschmacks- und Temperaturempfindungen. Die Zunge ist der einzige Muskel im Körper, der frei beweglich ist.

Binnenmuskulatur
Die Form des Zungenkörpers und die differenzierten Bewegungen werden von der **intrinsischen Muskulatur** bestimmt. Dazu werden gezählt:
- Zungenlängsmuskeln (Mm. longitudinalis linguae) – Verkürzen/Verlängern der Zunge,
- Zungenquermuskeln (Mm. transversales linguae) – Verschmälerung der Zunge,
- senkrechte Muskelzüge (Mm. verticales linguae) – Abflachen der Zunge.

Außenmuskulatur
Die **extrinsische Zungenmuskulatur** bestimmt die Lage und Beweglichkeit der Zunge im Mundraum. Sie stellt die Verbindung der Zunge mit den benachbarten Knochen dar. Zu ihr gehören:
- Kinnzungenmuskel (M. genioglossus),
- Zungenbeinmuskel (M. hypoglossus),
- Griffelzungenmuskel (M. styloglossus),
- Gaumenzungenmuskel (M. palatoglossus).

Der **N. hypoglossus** innerviert die gesamte **äußere und innere Zungenmuskulatur.**

Der Zungenkörper wird für die therapeutische Arbeit in drei Abschnitte eingeteilt, in das

Zungenvorderteil, in das **Zungenmittelteil**, in den **Zungenrücken**. Den Zungenseitenrändern kommt eine wichtige Aufgabe während des Schluckvorgangs und der Ruhelage zu (s. Kap. 8.2, »Zungenruhelage«).

1.2 Physiologische Zungenruhelage

> Die physiologische Ruhelage der Zunge ist die Basis eines **korrekten, automatisierten Schluckablaufs**. Sie spielt in der Therapie eine zentrale Rolle.

Bei einem gesunden Muskelsystem zeigt sich während der sprechfreien Zeit und zwischen den Schluckphasen das in **Abb. 1.3** dargestellte Bild. Der Zungendruck richtet sich im Wesentlichen gegen den vorderen Gaumen. Das Zungenvorderteil liegt flächig an den Gaumenfalten (Rugae) an.

Übersicht 1.1 fasst alle Parameter zusammen, die für die physiologische Zungenruhelage maßgeblich sind.

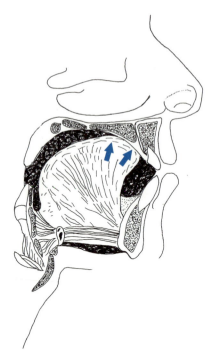

Abb. 1.3. Physiologische Zungenruhelage. Der Zungendruck richtet sich im Wesentlichen gegen den vorderen Gaumen: Die Zunge liegt flächig an den Gaumenfalten

Übersicht 1.1: Ruhelage der Zunge

- Es besteht Unterdruck im intraoralen Bereich.
- Die Lippen haben Kontakt miteinander; es besteht ein kompletter Mundschluss mit Nasenatmung.
- Durch die korrekte Ruhelage kann auch bei offenen Lippen keine Mundatmung stattfinden. Der offene Mund ruft allerdings das gespeicherte falsche Bewegungs- und Lagemuster wieder hervor (Engrammbildung im Gehirn!). Die Zunge sinkt bei mangelnder Aufmerksamkeit oder ausgiebiger Entspannung ab.
- Das gesamte Zungenvorderteil, **nicht nur** die Zungenspitze, berührt den vorderen Gaumen (Rugae); es besteht **kein** Kontakt mit den Frontzähnen (vom Eckzahn rechts zum Eckzahn links).
- Das Zungenmittelteil liegt leicht am Gaumen oder schwebt unterhalb des Gaumendachs.
- Zungenseitenränder liegen mit leichtem Druck an den lingualen Flächen der Prämolaren und Molaren.
- Der Unterkiefer (Mandibularis) ist leicht gesenkt und leicht nach vorne verlagert.
- Die Backenzähne (Oberkiefer/Unterkiefer) haben **keinerlei** Kontakt – Ruheschwebelage.
- Der M. mentalis (Kinnmuskel) ist passiv.

1.3 Physiologischer Schluckvorgang

> Der Schluckvorgang ist ein lebensnotwendiger Mechanismus. Die Innervation des orofacialen Muskelsystems sorgt für einen beständig reibungslosen Ablauf des gesamten Geschehens.

Der Schluckvorgang ist ein äußerst komplizierter Ablauf. Durch radiologische Untersuchungsverfahren und elektromyographische Studien konnten die entsprechenden Muskel- und Nervenbeteiligungen wissenschaftlich nachgewiesen werden. Der Schluckablauf folgt beim Speichelschlucken, Trinken und der Aufnahme fester Kost einem **identischen Bewegungsschema**. Der Zungendruck richtet sich gegen die gesamte Fläche des harten und weichen Gaumens (**Abb. 1.4**).

Die Bedingungen eines physiologischen Schluckvorganges werden in der **Übersicht 1.2** aufgelistet und beschrieben. Sie sind bei der Schluckanbahnung von großer Bedeutung (s. Kap. 8.8, »Schlucken«)

Die gegliederten Schritte laufen während eines Schluckvorgangs parallel und zeitgleich ab. Die einzelnen Bewegungsmuster werden anfangs innerhalb der Therapie separiert und isoliert trainiert. Wenn der Patient die einzelnen Sequenzen beherrscht, werden sie zusammengefügt und in einen fließenden Ablauf gebracht.

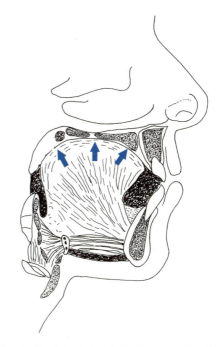

Abb. 1.4. Physiologischer Schluckvorgang. Der Zungendruck richtet sich gegen die gesamte Fläche des harten und weichen Gaumens

---

Übersicht 1.2: Bedingungen für den physiologischen Schluckvorgang

- Die Lippen liegen aufeinander – bewegen sich nicht – kompletter Mundschluss.
- Das gesamte Zungenvorderteil drückt sich aus der Ruhelageposition an den vorderen Gaumenbereich, ohne Kontakt zu den Front- und Eckzähnen zu bekommen.
- Das Zungenmittelteil hebt sich gegen den mittleren Hartgaumen.
- Die Zungenseitenränder drücken sich an die lingualen Flächen der Prämolaren und Molaren.
- Der Zungenrücken hebt sich reflexartig gegen das Gaumensegel (Velum), und die Muskeln der Rachenhinterwand (Pharynx) kontrahieren, sodass es zum velopharyngealen Abschluss kommt. Der Nasen-Rachen-Raum wird abgeschlossen (Elevation des Kehlkopfs).
- Der M. mentalis ist passiv.
- Die Kauflächen der Backenzähne werden aufeinander gebissen – M. masseter und M. temporalis kontrahieren.
- Die Krafteinwirkung der Lippen ist gegen die Frontzähne gerichtet; die der Wangenmuskulatur (M. buccinator, M. risorius, M. masseter) erfolgt gegen die Backenzähne, sodass eine von außen nach innen gerichtete Kraft besteht. Die Zähne werden in ihrer Position gehalten. Die Zunge richtet ihre Kraft gegen den Gaumen, den sie in seiner Form mit beinflusst.

Der Schluckvorgang wird in **vier Phasen** unterteilt (Nusser-Müller-Busch 1994):
- die Kauphase (orale Vorbereitungsphase),
- die orale Phase,
- die pharyngeale Phase,
- die ösophageale Phase.

Es wird auf die einzelnen Muskelfunktionen während der oralen Phase Einfluss genommen. Morales beschreibt den **beginnenden Schluckprozess** wie folgt:

»Die gekaute und eingespeichelte Nahrung befindet sich über der Zungenspitze, hinter den oberen Schneidezähnen, und wird dann in den Raum zwischen dem Zungenrücken und der Gaumenwölbung (Donderscher Raum) befördert. Die Zunge senkt sich mit ihrem mittleren Anteil und passt sich dem Nahrungsbolus an. Sofort anschließend hebt sich die Zungenspitze und legt sich auf der Innenseite der oberen Zahnreihe und an den harten Gaumen an. Die Zungenwurzel senkt sich. Diese zwei gleichzeitig erfolgenden Bewegungen formen die Zunge zu einer schiefen Ebene, die nach hinten/unten abfällt. Der vordere Anteil der Zunge hebt sich, wird gegen den harten Gaumen gedrückt, der Nahrungsbolus wird nach hinten befördert. Fast gleichzeitig führt der hintere Anteil der Zunge eine ruckartige Bewegung nach oben/hinten aus und der Nahrungsbolus wird durch die Schlundenge in den Rachen gestoßen. Im gleichen Moment beginnt sich das Gaumensegel zu heben, bis es Kontakt mit der hinteren Rachenwand hat. Dadurch verschließt das Gaumensegel die Öffnung zum Nasopharynx und zu den Nasenhöhlen. Zusammen mit der Elevation des Gaumensegels heben sich auch das Zungenbein und der Kehlkopf.« (Morales, 1998, S. 57)

1.4 Unphysiologische Zungenruhelage

> Die Veränderung des muskulären Gleichgewichts hat eine **Veränderung der Zungenruhelage** zur Folge. **Pathologische Muster** wirken sich entsprechend auf die **Atmung** und somit unter Umständen unphysiologisch auf das **Kiefer- und Gesichtswachstum** aus..

Wird der Zungenkörper nicht optimal funktionalisiert, verändert sich zusätzlich seine Morphologie. Die Veränderung des Zungenmuskels zieht zwangsläufig eine Veränderung des umliegenden Hartgewebes nach sich. Konkret bedeutet dies z. B. eine Verschiebung der Zähne in Richtung Lippen (offener Biss), somit verändert sich die Okklusion (gegenseitiger Zahnverschluss).

Besteht eine unphysiologische Zungenruhelage, sollte genauer beobachtet werden, wie diese zustande kommt bzw. sich auswirkt. **Übersicht 1.3** führt einige Kriterien dafür aus.

Bringt der Patient seine Zunge kontinuierlich aus der korrekten Ruhelagestellung heraus, verlieren die Lippen an Spannung bzw. sind in einer ständig wechselnden Aktionshaltung. Aus der Beobachtung des Gesamtkörpertonus und der Haltung des Patienten können Rückschlüsse auf seinen orofazialen Bereich gezogen werden (s. Kap. 8.4, »Gesamtkörperarbeit«).

Übersicht 1.3: Beobachtungen bei unphysiologischer Ruhelage

- Sind die Lippen geöffnet?
- Besteht eine Mundatmung?
- Ist der M. mentalis angespannt? (Orangenhaut/Nadelkissen)
- Hat die Zunge Kontakt mit den Zähnen?
- In welchem Bereich berührt die Zunge die Zähne?
- Ist der M. masseter angespannt?
- Besteht ein Habit (Daumenlutschen, Nägelbeißen, Schnuller usw.)?

1.5 Unphysiologischer Schluckvorgang

> Die **fehlgerichtete Kraft der Muskeln**, besonders die der Zunge, kann im orofazialen System nachteilige Folgen zeigen. Der **unphysiologische Schluckvorgang** ist ein Hauptsymptom des fehlfunktionierenden Systems.

Durch den unphysiologischen Schluckvorgang unterliegen während der Nahrungszufuhr und während des Speichelschluckens Kiefer und Zähne einer permanenten Fehlbelastung.

In Bezug auf den Schluckvorgang sind vom Therapeuten verschiedene Parameter zu beobachten. **Übersicht 1.4** fasst die wesentlichen zusammen.

Abbildung 1.5 zeigt eine unphysiologische Schlucksituation, die interdental sichtbar wird.

1.6 Kraftpotenzial der Zunge

> Die Kraft der Zunge kann man mit der Kraft kieferorthopädischer Regulierungsgeräte vergleichen. Die **Zungenkraft** muss richtig platziert werden, denn sie **beeinflusst die Gaumenform**. Die orofaziale Gesamtmuskulatur muss ihre Kraft in der Form einsetzen, dass sich die Zähne und der Knochen mit den Gelenken in physiologischer Weise entwickeln können.

Garliner (1982) machte eindrucksvolle Beobachtungen zur Krafteinwirkung der Zunge, die hier sinngemäß wiedergegeben werden:

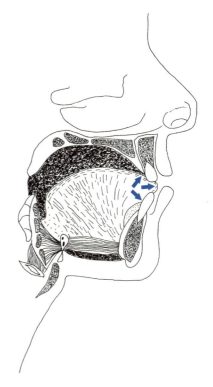

Abb. 1.5. Unphysiologischer Schluckvorgang. Der Druck der Zunge richtet sich im Wesentlichen zwischen bzw. an die Zähne

Der Mensch schluckt im Wachzustand zweimal in der Minute; im Schlaf einmal in der Minute. Innerhalb von 24 Stunden finden so über 2.000 Schluckvorgänge statt. Für die Dauer einer zehntel bis fünfzehntel Sekunde entsteht ein Druck von 1–3 kg. Multipliziert man den Mittelwert, also 2 kg, mit 2.000 Schluckabläufen, so kommt man auf 4.000 kg (4 t), das Gewicht eines Nashorns oder eines Jeeps. Diese Kraftein-

---

Übersicht 1.4: Beobachtungen während des unphysiologischen Schluckvorganges

- Sind die Lippen geöffnet?
- Bewegen sich die Lippen mit?
- Schiebt sich die Zunge frontal oder seitlich in die fehlerhafte Okklusion?
- Beißen die Backenzähne nicht aufeinander oder besteht keine Masseter-/Temporalisfunktion?
- Agiert der M. mentalis hyperfunktionell (Nadelkissen/Orangenhaut)?
- Patienten, die bereits über ihre Störung aufgeklärt wurden, bemühen sich manchmal, ihre Zunge im Mundraum zu lassen und ohne Vorstoß zu schlucken; häufig zeigen sich dann Verspannungen im Mundboden und Kehlkopfbereich.

wirkung wird bei einem gesunden Schluckablauf richtig platziert und verteilt, da die entsprechenden Muskelfunktionen harmonisch aufeinander abgestimmt sind und miteinander im Gleichgewicht stehen. Reagieren nun die Muskeln nicht richtig, kann diese kontinuierliche Kraft sich negativ auf die Zahn- und Kieferstellung sowie den Zahndurchbruch auswirken. Die Kraft muss also richtig gelenkt, d.h. die Muskelfunktion richtig beeinflusst werden.

Es wird deutlich, dass die Zunge eine enorme Kraft hat und dass eine falsche Zungenstellung und Zungenaktivität entsprechend negative Auswirkungen auf das Kiefer- und Zahnwachstum haben kann.

Nicht bei allen orofazialen Dysfunktionen tritt zwangsläufig eine Fehlstellung oder ein Fehlwachstum auf.

1.7 Stillen

> Das **Stillen** stärkt beim Säugling die **physiologischen Aktivitäten** der Muskeln im orofazialen Bereich. Alle **Muskelfunktionen** stehen in einer gesunden **Balance**. Die Bewegungsabläufe und die taktil-kinästhetischen Eindrücke werden im Gehirn gespeichert.

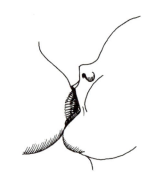
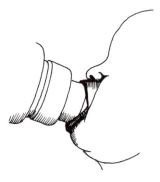

Abb. 1.6. Kind saugt an der Brust und an der Flasche

Während des Stillens liegen die Lippen fest um die Brust, sodass der M. orbicularis Spannung aufbaut. Der M. buccinator gewinnt ebenfalls an Tonus. Der Kiefer ist leicht geöffnet. Die Brustwarze wird – evtl. noch mit einem Teil des Vorhofs – in den Mund genommen. Die Zunge legt sich unter die Brustwarze, wird dann nach hinten oben gezogen und an den Gaumen gedrückt. Es entsteht ein Unterdruck (intraoraler, negativer Druck) durch die Zunge und den Buccinatormechanismus. Jetzt kann das Baby saugen. Die Milch fließt gegen den Gaumen und weiter an der Zunge entlang. Der Zungenrücken hebt sich, und sie gelangt in den Rachen. Die Zunge behält ihre Lage am Gaumen bei. Lippen-, Wangen- und Zungenmuskulatur wirken während der Saugreaktionen zusammen.

Abbildung 1.6 zeigt den Unterschied zwischen Stillen an der Brust und Flaschenernährung mit Sauger.

Die in der **Übersicht 1.5** aufgezählten Punkte beschreiben die orofaziale Muskulatur während des Stillens.

Die Engrammbildung im Gehirn entsteht mit »falschem« Schluckmuster, denn jeder sich regelmäßig wiederholende Bewegungsablauf wird gespeichert, egal ob physiologisch oder nicht.

Treuenfels beschreibt die Flaschenernährung so:

> »... die erste dramatische Störung im Harmonisierungsprozess von Innen- und Außenwelt« (Treuenfels, 1985).

Treuenfels kritisiert die Minderung der Ernährungsqualität und die herabgesetzten oder fehlenden physiologischen Bewegungsanstrengungen von Kiefer-, Gesichts- und Halsmuskulatur. Die Ausformung von Kiefer- und Zahnbögen wird beeinträchtigt, die Wirbelsäulenaufrichtung beeinflusst.

Gegensätzlicher Überzeugung sind Autoren wie Proffit (1972) u.a., die behaupten, die Flaschenernährung bilde keinerlei Ursache für eine Fehlfunktion, andernfalls wären orofaziale Dysfunktionen die Regel, da die Flaschenernährung in der heutigen Zeit im Vordergrund steht.

Fest steht, dass Stillen an der Brust (mindestens 9–20 Monate) eine gesunde orofaziale Muskelbalance begünstigt. Daher wurden inzwischen Sauger und Flaschen entwickelt (Avent, Playtex), die sich der natürlichen Brustwarze in Form und Funktion annähern.

1.8
Flaschenernährung

Die Muskeln im orofazialen Bereich werden während des **Flascheneinsatzes** nicht optimal gefördert. Der Säugling muss sich den **unphysiologischen Bedingungen** anpassen, und dadurch können **Fehlfunktionen** entstehen.

Während der Gabe der Flasche liegen die Lippen des Säuglings geöffnet um den Sauger. Der M. orbicularis baut **keine** Spannung auf. Der M. buccinator wird nicht eingesetzt. Der Kiefer ist leicht geöffnet. Der Sauger liegt in der Mundhöhle, (die häufig durch fehlerhafte Saugergrößen völlig ausgefüllt ist). Er kann oft nicht von der Zunge an den Gaumen gedrückt werden, da das Material nach wie vor nicht optimal ist. Die Zunge verschließt durch eine **Vorwärtsbewegung** das zu große Saugerloch, oder die Zunge bewegt sich nach hinten unten, damit die Milch in den Mund fließen kann.

Übersicht 1.6 beschreibt die Aktivitäten der orofazialen Muskulatur während des Flascheneinsatzes.

1.9
Der Mundraum mit seinen sensitiven und motorischen Zusammenhängen

Im folgenden Abschnitt wird über einige **grundsätzliche Zusammenhänge des oralen Bereichs** berichtet. Der Säugling experimentiert mit dem oralen Bereich in der pränatalen und postnatalen Phase, und er lernt dabei eine Menge über seine **Motorik**, **Kinästhetik** und **taktile Wahrnehmung**.

Übersicht 1.5: Haltung und Aktivität der Muskeln während des Stillens

- Die Lippen liegen fest geschlossen dicht an die Brust gepresst **(M. orbicularis oris ist aktiv)**.
- Der Säugling nimmt die Brustwarze mit einem Teil des Vorhofs in die Mundhöhle und drückt sie mit der Zunge flach gegen den Gaumen. So erfolgt ein physiologischer, palatinaler Druck mit gleichzeitigem Unterdruck in der Mundhöhle. Der Gaumen wird durch den richtigen Muskeleinsatz mitgeformt. Das Kind saugt; die Milch fließt. Der Säugling lässt los, und der Milchfluss hört auf. So kann der Säugling die Milchmenge kontrollieren und schluckt die Milch, während er die Zunge mit Brustwarze und Vorhof am Gaumen hält. Erst wenn das Kind »beißt und saugt«, fließt Milch. Es besteht ein permanenter Unterdruck im Mundraum, der während der Saug-Schluck-Phasen variiert.
- Der Kaumuskel (M. masseter) und die übrigen Wangenmuskeln sind aktiv (Saugaktivität gegeben – intraoraler Unterdruck).
- Der Kinnmuskel (M. mentalis) ist aktiv durch Rücklage des Unterkiefers.

Übersicht 1.6: Haltung und Aktivität der Muskeln bei der Flaschenernährung.

- Die Lippen liegen ohne Tonus um den Sauger – **keine Aktivität** des M. orbicularis oris.
- Die Zunge liegt unter dem Sauger oder vor dem Saugerloch. Durch die Größe des Loches besteht ständiger Milchfluss; der Säugling legt die Zunge zur Regulierung der Milchmenge vor das Loch; dann schluckt er; so entsteht ein Vorschub der Zunge. Der Bewegungsablauf wird im Gehirn gespeichert.
- Das Material des Saugers ist nicht weich und geschmeidig genug, um die physiologische Aktivität zu trainieren.
- Der Kaumuskel und die Wangenmuskeln sind passiv; durch die Saugergröße, die ca. zwei Drittel der Mundhöhle ausfüllt, ist keine Saugaktivität möglich – kein intraoraler Unterdruck.

Die ersten Funktionen des orofazialen Bereichs sind das Atmen, Saugen, Schlucken, Kauen und Beißen. Hinzu kommt ein System taktil-kinästhetischer Wahrnehmung, das beim Säugling erste Informationen zum Gehirn weiterleitet. Da der Greifreflex erst mit ca. vier Monaten einsetzt, sammelt der Säugling in den ersten Lebensmonaten viele sensitive und motorische Informationen über den orofazialen Bereich.

Innerhalb der **pränatalen Entwicklung** entstehen Grundstrukturen des Gesichts ab der 5. Woche, d. h., das Gesicht wächst von außen nach innen. Dieser Vorgang ist äußerst komplex. Es gibt sechs Kiemenbögen; die ersten vier gehören zur Entwicklung des Gesichts und der Zunge.

Die sensorischen Organe des oralen und nasalen Bereichs entwickeln sich parallel zu Knochen und Muskeln. Ungefähr in der 12. Woche beginnen Saug- und Schluckbewegungen – die Entwicklung der Zunge ist weitgehend abgeschlossen. Ab dem 5. Monat setzt die Entwicklung der Knochen ein, sodass die knorpeligen Anteile sich verringern. Hahn (1988) bringt dies auf den Punkt:

»Die Frühanlage der Sinnesorgane in der Mundhöhle und das frühe fötale Schlucken beschleunigen die Entwicklung und Reifung entsprechender kortikaler Gebiete. Die starke zerebrale Repräsentation des Gesichtsbereichs, besonders aber des Mundraumes begründen die Differenzierung der orofazialen Strukturen, die Ausreifung der Sinneswahrnehmungen und motorischen Fähigkeiten.« (Hahn, 1988, S. 236)

Auf die direkte enge Verbindung zwischen physiologischen und somatischen Gegebenheiten in der Ausrichtung des funktionellen Geschehens im Mundbereich weist Langen hin:

»Funktionelle Abläufe im Mundraum bestehen aus einer Kombination von Wahrnehmung und Muskelreaktionen, da die Sensibilität und Motorik so stark ineinander greifen.« (Langen, 1980, S. 50–53)

Der Mundbereich ist für den Säugling von dominanter Bedeutung. Über **die taktil-kinästhetische Wahrnehmung im orofazialen Bereich** und die Nähe der Mutter begreift der Säugling die Welt.

Durch das Saugen lernt das Baby das Tasten, den Einsatz seiner motorischen Möglichkeiten und die Differenzierung der Druckverhältnisse einzusetzen und zu steuern, seinen Geschmackssinn zu entwickeln und seine seelischen Empfindungen über den oralen Bereich zum Ausdruck zu bringen und zu empfangen.

Beachte ► Der Mund ist ein lebenserhaltender Bereich und ein Raum für Kontakt, ein Instrument, das der Kommunikation dient!

Neugeborene weisen eine **Unterkieferrücklage** auf, die besonders bei der Umstellung von Milch- zur Breikost auffällt.

»Der Mundraum des Neugeborenen ist vollkommen mit Zunge gefüllt.« (Hahn, 1988, S. 233)

Etwa bis zum 4. Lebensjahr verändert sich das **»infantile Schlucken«**. Der bis jetzt erhaltene **Zungenvorstoß** muss dann abgebaut sein. Die Zunge wird nach rückwärts verlegt und senkt sich ab. Das Größenwachstum der Zunge ist etwa mit dem 8. Lebensjahr abgeschlossen. Das lymphatische Gewebe wächst ab dem 6. Lebensjahr stärker, bis es etwa mit 10 Jahren sein Maximum erreicht. Kinder in dem Alter haben deshalb häufig große Tonsillen und Adenoide, sodass die Größenverhältnisse von Nase und Pharynx nicht mit den organischen Veränderungen harmonieren; dies ist ein partieller Grund für eine **Mundatmung**.

Vorsicht ▶ Die Notwendigkeit einer Tonsillektomie oder einer Adenotomie ist zu hinterfragen, da sich die anatomischen Verhältnisse wieder ausgleichen können, wenn das Kind in die Pubertät kommt.

Das Schluckmuster ist während des **Zahnwechsels** instabil (Hanson u. Cohen 1973).

Beachte ▶ Die gesamte Entwicklung des orofazialen Bereiches steht auch mit der grobmotorischen Entwicklung des Kindes in Verbindung.

Padovan stellt das in ihren Fortbildungskursen eindrucksvoll dar.

Treuenfels (1985) betont, dass im frühkindlichen Alter der orofaziale Bereich deutlich an dem Aufrichtungsmechanismus der Wirbelsäule beteiligt ist. Die prävertebralen Halsmuskeln werden tonisiert (s. Kap. 8.4, »Gesamtkörperarbeit«).

1.10
Selbsterfahrung

> Die Selbsterfahrung des Therapeuten, also die Erprobung der einzelnen Übungen und das Zusammenspiel der einzelnen Muskeln, bietet eine notwendige Grundlage, um den zu behandelnden Menschen ergänzend praktische Hinweise mitgeben zu können. Es werden deshalb einige **Beispielübungen für Therapeuten** vorgestellt.

Neben den theoretischen Kenntnissen über die relevanten Muskeln bezüglich Innervation, Funktion, Ansatz und Ursprung, ist die eigene Erfahrung, das »Erspüren« dieser Muskelfunktionen wichtig. Nur wenn der Therapeut ein Gefühl für die eigenen muskulären Verhältnisse, die An- und Entspannung hat, kann er diese beim Patienten sensibel wahrnehmen und gezielte Übungen anbieten.

Beachte ▶ Eigenerfahrung kommt vor Fremdbehandlung.

1.10.1
Anleitung zur Selbsterfahrung einzelner Muskeln

Zungenmuskulatur (extrinsisch und intrinsisch)

a) Bei geschlossenem Mund die Zungenruhelage und die Schwebelage der Zahnreihen wahrnehmen.
   ▶ Wo nehmen Sie die Anlagefläche des Zungenvorderteils wahr?
   ▶ Haben die Zungenseitenränder Kontakt zu den Molaren?
   ▶ Wie verhält sich das Zungenmittelteil in der Ruhelage?
b) Beim Schluckvorgang werden die gleichen Zungenbereiche wie oben gespürt. Wenn dieser physiologisch verläuft, findet eine »Wellenbewegung« der Zunge statt, d.h., dass sich die Zungenmitte gegen den Gaumen hebt und ein intraoraler Druck aufgebaut wird.
c) Nehmen Sie einen kleinen Holzmundspatel in die Hand und drücken Sie diesen vor den Mund gegen die angespannte Zunge:
   ▶ nach rechts und links,
   ▶ nach oben,
   ▶ von vorne gegen die Zungenspitze.
   Spüren Sie die Kraft der Zunge?
   Spüren Sie die Anspannung der Längs- und Quermuskulatur?

M. masseter

a) Legen Sie beide Handflächen an die Wangen, beißen Sie die Zähne aufeinander und lassen sie wieder los; vier- bis fünfmal wiederholen.
- ▶ Spüren Sie auf beiden Seiten eine Kontraktion, eine »beulenartige« Erhebung? (die Anspannung des Muskels)
- ▶ Ist eine Seite stärker spürbar?
- ▶ Ist diese Bewegung mehrfach möglich?
- ▶ Wie ist die Kontraktion wieder zu lösen?

b) Führen Sie eine leichte Kaubewegung durch, ähnlich wie beim Kaugummikauen (Handhabung wie bei a).
- ▶ Ist die Muskelkontraktion ähnlich, mehr oder weniger intensiv spürbar?
- ▶ Welche Bewegungen von Unterkiefer, Zunge und Lippen nehmen Sie wahr?
- ▶ Kommt es zu Kieferknacken, anderen Geräuschen oder Schmerzen?

M. orbicularis oris

a) Spüren Sie bei geschlossenem Mund den Kontakt der Ober- zur Unterlippe und umgekehrt. Pressen Sie sie leicht gegeneinander, sodass die Kontaktpunkte deutlicher spürbar werden.

b) Spitzen Sie die Lippen langsam, öffnen und schließen Sie diese.
- ▶ Nehmen Sie die exakte Bewegung des Lippenringmuskels wahr?
- ▶ Führen beide Lippenanteile die Bewegung gleichmäßig durch?
- ▶ Beobachten Sie Ihre Zunge während der Lippenbewegung – spüren Sie Druck oder eine Lageveränderung?

M. buccinator

a) Ziehen Sie die Wangen bei geschlossenem Mund kräftig zwischen die Zahnreihen. Spüren Sie, welche Mundbereiche an der Bewegung beteiligt sind.

b) Saugen Sie kurz und kräftig 4- bis 5-mal hintereinander für 4–5 s an einem Finger.
- ▶ Spüren Sie eine kräftige Bewegung der Wangen?

- ▶ Wie verhalten sich Lippen, Zunge und Kiefer zur gleichen Zeit?
- ▶ Wie nehmen Sie die muskulären Verhältnisse, insbesondere die Zungenruhelage, in den Pausen wahr?

Beachte ▶ Die konzentrierte Hinwendung und Beobachtung der Muskelbewegungen spielt eine entscheidende Rolle bei der Eigenwahrnehmung.

Für den Logopäden ändert sich der Blickwinkel. Seine Erwartungs- und Verständnishaltung gegenüber dem Patienten und seine Lösungsstrategien entwickeln sich durch die eigenen Erfahrungen, die unerlässlich und bereichernd sind. Hierdurch verändert sich sein Umgang mit dem Patienten.

Der Therapeut selbst sollte auch Verhaltensänderungen im Alltag nachvollziehen, z. B.
- ▶ **Beobachtung des Zähneputzens:** Wie sind der genaue Ablauf und die Handhabung? Dies sollte eine Woche lang jeden Tag beobachtet und protokolliert werden.
- ▶ **Veränderung des Zähneputzens:** Im Ablauf wird ein Detail völlig entgegengesetzt durchgeführt. Dies wird ebenfalls über einen gewissen Zeitraum, z. B. eine Woche lang, protokolliert.

Die Patienten müssen, im Gegensatz zum Therapeuten über einen Zeitraum von 15–20 Stunden und mindestens ein weiteres Kontrolljahr lang Beobachtungen ihres Verhaltens mit Protokollen, Anrufen usw. durchhalten.

Fazit ▶
- ▶ Bei einer **gesunden Physiologie der Muskelfunktionen** besteht ein Gleichgewicht innerhalb des orofazialen Systems.
- ▶ Die **Entwicklung des Mund- und Gesichtsbereiches** wird durch verschiedene sensorische, körperliche und seelische Faktoren beeinflusst. Der Zusammenhang der unterschiedlichen Faktoren macht deutlich, dass eine entsprechend fundierte Therapie notwendig ist.

- Bei der Zungen-, Lippen- und Wangenmuskulatur können gezielte **Eigenwahrnehmungsübungen** eingesetzt werden. Die Selbsterfahrung des Therapeuten ist ein wichtiger Bestandteil der Therapie, da die eigenen Beobachtungen konstruktiv in die Therapie einfließen.
- Der Therapeut erwartet von seinen Patienten das Führen von Protokollen, Verhaltensbeobachtungen und Verhaltensveränderungen.

2 Mögliche Ursachen der orofazialen Dysfunktion

Übersicht

2.1 **Ursachen** 15
2.1.1 Tonsillen 16
2.1.2 Adenoide 16
2.1.3 Allergien 16
2.1.4 Skelettale Anomalien 16
2.1.5 Ankyloglosson 16
2.1.6 Verletzungen und Erkrankungen des zentralen Nervensystems 17
2.1.7 Genetische Faktoren und Konstitution 17
2.1.8 Stressfaktoren 17
2.1.9 Arzneimittel 17
2.1.10 Makroglossie/Mikroglossie 17
2.1.11 Zahnlücken 18
2.1.12 Ernährung 18
2.1.13 Einfluss schädlicher Gewohnheiten (Habits) 18
2.1.14 Erworbenes Fehlverhalten 19

2.1 Ursachen

Eine orofaziale Dysfunktion entsteht häufig aus mehreren Ursachen und ist daher als **multifaktorielles System** zu bezeichnen. Vor Behandlungsbeginn sollten die im Folgenden differenziert aufgeführten Gründe für eine orofaziale Dysfunktion abgeklärt werden. Die Zielsetzung der Behandlung ist von den Ursachen abhängig. Es wird zwischen **organischen** und **funktionellen Ursachen** differenziert.

2.1.1 Tonsillen

- **Vergrößerte Gaumenmandeln** bewirken für den Zungenkörper einen **verkleinerten oralen Raum**, um den posterioren Teil der Zunge im hinteren Mundhöhlenbereich ruhen zu lassen. Die Zunge wird anterior gegen die Zähne gelegt.
- **Chronische Entzündungen der Tonsillen** verlegen die Nasenatmung, sodass es zur **Mundatmung** kommt. Die Zunge meidet die schmerzhafte Berührung mit dem entzündeten Gewebe und legt sich vor (Jann 1960; Mason u. Proffit 1974).

2.1.2 Adenoide

Adenoide verlegen die Nasenatmung. Daraus resultiert ein **fehlender Mundschluss** mit tiefer, bzw. interdentaler Zungenruhelage. Das Wachstum des Mittelgesichts wird durch adenoide Wucherungen beeinflusst. Besteht eine adenoide Vegetation, sollte das Gehör ebenfalls überprüft werden, da die Belüftung des Mittelohrs eingeschränkt sein kann.

2.1.3 Allergien

Die organischen Faktoren (z.B. Heuschnupfen, Milbenallergie) bewirken eine **Einschränkung der physiologischen Atem- und Luftpassage**; die Mundatmung dominiert. Der Lippen- und Zungentonus ist deutlich vermindert. Eine häufige Beobachtung ist die Verminderung der Atemintensität und die Veränderung des Atemrhythmuses. Dadurch kann eine Hochatmung entstehen, bei der die kostoabdominale Atmung wegfällt oder erheblich eingeschränkt ist. In solchen Fällen ist die Zusammenarbeit mit dem Hals-Nasen-Ohren-Arzt, Allergologen und Kieferorthopäden wichtig.

2.1.4 Skelettale Anomalien

Neben funktionell bedingten Veränderungen treten vererbte skelettale Anomalitäten auf. Beispiele für skelettale Anomalitäten sind: eine **Progenie** oder ein offener Biss. Sie werden meist vererbt (in der Dynastie der Habsburger zu beobachten). Hier liegt die Zunge aufgrund der anatomischen Missverhältnisse auf dem Mundboden; es ist kein korrekter Schluckablauf möglich.

In diesen Fällen ist die Zusammenarbeit mit dem Kieferorthopäden bzw. Kieferchirurgen unerlässlich. Meistens erfolgt erst die kieferorthopädische Vorversorgung, bevor der Kieferchirurg ggf. operativ eingreift.

Spätestens zu diesem Zeitpunkt setzt die Logopädie ein. Eine weitere Möglichkeit ist das sog. »Sandwich«-Verfahren: erst Logopädie, anschließend Kieferorthopädie oder/und Kieferchirurgie, später erneut Logopädie.

2.1.5 Ankyloglosson

Die angeborene Verkürzung des Zungenbändchens kann eine **Einschränkung der Zungenbeweglichkeit** bedeuten. Das Zungenvorderteil erreicht den Gaumen während des Schluckvorganges nicht. Die Artikulation kann ebenfalls beeinträchtigt sein, sodass die Laute der zweiten Artikulationszone dental gebildet werden (d, t, n, l).

Eine Durchtrennung des Zungenbändchens ist in vielen Fällen sinnvoll. Die Erfahrung zeigt nach dem operativen Eingriff einen wesentlich besseren Bewegungsfreiraum der Zunge; sie kann sich dann mit therapeutischer Unterstützung vollständig an den Gaumen legen.

2.1.6
Verletzungen und Erkrankungen des zentralen Nervensystems

Bei Verletzungen, wie z. B. nach Unfällen, operativen Eingriffen oder Erkrankungen (z. B. multiple Sklerose), sind **zentrale Krontrollmechanismen geschwächt oder gestört**. Bei zerebraler Bewegungsstörung ist die orofaziale Muskulatur ebenfalls fehlgesteuert.

Dysfunktionen treten z. B. auf bei:
- Dysarthrien,
- Hypoglossuslähmungen,
- Fazialisparesen,
- entzündlichen Prozessen,
- Traumen.

Begleitsymptome können Ess- und Schluckstörungen sein mit typischen Auffälligkeiten, die man bei orofazialen Dysfunktionen beobachten kann, z. B.:
- Ansammlung von Speiseresten,
- Speichelfluss,
- Sensibilitätsstörungen,
- Geräusche und Mitbewegungen beim Hinunterschlucken,
- Mundatmung,
- Stimmauffälligkeiten.

2.1.7
Genetische Faktoren und Konstitution

Jeder Mensch verfügt über bestimmte genetische Faktoren und seine persönliche Konstitution. Daraus resultiert seine **individuelle Widerstandsfähigkeit** gegen physischen und psychischen Stress. Orofaziale Dysfunktionen können jahrelang ohne pathologische Auswirkungen bestehen; die Anfälligkeit des Zahnhalteapparates nimmt proportional entgegengesetzt zur Schwächung der Widerstandskraft zu (Hahn 1988).

Eine familiäre Disposition von Dysgnathien kann dazu führen, dass Geschwister zeitlich parallel eine Myofunktionstherapie benötigen.

2.1.8
Stressfaktoren

Psychische Belastungen und körperliche Erkrankungen können sich auf den orofazialen Bereich auswirken. Bei psychogenen Ursachen werden extreme Bewegungen wie hyperaktives Schlucken und verschiedene Habits beobachtet. Eine allgemeine Antriebsschwäche und/oder Gefühlsabflachung kann sich im orofazialen Bereich in Form eines Hypotonus zeigen.

2.1.9
Arzneimittel

Arzneimittel mit entspannender Wirkung beeinflussen die Gesichtsmuskeln (z. B. Psychopharmaka, Sedativa). Die Muskulatur ist dann hypoton, und es können Koordinationsstörungen auftreten. Die Erfahrung zeigt, dass bei genügender Motivation deutliche Verbesserungen erzielt werden können.

2.1.10
Makroglossie/Mikroglossie

Eine echte **Makroglossie** wird heute nur noch selten diagnostiziert (z. B. manchmal beim Down-Syndrom mit zum Teil interlabialer Zungenlage). Durch die Fehlfunktion der Zunge, ihrer mangelnden Spannung und motorischen Einschränkungen erscheint die Zunge »zu groß« für die Mundhöhle (Garliner 1976). Sobald die Zunge mehr Spannkraft und Geschicklichkeit erreicht, verändert sich die Morphologie.

Bei der **Mikroglossie** hingegen füllt die Zunge die Mundhöhle nicht aus; die Folge kann eine Vorwärtsbewegung mit dentalem Kontakt sein. Beim Pièrre-Robin-Syndrom findet sich eine Glossoptose (Zungenrückverlagerung) bei Mikrogenie und evtl. daraus resultierender Atemnot.

2.1.11
Zahnlücken

Fraglich ist, ob die entstehenden Lücken des physiologischen Milchzahnwechselgebisses zu einem fehlerhaften Schlucken führen. Wird nach dem Zahnwechsel eine Fehlfunktion beobachtet, bestand sie schon im Milchzahngebiss. Ein sehr frühzeitiger Milchzahnverlust (keine Platzhalter), Nichtanlage von Zähnen und dadurch Lücken und deutlich verzögerter Zahndurchbruch können einen Einfluss auf das orofaziale Muskelgleichgewicht haben.

2.1.12
Ernährung

Die **Konsistenz der Nahrung** kann eine mögliche Ursache von Fehlfunktionen sein. Trinkt ein Kind zu den Mahlzeiten bei fast jedem Biss und Happen, wird die Speise nicht genügend eingespeichelt, sodass unter anderem die Vorverdauung nicht ausreichend stattfindet. Dies hat Einfluss auf den Stoffwechsel der inneren Organe. Außerdem fällt bei weicher Kost die **mundmotorische Kräftigung und Übung** weg, insbesondere der Zungen- und Kaumuskulatur (»Nudelkinder«, Fastfood); die Tiefensensibilität wird nicht adäquat angesprochen; der Speichelfluss wird gefördert (Hypersalivation); Feinspannung kann nicht genügend aufgebaut werden. Das kinästhetisch-taktile Empfinden ist reduziert.

Beachte ▶ Durch ein gesundes Kau- und Beißverhalten wird der orofaziale Bewegungsapparat geschult und gestärkt!

Auch der Genuss von Zucker beeinflusst unseren **Muskeltonus** negativ. Dieser ist für eine gesunde Funktion unserer Körperaktivitäten zuständig und wird durch Zuckerkonsum erheblich verändert.

2.1.13
Einfluss schädlicher Gewohnheiten (Habits)

Ein Habit, z.B. eine Lutschgewohnheit, wird bei vielen Autoren als **gravierender Auslöser von Fehlfunktionen** beschrieben (Garliner 1974; Subtelny u. Subtelny 1973; Straub 1960). Habits können Angewohnheiten sein, denen keine psychische Ursache zugrunde liegt. Der Abbau von Habits ist recht problemlos, **wenn** Bereitschaft und Einsicht dazu vorhanden sind.

Hingegen erfordern Habits als Ausdruck psychischer Auffälligkeiten intensive Betreuung und evtl. eine Zusammenarbeit mit der Psychologie bzw. der Homöopathie. Wie I. Broich (1992) betont, ist **der Mundraum ein Ort, an dem die Seele sich ausdrückt**. Dementsprechend sensibel sollte die Logopädie mit dem orofazialen Bereich umgehen (s. Kap. 3, »Habits«).

Beispiel ▶ Weitere Beispiele für relevante Habits sind Nägelkauen, Nuckeltuch, Beißtuch, Schnuller, Lippenlecken, Lippenreiben mit den Zähnen, Zungennuckeln an den Zähnen oder am Gaumen. Unauffällige Habits, wie z.B. Zungennuckeln, Zähneknirschen, können bis ins Erwachsenenalter bestehen bleiben (s. Kap. 6, »Erstgespräch«).

Beachte ▶ Tritt im orofazialen Bereich Bewegung auf, wo Ruhe zu herrschen hat (s. Kap. 1, »Physiologie«), kann es sich um ein Habit handeln, z.B. häufiges, seitliches Einziehen der Unterlippe zwischen die Zähne.

2.1.14
Erworbenes Fehlverhalten

Das Nähren des Säuglings mit Saugern kann ein Grund sein, der zu einer gestörten Muskelbalance führt. Das Stillen durch die Flasche mit Saugern, deren Größe und Material völlig unphysiologisch sind, bieten dem Säugling unangemessene Bedingungen, auf die er mit seinen Sinnen und seiner Motorik **zwangsweise falsch reagieren** muss.

Fazit ▶
▶ Der **ausreichende, gleichmäßige Einsatz** der Lippen, Zungen- und Gesichtsmuskulatur gewährleistet ein harmonisches Zusammenspiel, um die Artikulation und den physiologischen Schluckablauf zu stabilisieren. Kommt ein störender Faktor hinzu, wird die Ruhehaltung der Zungen- und Lippenfunktion beeinträchtigt und das System aus dem Gleichgewicht gebracht.
▶ Nicht bei jedem Menschen wirken die aufgeführten Ursachen gegen sein bestehendes System; dies ist u.a. von **genetischen und konstitutionellen Faktoren** abhängig.
▶ Die **interdisziplinäre Zusammenarbeit** der Fachrichtungen Kieferorthopädie, Kieferchirurgie, Hals-Nasen-Ohrenheilkunde, Allergologie, Psychologie, Kinderheilkunde, Physiotherapie, Ergotherapie und Logopädie ist unerlässlich, um dem Patienten bei **unterschiedlicher Ätiologie** weiterzuhelfen bzw. ihn individuell, auf sein Ursachengefüge Rücksicht nehmend, zu behandeln.

3 Habit

Übersicht

3.1 **Beispiele unterschiedlicher Habitformen** 22
3.1.1 Am Daumen oder Schnuller lutschen 22
3.1.2 Lippenangewohnheiten 22
3.1.3 Zungenbeißen und Zungendrücken 23
3.1.4 Beißen oder Saugen an Gegenständen (Stifte, Tücher usw.) 23
3.1.5 Massetereinsatz 23
3.1.6 Nägelbeißen 23
3.1.7 Bruxismus (Zähneknirschen) 23

3.2 **Erklärungsansätze von Habits** 23

3.3 **Vorschläge zum Habitabbau** 24

3.1
Beispiele unterschiedlicher Habitformen

Für ein **Habit (Gewohnheit)** gilt, dass es im Gegensatz zu angeborenen Reflexen in **instinktbedingten Reaktionen** erworben wird und das Endergebnis eines Lernprozesses ist. In der Zahnmedizin lassen sich Habits unterteilen in **Parafunktionen** und **Dysfunktionen/Dyskinesien**. Im Vordergrund steht der individuelle Lustgewinn ebenso wie die mögliche Regulierung von Stressempfindung. In diesem Zusammenhang handelt es sich um eine schädliche Gewohnheit im orofazialen Bereich, die sowohl die Zahn- und Kieferstellung als auch die Zungenlage negativ beeinflusst. Viele verschiedene individuelle Formen von Verhaltensweisen können das muskuläre orofaziale System aus dem Gleichgewicht bringen. Am häufigsten treten **intraorale Habits** auf.

Beim Einsatz von Habits werden differenzierte feinmotorische Zungen- und Lippenbewegungen eingeschränkt. Die orale Sensibilität ist verändert. Der Mundschluss wird häufig verhindert.

Habits können unter anderem eine **Appellfunktion** haben, die bis ins Jugendalter reicht. Die Unterstützung, die der Patient, unbewusst durch das Habit ausgedrückt, einklagt, ist ein Aspekt der logopädischen Behandlung. Die Entscheidung zur Weiterbehandlung muss vom Logopäden getroffen werden: Kann der Therapeut den Abbau des Habits leisten oder nimmt der Patient zusätzlich psychologische Unterstützung in Anspruch? In manchen Fällen ist es indiziert, die Myofunktionstherapie zurückzustellen, bis eine gezielte Psychotherapie Erfolg zeigt.

Beachte ▶ Bei **psychologisch überlagerten Habits** ist eine sofortige Verweigerung des Patienten gegenüber Änderungsvorschlägen zu beobachten.

Parafunktion. ▶ Bei Parafunktionen handelt es sich,

»… um stereotyp sich mehr oder weniger häufig und lang wiederholende Bewegungsabläufe bestimmter Muskelgruppen, die keine physiologischen Funktionen mehr ausüben« (Fröhlich, 1966, S. 536),

z. B. Daumenlutschen, Nägelkauen, Zungepressen, Bruxismus.

Dysfunktion. ▶ Bei Dysfunktionen ist der physiologische muskuläre Bewegungsablauf gestört. Sie zeigt sich u.a. bei der habituellen Mundatmung, dem fehlerhaften Schluckvorgang und der reinen Artikulationsstörung.

3.1.1
Am Daumen oder Schnuller lutschen

Das Saugbedürfnis wie der Nahrungstrieb ist angeboren. Das Stillen an der Brust befriedigt im besten Fall beide Triebe. Zur Befriedigung des Hungers dient nur ein Teil der Stillzeit; den anderen verbringt der Säugling mit dem Lutschen an der Brust. Wenn der Säugling mit der Flasche ernährt wird, entfällt häufig der Aspekt der Lustbefriedigung durch das Lutschen und der damit verbundene intime Kontakt zur Mutter.

Das Lutschen am Daumen oder Schnuller, ein weit verbreitetes Habit, provoziert eine Tiefstellung der Zunge. Außerdem werden eine hypotone Lippenstellung und mangelnder Kieferschluss begünstigt.

Durch die wiederkehrende, partielle Einlagerung des Daumens und seiner enormen Kraftausübung auf den Gaumen kann dieser morphologisch verändert werden (gotischer Gaumen).

Beachte ▶ Solange ein Lutschhabit besteht, ist keine Automatisierung des neu erworbenen, korrekten Schluckvorgangs möglich.

3.1.2
Lippenangewohnheiten

Die Auffälligkeiten reichen von Lippenbeißen, -lecken oder -saugen bis hin zur Einlagerung der

Unterlippe hinter die oberen Schneidezähne. Die dabei entstehende Druckkraft wirkt wie ein kieferorthopädisches Regulierungsgerät.

Lippen- oder Wangenbeißen kommt häufig mit lateralem Zungenpressen bei offenem Biss vor.

3.1.3
Zungenbeißen und Zungendrücken

Zungenbeißen oder Zungendrücken sind in vielfältigen Formen zu beobachten. Das Zungennuckeln geschieht mit dem Zungenvorderteil hinter den unteren Schneidezähnen. Dabei drückt sich das Zungenmittelteil an den vorderen Gaumen und die oberen Frontzähne. Die Zungenruhelage und die somit korrekte Kraftausrichtung gegen den Gaumen fallen weg.

3.1.4
Beißen oder Saugen an Gegenständen (Stifte, Tücher usw.)

Die Druck- und Spannungsverhältnisse des orofazialen Bereichs kommen durch ständige Bewegung aus dem Gleichgewicht. Die Lage der Muskeln wird immer wieder kurzfristig in eine falsche Position verschoben.

3.1.5
Massetereinsatz

Während der Ruheposition besteht kein Backenzahnkontakt, somit kontrahiert der M. masseter nur während des Kauens und des Schluckvorgangs. Bei einer Hyperfunktion des M. masseter kontrahiert der Muskel ständig; der Patient beißt permanent die Zähne aufeinander. Dieses Phänomen wird allerdings selten beobachtet.

3.1.6
Nägelbeißen

Nägelbeißen zieht sich durch alle Altersgruppen. Die Zunge liegt meistens vorne an den Frontzähnen und »spielt« mit dem Nagel, wobei die Lippen aus der Ruheposition gebracht werden.

3.1.7
Bruxismus (Zähneknirschen)

Ursache des Zähneknirschens oder Pressens kann eine okklusale Störung sein, die einen Kompensationsmechanismus auslöst. Dieser entwickelt sich zum pathologischen Muster. Sobald die Okklusion wieder ihre gesunde Position einnimmt, kann der Bruxismus sich auflösen. Durch Schienen kann man den Heilungsprozess unterstützen. Bruxismus kann auch aus einer psychischen Anspannungssituation entstehen.

3.2
Erklärungsansätze von Habits

> Es gibt bei den unterschiedlichen psychologischen Richtungen **verschiedene Erklärungsansätze**, um die Gründe der Habits zu deuten.

Die **Psychoanalyse** deutet das Lutschen und Saugen als einen oralen sexuellen Lustgewinn, der sich an die orale lebenserhaltende Nahrungsaufnahme anschließt.

Die **Verhaltenstherapie** erklärt das Daumenlutschen als Übersprungshandlung. Im Lutschen wird überschüssige Erregungsenergie abgebaut.

Die **Lerntheoretiker** meinen, das Lutschen sei konditioniert. Zufällige Bewegungen sind erfolgreich und werden daher erlernt, somit entsteht ein Habit.

Folgende weitere Gründe können für ein orales Habit verantwortlich sein:
▶ Kinder mit geschwächter Konstitution und herabgesetzter Frustrationstoleranz neigen eher zu regressiven Verhaltensweisen (Habit).
▶ Orofaziale Verhaltensweisen **können** als Antwort auf seelische Probleme gedeutet werden.

3.3 Vorschläge zum Habitabbau

> Wenn es darum geht, das orofaziale System dem physiologischen Gleichgewicht der Muskulatur anzunähern, ist der Abbau von Habits eine wichtige Grundvoraussetzung. Die folgenden **Hinweise und Vorschläge** können zur Habitveränderung beitragen.

Wichtiger als jede Interpretation eines Habits ist immer die **detaillierte Beobachtung des Patienten**. Habits sollten möglichst **im Vorschulalter** abgebaut werden. In diesem Alter können sich die morphologischen Strukturen, die aufgrund von Habits entstanden sind (Fehlfunktion der Muskulatur), am besten regulieren.

Vorsicht ▶ Die vermutete Ursache muss den Eltern des Kindes gegenüber behutsam artikuliert werden, wobei der Therapeut seine Souveränität und Authentizität zu wahren hat. Die Grenzen der eigenen fachlichen Kompetenz und der psychischen Belastbarkeit des Therapeuten sind zu tolerieren!
Die Art und Weise, das **Wie** der Gesprächsführung, ist die Basis für die gesamte Therapie.

Die Einwilligung des Kindes zur Veränderung des Habits ist eine optimale Voraussetzung. Dann verläuft der Abbau der kindlichen Verhaltensweise unkompliziert und schnell. Leider ist diese Voraussetzung nicht immer gegeben.

Paralleler Abbau zu Beginn der Therapie. ▶ Zu Beginn der Myofunktionsbehandlung werden parallel zum Habitabbau die entsprechend geeigneten Therapiebausteine, wie z. B. Feinspannungsübungen (s. Kap. 8.5, »Feinspannungsübungen«), Förderung oraler Sensibilität (s. Kap. 8.6, »Orale Sensibilität«), integriert. Diese Form des Vorgehens kann bei Patienten erfolgen, die mit dem Anliegen, den Habit abzubauen, zur Logopädie kommen oder deren Habitsymptomatik so gravierend ist, dass ein schnelles Vorgehen angemessen erscheint.

Habitabbau nach einigen Therapiestunden. ▶ Die Myofunktionstherapie wird mit den ab Kapitel 8 (»Therapie«) aufgeführten Bausteinen begonnen. Es wird einige Stunden damit gearbeitet, bevor der Abbau des Habit eingeführt wird.

Nach ersten Erfolgserlebnissen zur Ruhelage und Mundmotorik ist einem Kind eine Verhaltensänderung im Habitbereich eher zuzumuten, da bis dahin sein Vertrauen in sich und in den Therapeuten gewachsen ist.

Wenn Kinder verstehen, welche Konsequenzen ihre Verhaltensweisen mit sich bringen, ist ihre Eigenmotivation eher angesprochen. Die folgenden Strategien in der **Übersicht 3.1** können zum Abbau des Habits beitragen.

Es gibt keine allein wirksame Erfolgstrategie; Einfühlungsvermögen der Bezugspersonen, Geduld und Verständnis sind die bestmöglichen Hilfestellungen, wenn ein Habit aufgegeben werden soll.

Vorsicht ▶ Nach dem Abbau eines Habits **können Ersatzverhaltensweisen auftreten**, z. B. Bettnässen statt Daumenlutschen. Im Rahmen der Therapie sollte eine enge Zusammenarbeit mit den Eltern stattfinden. Spätestens zu diesem Zeitpunkt sollte ein Psychologe hinzugezogen werden.

Ein **rein lutschoffener Biss schließt sich nach Daumenentzug** innerhalb kürzester Zeit, sodass keine kieferorthopädische Maßnahme erfolgen muss. Die Kraft, die der Daumen auf den Frontzahnbereich ausübte, fällt weg; die Zähne wandern in ihre Ursprungsstellung zurück. Entstand zusätzlich eine Gaumendeformation (hoher spitzer Gaumen – gotischer Gaumen) durch das Daumenlutschen, wird die Kieferorthopädie tätig.

Übersicht 3.1: Vorschläge zum Habitabbau

- Situationen beobachten, in denen das Kind sein Habit einsetzt.
- Fotos von Fehlokklusionen durch Daumenlutschen zeigen: vor und nach dem Abgewöhnen.
- Kleine Kissenbezüge mit unterschiedlichen Materialien füllen (Federn, Watte, Erbsen, Linsen, Stoffe unterschiedlicher Art usw.). Dem Kind die Kissen in der jeweils »auffälligen« Situation anbieten, um die Finger mit den Materialien spielen zu lassen und es zu erfühlen.
- Einen Muff zum Hineingreifen anbieten.
- Für einen gewissen Zeitraum tägliches Postkartenschreiben an den Therapeuten als Erinnerungshilfe.
- Telefonische Gespräche mit dem Therapeuten, um den aktuellen Stand und Variationsmöglichkeiten zu besprechen.
- Jedes Mal bei erfolgreicher Verhaltensänderung einen Verstärker einsetzen.
- Protokolle, damit das Kind tägliche Veränderungen beobachten kann.
- Selbst gebastelte Papierhütchen um den Daumen kleben.
- Klebeband um den Daumen kleben.
- Holzspatel bemalen und an den Daumen wickeln.
- Nachts einen Strumpf über die jeweilige Hand ziehen.
- Homöopathie kann deutliche Erfolge bringen.

Fazit ▶

- Die **Befriedigung** eines Bedürfnisses **vertieft** den Lernvorgang von **Verhaltensweisen**, die in diesem Fall störend auf das orofaziale Gleichgewichtssystem wirken.
- Durch **Habits**, besonders Lutschgewohnheiten, können sich Reifungsvorgänge im orofazialen Bereich nicht ausreichend entwickeln. Der Tonus und die Kraftausrichtung der Muskulatur sind nicht ausgewogen. **Fehlentwicklungen der morphologischen Strukturen** können die Folge sein.
- Die Konditionierung neuer Bewegungsmuster wird durch das **Habit** permanent geblockt. Der Patient fällt immer wieder in seine **alte Engrammbildung** zurück.
- Die **psychischen** Aspekte müssen von rein **verhaltensgewohnten Aspekten** diagnostisch genau **unterschieden** werden, was häufig erst im Therapieverlauf möglich wird.
- Ohne Abbau des **Habits** hat die logopädische Therapie **keinen** bleibenden **Erfolg**.

4 Kieferorthopädie und Logopädie

Übersicht

4.1 Zusammenarbeit mit dem Kieferorthopäden 28

4.2 Vorgehensweise in der Kieferorthopädie 29

4.3 Kieferorthopädische Geräte aus logopädischer Sicht 29

Viele der Patienten, die zur Myofunktionstherapie überwiesen werden, befinden sich zeitgleich in kieferorthopädischer Behandlung. Wünschenswert wäre es, die Patienten so früh wie möglich logopädisch zu behandeln, da der **beste Zeitpunkt** für eine Myofunktionstherapie entweder **vor einer Geräteversorgung** oder **nach Abschluss der kieferorthopädischen Behandlung** ist. In einem freien Mundraum ohne Fremdkörper lassen sich viele Übungen, z. B. das »Zunge ansaugen« oder das Schlucktraining am besten durchführen. Diesen optimalen Zustand bringen aber die wenigsten Patienten mit, da sie oft genau dann vom Kieferorthopäden überwiesen werden, wenn eine Regulierung der Zahnstellung erforderlich ist. Bedauerlicherweise sieht der Kieferorthopäde die Patienten oft erst zu diesem Zeitpunkt, wenn er selber tätig werden muss (z. B. Frühbehandlung beim Kreuzbiss).

Im Sinne einer optimalen Versorgung ist es allerdings wünschenswert, dass Kinder mit orofazialen Dyskinesien mit oder ohne Artikulationsstörungen **rechtzeitig der Logopädin vorgestellt werden**.

Die **Wachstumsphase des Kiefers** (zwischen dem 10. und 12. Lebensjahr) muss der Kieferorthopäde nutzen, z. B. mit einer Aktivatorversorgung.

Beachte ▶ Die Myofunktionstherapie hat sich in der Wachstumsphase der kieferorthopädischen Behandlung unterzuordnen und anzupassen.

Außerdem ist die Art des Gerätes entscheidend für die Vereinbarkeit von Myofunktionstherapie und Kieferorthopädie. Bei manchen Geräten (z. B. aktive Oberkieferplatte) ist eine Skelettierung (d. h. Freischleifen des Kunststoffkörpers) oder Anrauen im Bereich der Rugae möglich, sodass zumindest einige Übungen aus der Myofunktionstherapie in der tragefreien Zeit möglich sind. Allerdings finden die Zungenseitenränder keinen Halt an den lingualen Flächen der Molaren.

Beachte ▶ Platten mit glatt polierter Kunststofffläche sind generell ungünstig für die Aussprache des Patienten und die Durchführung der Myofunktionstherapie.

Den **Zeitpunkt der Geräteanpassung** und die **Tragedauer** legt der Kieferorthopäde nach einer genauen Planung fest. Es bestehen unterschiedliche Meinungen bezüglich der Wirksamkeit, der Effektivität und den Kosten und Nutzen der unterschiedlichen Geräte. Deshalb ist es für den Erfolg der Myofunktionstherapie unerlässlich, rechtzeitig – am besten nach der Diagnostik und vor Beginn der Behandlung und natürlich in Absprache und mit Einwilligung der Patienten bzw. der Eltern – mit dem Kieferorthopäden Kontakt aufzunehmen.

Patienten und Eltern werden genau über den Zusammenhang zwischen der logopädischen Behandlung und der Geräteversorgung aufgeklärt. Sie sollen dieses **interdisziplinäre Vorgehen** nachvollziehen und unterstützen können.

4.1 Zusammenarbeit mit dem Kieferorthopäden

> Nach Erhebung der Anamnese und Durchführung der Diagnostik ist gegebenenfalls vor der Therapieplanung eine Kontaktaufnahme mit dem Kieferorthopäden notwendig. Diese ist aus den oben erwähnten Gründen für die **inhaltliche und zeitliche Planung der Myofunktionstherapie** wichtig.

Es hat sich als hilfreich erwiesen, vor dem Gespräch mit dem Arzt einige Aspekte zu überdenken. Die **Übersicht 4.1** listet die Fragen auf, die in Form einer Eigenreflexion geklärt werden sollten.

Während des Gesprächs mit dem Arzt sollten therapierelevante Aspekte geklärt werden. Als Hilfestellung dazu bietet **Übersicht 4.2** (s. S. 30) Fragen an, die, abhängig vom individuellen Befund, mit dem Kieferorthopäden geklärt werden sollten.

Übersicht 4.1: Checkliste zur Eigenreflexion

▶ Welcher logopädische Befund liegt vor?
(Zum Beispiel nicht nur orofaziale Dysfunktion, sondern auch Artikulationsstörung.)
▶ Welchen Zeitrahmen plane ich für die Myofunktionstherapie?
(Wie viele Sitzungen in welchen Abständen? Welcher Zeitraum wird insgesamt für die Therapie angesetzt?)
▶ Welches Gesamtziel strebe ich an, welche Feinziele gehören dazu?
(Zum Beispiel vorrangige Förderung des Mundschlusses und/oder Korrektur des infantilen Schluckmusters.)

knöcherne Anpassung bewirken (z.B. Beschleunigung des Unterkieferwachstum).

In der Kieferorthopädie wird zwischen skelettalen und dentalen Abweichungen (Dysgnathien) unterschieden. **Tabelle 4.1** gibt einen kurzen Überblick über diese beiden Formen der Dysgnathien und die Arten der jeweils geeigneten kieferorthopädischen Geräte (festsitzend oder herausnehmbar).

Das Material der kieferorthopädischen Geräte besteht in der Regel aus hellem Kunststoff (evtl. farbig) und/oder Metall (z.B. beim Palatinalbogen) und evtl. Schrauben. Das ist zu beachten, wenn es um die Skelettierung von Geräten geht, d.h. das Ausfräsen des Kunststoffkörpers im Bereich der Gaumenfalten.

4.2 Vorgehensweise in der Kieferorthopädie

In Kurzform werden die unterschiedlichen **Formen von Fehlbissen** die **kieferorthopädische Arbeit** und Materialarten der **kieferorthopädischen Geräte** aufgelistet.

Der Kieferorthopäde stellt anfangs eine künstliche Position im sog. Wachsbiss her (Konstruktionsbiss), danach wird nach umfassenden weiteren Untersuchungen ein Gerät gefertigt. Dieses Gerät soll zuerst eine muskuläre, später eine

4.3 Kieferorthopädische Geräte aus logopädischer Sicht

Aufgrund unterschiedlicher Lehrmeinungen und Arbeitsweisen gibt es in der Kieferorthopädie diverse Gerätetypen, von denen im Folgenden nur einige erläutert werden können. Es werden **Kriterien** dafür genannt, ob die **logopädische Behandlung parallel** zu den einzelnen Geräten durchführbar, **eingeschränkt durchführbar** oder **nicht anzuraten** ist.

Tabelle 4.1. Unterscheidung der Dysgnathien (Fehlbisse)

Generell unterscheiden die Kieferorthopäden:	
Skelettale Abwegigkeiten	Dentale Abwegigkeiten
▶ **Erfordern Kieferorthopädie** (=gnathisch, kiefergelenksbezogen)	▶ **Erfordern Kieferorthopädie** und Logopädie (=zahnbezogen, z.B. offener Biss)
▶ Immer kieferorthopädisch beeinflussbar (z.B. mit Aktivator)	▶ Fast immer mit orofazialer Dysfunktion einhergehend (z.B. Multiband und Myofunktionstherapie)
Einteilung nach der Art der Geräte:	
▶ »Festsitzend« (z.B. Multiband, feste Gaumenschrauben, Spikes)	▶ »Herausnehmbar« (z.B. Aktivator, aktive Platten, Retentionsgeräte, Gesichtsbogen, Crozat-Spange)

Übersicht 4.2: Checkliste zur interdisziplinären Zusammenarbeit

Mit dem Kieferorthopäden sollten folgende Fragen abgeklärt werden:

- Welcher kieferorthopädische Befund liegt vor?
  (Zum Beispiel Progenie, Prognathie, Kreuzbiss, offener Biss.)
- Welches Ziel verfolgt die kieferorthopädische Versorgung?
  (Zum Beispiel dentale/skelettale Veränderungen, Oberkiefer- und Unterkieferwachstum anregen, Biss schließen o.Ä.)
- Art des Gerätes: Zeitpunkt der Anpassung, Tragedauer tags/nachts, Form und Größe.
  (Da es sehr unterschiedliche Gerätetypen gibt, ist eine genaue Abklärung nötig.)
- Veränderung des Gerätes aus logopädischer Sicht nötig/möglich?
  - Skelettierung des Kunststoffkörpers,
  - Verkleinerung des Kunststoffkörpers,
  - Anrauen des Kunststoffkörpers,
  - »Design« anfertigen; z.B. Gaumenrelief (absprechen in welchem Gebiet der Platte!).

In **Tabelle 4.2** werden die gebräuchlichsten kieferorthopädischen Geräte vorgestellt. Die Form und Wirkungsweise wird jeweils in der mittleren Spalte kurz erläutert. In der rechten Spalte werden logopädische Aspekte genannt, die auf Erfahrungswerten aus der Klinik und Praxis basieren. Dabei geht es um die Auswirkungen des jeweiligen Gerätes auf die Myofunktionstherapie und um die Vereinbarkeit von zeitgleicher Kieferorthopädie und Logopädie. Diese Empfehlungen sind als Vorschläge zu verstehen und dienen als Anregung zur direkten Kooperation mit dem behandelnden Kieferorthopäden.

Exkurs ▶

Untersuchungen zu aktiven Platten

Erb hat 1967 17 Patienten mit Oberkieferplatten untersucht und festgestellt, dass Anrauen sich gut auf die Sprechbildung auswirkt. Strutton und Burkland halten aktive Platten mit reduziertem Kunststoffkörper in Beziehung auf den Sprech- und Schluckvorgang für am ehesten tragbar, am besten die Crozat-Spange. Reincke stellt fest, dass glatt polierte Oberkieferplatten häufig zu »tongue thrust« und visceralem Schluckmuster führen (Klocke et al. 2001). Nach Sergl (2000) ergab eine Umfrage bei Patienten mit Oberkieferplatten, dass 81,9% sich während des Sprechens und 54% während des Schluckens behindert fühlten.

Fazit ▶

- Die **gleichzeitige Durchführung** von Kieferorthopädie und Myofunktionstherapie ist problematisch, es lassen sich aber sinnvolle Kompromisse finden. Eine **interdisziplinäre Zusammenarbeit** mit dem Kieferorthopäden, Zahnarzt o.ä. ist unerlässlich für den Erfolg der Therapie.
- Allgemein gilt: Für die logopädische Behandlung ist jeweils auf **Art** und **Größe** der kieferorthopädischen Geräte, auf ihre **Einsatz- und Tragemodalitäten** und auf die **Freiheit des Mundraumes** zu achten.

Tabelle 4.2. Kieferorthopädische Geräte

Gerät	Wirkungsweise	Logopädische Aspekte
1. Aktivator (»Akti«, »Blockklammer«, Turngerät«) 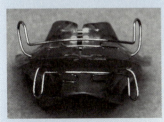 **Abb. 4.1.** Aktivator mit Verschraubung	▶ Funktionskieferorthopädisches Regulierungsgerät aus einem Stück, das gleichzeitig Ober- und Unterkiefer beeinflusst.	▶ Eingeschränkte orale Wahrnehmung durch Einengung des Mundraumes.
▶ Modifikationen des Kunststoffkörpers, z.B. bei *U-Bügel-Aktivator*: – 2 Bügel an der Innenseite – Metallbügel am Oberkiefer	▶ Liegt locker und passiv im Mund (im Gegensatz zu aktiven Platten). ▶ Soll das Unterkieferwachstum anregen.	▶ Spannungsveränderung der Muskulatur. ▶ Durch den relativ großen Kunststoffkörper sind die korrekte Zungenruhelage und das Schluckmuster nicht möglich, obwohl Speichelanregung ausgelöst wird. ▼ **Beurteilung: Möglichst keine parallele Myofunktionstherapie durchführen.** **Vorschlag:** »Sandwich-Verfahren«: zunächst Logopädie, dann Gerätephase, dann erneut Logopädie, wenn Zahn- und Kieferbefund dies zulassen; in Absprache mit dem Arzt den Vorrang von Funktion oder Wachstum entscheiden.
▶ Variante: skelettierter Aktivator. Der Kunststoffteil im Bereich der Rugae ist vermindert 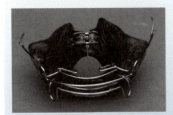 **Abb. 4.2.** Skelettierter Aktivator		**Kompromisse:** 1. Wenn das Gerät nur nachts getragen werden muss, kann die logopädische Therapie (bis auf das »Nachtschlucken«) versuchsweise durchgeführt werden.

Tabelle 4.2. Kieferorthopädische Geräte

Gerät	Wirkungsweise	Logopädische Aspekte
▶ Variante: Bionator **Abb. 4.3.** Bionator	▶ Durch die Form und die lockere Trageweise sollen die natürlichen Wachstumskräfte zum Einsatz kommen.	2. Skelettierung des Kunststoffkörpers (Gaumenfaltenbereich ausfräsen lassen), sodass die Zungenruhelage nur mit dem Zungenvorderteil trainiert werden kann; die Zungenseitenränder können leider keine Beachtung finden. Das physiologische Schluckmuster kann **versuchsweise** in den tragefreien Zeiten angebahnt werden. 3. Anrauen, Regulieren des Kunststoffkörpers: Mit dem Kieferorthopäden absprechen, ob sinnvoll und technisch machbar. **Aspekte des Bionators:** ▶ Mehr Mundraumfreiheit als beim Aktivator. ▶ Zungenvorderteil kann sich an die Ruhelage legen, Zungenseitenränder finden allerdings keinen Halt ▶ Der Metallbügel palatinal erschwert bzw. behindert Ansaug- und Schluckübungen. ▼ **Beurteilung: Myofunktionstherapie nur eingeschränkt parallel durchführbar.**

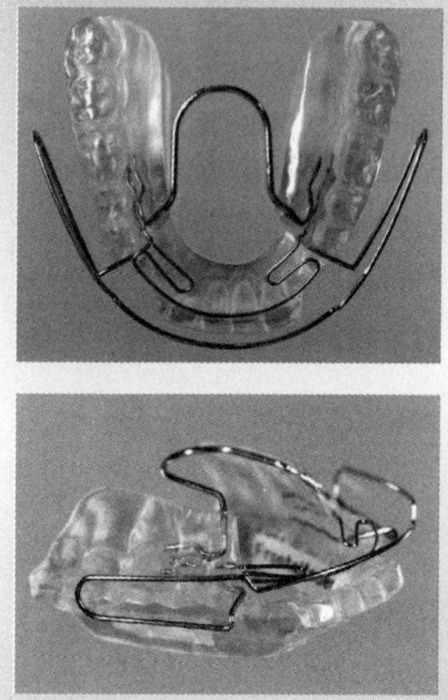

Tabelle 4.2. Kieferorthopädische Geräte

Gerät	Wirkungsweise	Logopädische Aspekte
2. Funktionsregler nach Fränkel 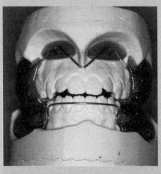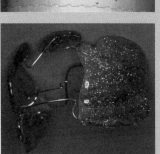 Abb. 4.4. Funktionsregler	▶ Funktionskieferorthopädisches Gerät zur Wachstumsförderung des Oberkiefers und Wachstumshemmung des Unterkiefers. ▶ Hebt sich durch das Material (Wangenschilde, Pelotten und Draht) sowie den Sitz (außerhalb der Zahnreihen) deutlich von anderen herausnehmbaren Geräten ab.	▶ Mundraum ist, bis auf Labial- und Palatinalbogen, weitgehend frei. ▶ Mundschluss evtl. problematisch bei verkürzter Oberlippe. ▶ Ansaugen und Schlucktraining kann durch Gaumenbogen erschwert werden. ▼ Beurteilung: Myofunktionstherapie parallel möglich.
3. Aktive Platte (Synonym: »lose Klammer«) 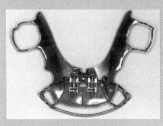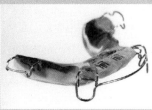 Abb. 4.5. Unterkieferplatte	▶ Mechanisches Regulierungsgerät, das den Zahnbogen erweitert und/oder auf einzelne Zähne wirkt. ▶ Der Druck, der dafür nötig ist, entsteht durch: – Nachstellen von Dehn- und Druckschrauben. – Anpassen der Federn. – Labialbogen. – Regelmäßige lange Tragezeiten.	**Unterkieferplatte** ▶ Veränderung der Mundraumwahrnehmung ▼ Beurteilung: Myofunktionstherapie parallel gut möglich.

Tabelle 4.2. Kieferorthopädische Geräte

Gerät	Wirkungsweise	Logopädische Aspekte
▶ Weitere Form: Crozat-Platte 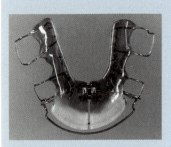 **Abb. 4.6.** Oberkieferplatte mit Verschraubung	▶ Im Gegensatz zum Aktivator ist dieses Gerät herausnehmbar, sitzt aber fest angedrückt im Ober- bzw. Unterkiefer.	**Oberkieferplatte** ▶ Da Gaumen vollständig bedeckt, keine korrekte Zungenruhelage und kein korrektes Schluckmuster während der Tragezeit möglich. ▼ **Beurteilung: Myofunktionstherapie nicht parallel möglich.** **Vorschlag:** Wenn es das Gerät zulässt, ist auch hier Skelettieren wünschenswert; Verschraubungen sollten weiter »gaumenwärts« angebracht werden. Falls dies technisch nicht möglich ist, verspricht ein logopädisches Vorgehen einen begrenzten Erfolg, wenn zumindest während der Tragepause die Zungenruhelage mühelos eingenommen werden kann. **Kompromiss:** Gerät zumindest im Bereich der Gaumenfalten anrauen lassen, damit Zungenvorderteil sensibilisiert wird, evtl. Seiten ebenfalls leicht anrauen lassen. **Ergänzung:** Falls keine aktive Mitarbeit des Patienten zu erwarten ist, sind Perlen oder Knöpfchen auf den Oberkieferplatten für sinnvoll (z.B. nach Castillo-Morales bei Morbus Down). Dieses Vorgehen gilt aber nicht generell als myofunktionstherapeutischer Ersatz oder gar zur Sigmatismusbehandlung.

Tabelle 4.2. Kieferorthopädische Geräte

Gerät	Wirkungsweise	Logopädische Aspekte
4. Multiband (»MB«, »Bebänderung«, »feste Klammer«, »Bracket«=, übersetzt »Schloss«) 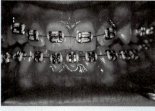 **Abb. 4.7.** Multiband **Ergänzung:** Multiband mit zusätzlichen Gummis (von Oberkiefer zu Unterkiefer gespannt)	▶ Das Multiband übt eine mechanische Kraft aus, die die Zähne bewegt, und ist unlösbar mit den Zähnen verbunden. ▶ Wirkt ununterbrochen auf die Zähne ein, weitgehend unabhängig von der Mitarbeit des Patienten. ▶ Es gibt Brackets aus Metall oder unauffälliger Keramik auf den Zähnen oder (selten) innen an den Zähnen angebracht. ▶ Diese Behandlung erfordert intensive Zahnpflege und Mundhygiene, da sich an den schwer zugänglichen Stellen Zahnbelag festsetzen kann. ▶ Bei extremem Platzmangel werden evtl. erst Zähne extrahiert und dann bebändert.	▶ Eventuell erschwerter Mundschluss sowie Probleme bei Lippenfunktionsübungen. ▼ **Beurteilung:** Nahrungsaufnahme, Schluckablauf und Mundwahrnehmung zwar leicht verändert, aber **parallel myofunktionelle Therapie gut möglich**, da Mundraum »freibleibt«.
5. Unterkieferschienen (z.B. »Aufbissschiene«, »Retentionsschienen«, »Michigan-Schiene«) 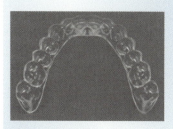 **Abb. 4.8.** Unterkieferschiene	▶ Relativ unauffällige Kunststoffschiene, die z.B. bei Kiefergelenksstörung (Kiefergelenksknacken, Zähneknirschen) und/oder nach aktiver kieferorthopädischer Phase als »Retentionsgerät« eingesetzt wird.	▶ Es besteht Mundraumfreiheit; die korrekte Zungenruhelage, sowie der physiologische Schluckvorgang können ungehindert eingehalten werden. ▶ Manche Patienten hebeln allerdings mit der Zunge das Gerät heraus oder spielen daran herum. Vorsicht: Es könnte sich ein Zungenhabit entwickeln, das wiederum die Therapie ungünstig beeinflusst.

Kapitel 4 · Kieferorthopädie und Logopädie

Tabelle 4.2. Kieferorthopädische Geräte

Gerät	Wirkungsweise	Logopädische Aspekte
		▼ **Beurteilung: Parallele Myofunktionstherapie möglich** (da nur Unterkieferzähne bedeckt sind).
6. **Mundvorhofplatte** (MVP) 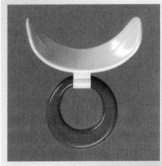 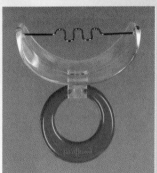 **Abb. 4.9.** Mundvorhofplatte (*oben*=MVP, *unten*=MVP-Z)	▶ Kunststoffplatte mit Griff, die zwischen Zahnreihen und Lippen angelegt wird, als Hilfsmittel gegen Lutschhabits.	▶ Wenn logopädische Therapiemöglichkeit besteht, ist ein »aktiver« Habitabbau zu Beginn der Myofunktionstherapie eher zu empfehlen (s. Kap. 3 »Habits«).
▶ Frühbehandlung bei lutschoffenem Biss, bedingt durch Habits	▶ Wird auch als Hilfsmittel gegen unphysiologisches Schlucken, Sprechfehler und Mundatmung propagiert.	▶ Hält Zunge zwar von Zähnen bzw. vom Kiefer ab. Weil aber keine Veränderung des Tonus und der Wahrnehmung stattfindet, ist eine Stabilisierung der korrekten Muskelfunktionen nicht möglich.
▶ Diverse Modifikationen, z. B. die »MVP-Z« (Mundvorhofplatte mit Zungengitter) oder auch mit Perlen oder Knöpfen	▶ Diese Ziele sind nicht ohne Myofunktionstherapie bzw. logopädische Therapie erreichbar.	▶ Gut einsetzbar bei behinderten Kindern.

Tabelle 4.2. Kieferorthopädische Geräte

Gerät	Wirkungsweise	Logopädische Aspekte
▶ Diese Spezialformen werden auch als »Habit reminder« bezeichnet, d.h., sie sollen zur Aufgabe des Habits beitragen.		▶ Als Ergänzung aus rein funktionellen Gesichtspunkten vertretbar, aber Beachtung der psychischen Elemente und Elternberatung unbedingt nötig. ▶ Wird ausschließlich mit der Mundvorhofplatte gearbeitet, besteht kein ganzheitlicher Ansatz. ▼ **Beurteilung:** Eine **rechtzeitige Myofunktionstherapie** mit Einbeziehung der Einsicht des Kindes ist dem mechanischen Tragen der Mundvorhofplatte vorzuziehen.
7. **Spikes** (= als Ergänzung zum Multiband, zur aktiven Platte o.Ä.) 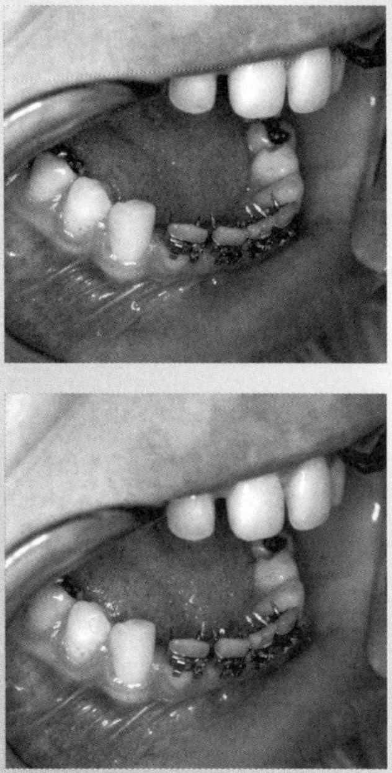	▶ Spitze Drähte, die im Unterkiefer in Richtung der Mundhöhle angebracht werden, um Zungendruck abzuhalten.	**Generell abzulehnen:** ▶ Wirkung nur durch reflektorisches Abhalten. ▶ Beeinträchtigt Mundraumwahrnehmung und -spannung. ▶ Beeinflusst aktive Mitarbeit und das Wohlbefinden (Verletzungsgefahr an der Zunge. ▼ **Beurteilung: Myofunktionstherapie** statt Spikes.

Abb. 4.10. Spikes

Tabelle 4.2. Kieferorthopädische Geräte

Gerät	Wirkungsweise	Logopädische Aspekte
► Wird auch als »Habit reminder« eingesetzt	► Im kieferorthopädischen Bereich umstritten (Notlösung).	

Intraorale Geräte im Gaumenbereich

Gerät	Wirkungsweise	Logopädische Aspekte
»Nance-Apparatur«	► Verankerungselement, das an den Backenzähnen befestigt wird.	► Es ist zwar kein Kunststoffkörper, vorhanden aber der Gaumendraht behindert erheblich die Zungenruhelage und den Schluckvorgang.
		▼ **Beurteilung: Myofunktionstherapie nicht parallel durchführen**, eher abwarten, bis Apparatur wieder entfernt ist.
Transpalatinalbogen	► Drahtbogen, der an aktiven Platten o.Ä. angebracht wird, geht »quer« (=trans) über den Gaumen.	► Etwas bessere Einschätzung als oben genanntes Gerät, da palatinal festsitzend.
		▼ **Beurteilung: Myofunktionstherapie ist nicht parallel durchzuführen**, eher abwarten, bis Apparatur wieder entfernt ist.
Quad-Helix (»Expansionsgerät«)	► Drahtapparatur, die mit 4 (»Quadro«) Befestigungen am Gaumen angebracht ist.	► Aufgrund der Sprech- und Schluckbehinderung eher negative Eischätzung.
	► Dient zur Gaumendehnung.	▼ **Beurteilung: Myofunktionstherapie nicht parallel durchführen**, eher abwarten, bis Apparatur wieder entfernt ist.
Hyrax (»Expansionsgerät«)	► Gaumengerät, das eine skelettale Erweiterung des Oberkiefers (mit aktiver Schraube) bewirken soll.	► Beeinträchtigt die Zungenruhelage, den Schluckvorgang und die Kinästhetik.

Tabelle 4.2. Kieferorthopädische Geräte

Gerät	Wirkungsweise	Logopädische Aspekte
	▶ Vorteil: Schnelle Erweiterung des Oberkiefers, kann nach einigen Wochen problemlos entfernt werden.	▼ **Beurteilung:** Da es sich um ein Kurzzeitgerät handelt, kann **anschließend** ohne Gerät und mit geweitetem Gaumen **eine Myofunktionstherapie durchgeführt werden.**

Weiterhin gibt es intraorale Apparaturen, die z.T. zur Therapie von Artikulationsstörungen eingesetzt werden. Diese werden nicht vorgestellt, da generell einer komplexen logopädischen Behandlung der Lautbildung Vorrang zugeben ist.

Extraorale Geräte

Gerät	Wirkungsweise	Logopädische Aspekte
Gesichtsbogen (»Headgear«) »Außenbogen« 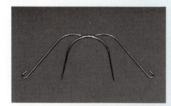 **Abb. 4.11.** Headgear 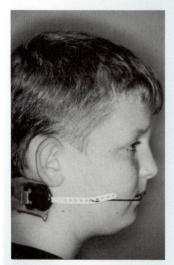 **Abb. 4.12.** Headgear mit Nackenzug (»Cervical Headgear«)	▶ Ein Drahtbogen, der innen am 6-Jahr-Molaren befestigt wird und außen durch Gummibänder am Hinterkopf bzw. Nacken Kräfte auf einzelne Zähne, ganze Zahngruppen oder auch Kieferknochen übertragen soll. (Wird als alleiniges Gerät und in Kombination mit festen und herausnehmbaren Apparaturen eingesetzt.) ▶ Zur Wachstumshemmung des Oberkiefers bei horizontalem Wachstum. ▶ Zur Bisshebung bei tiefen Bissen. ▶ Bei offenem Biss und Rücklage des Unterkiefers. ▶ Zur Wachstumshemmung des Oberkiefers bei vertikaler Wachstumsrichtung.	▶ Es besteht im Gaumenbereich Mundraumfreiheit, es sei denn, der Gesichtsbogen wird mit einem herausnehmbaren Gerät kombiniert. ▼ **Beurteilung: Zungenruhelage und Schlucktraining sind möglich.** Durch den Außenbogen sind allerdings der Mundschluss und die Lippenfunktion deutlich beeinträchtigt. Außerdem ist die psychische Belastung des Patienten mit einzubeziehen, da das Gerät am Kopf sichtbar und damit auffälliger als andere Geräte ist. ▼ **Gesamtbeurteilung: Myofunktionstherapie ist eingeschränkt durchführbar.**

Tabelle 4.2. Kieferorthopädische Geräte

Gerät	Wirkungsweise	Logopädische Aspekte
Kombinierter Gesichtsbogen (»Combee-Headgear«, »Gesichtsmaske«)	▶ Zum Beispiel zur Stabilisierung der Molaren bei umfangreichen Zahnbewegungen. ▶ Zur Wachstumshemmung des Oberkiefers und der Vermeidung einer Bisshebung.	Siehe oben. ▼ **Gesamtbeurteilung: Myofunktionstherapie ist eingeschränkt durchführbar.**

5 Physiotherapeutische Aspekte in der Myofunktionstherapie

Kerstin Eisberg

Übersicht

5.1 Regulation des Körpertonus beim Neugeborenen 41
5.1.1 Vergleichende Betrachtung der Entwicklung von Hand- und Mundmotorik 42
5.1.2 Meilensteine der Motorik 43

5.2 Sensorische Integration 46
5.2.1 Übungsanregungen 47
5.2.2 Behandlungsbeispiel 48

5.3 Der Zusammenhang von Körper- und Gesichtstonus 48

5.4 Zusammenhang von hypotoner Körperhaltung und Verspannung des Kiefergelenkes 50
5.4.1 Bodenkontakt und aufrechte Körperhaltung als Grundlage für effiziente Schulung im Gesichtsbereich 51
5.4.2 Einfluss der Körperhaltung auf die Atmung 52

Um einen Einblick in motorische Entwicklungszusammenhänge zu geben und gleichzeitig Begriffe anschaulich zu machen, die im Zusammenhang mit der Durchführung der Therapie wichtig sind, wird in Kapitel 5.1 ein Abriss über die Regulation des Körpertonus beim Neugeborenen gegeben. In Kapitel 5.1.1 werden die Entwicklung der Handfunktion und die sich entwickelnde Mundmotorik im 1. Lebensjahr einander gegenüber gestellt. Kapitel 5.2 veranschaulicht den Zusammenhang von sensorischer Integration und sprachlicher Entwicklung. In den letzten Abschnitten geht es um das Thema Körper- und Gesichtstonus, in dem die Verzahnung (im wahrsten Sinne des Wortes) von hypotoner Körperspannung und Dysbalancen im orofazialen Bereich verdeutlicht wird.

Diese Themen vermitteln einen Einblick in motorische Zusammenhänge und erweitern den Blickwinkel für eigene neue Betrachtungsweisen und Erfahrungen.

5.1
Regulation des Körpertonus beim Neugeborenen

> Die Entwicklung des Neugeborenen ist abhängig von der Reifung des zentralen Nervensystems. Der Ablauf dieser Entwicklung wird durch **genetisch festgelegte Entwicklungsmuster** und die **Stimulation durch Umweltreize** bestimmt. Der Ablauf vollzieht sich mit einer gewissen Variationsbreite, findet jedoch in einer **gesetzmäßigen Folge** statt, die einen Rückschluss auf die Reifung des Zentralnervensystems zulässt.

Die motorische Entwicklung beim Neugeborenen ist zum Zeitpunkt der Geburt noch nicht ausgereift. Erst ein Drittel aller Nervenbahnen sind myelinisiert. Zuletzt reifen die Pyramidenbahn, die Großhirnassoziationsbahnen und die Kleinhirnverbindungsbahnen. Der Prozess endet mit 18 Monaten (Flehmig 1987). Die Verhaltensweisen des Neugeborenen stehen anfänglich unter der Dominanz subkortikaler Kerne, deren Reflexaktivitäten zunehmend von der Reifung der Pyramidenbahn unterdrückt werden. Die Bahnausreifung schreitet vom Kopf bis zum Fuß fort, sodass die obere Extremität viel früher unter kortikaler Kontrolle steht als die untere Extremität. Mit 18 Monaten ist die sensomotorische Anpassung des Neugeborenen an seine Umwelt so weit gereift, dass das Kind sich sicher im Gleichgewicht bewegen kann. Erst durch Hemmung subkortikaler Hirnzentren, die das Reflexgeschehen steuern, und Stimulation der Hirnrinde reguliert sich der Körpertonus. Er ist nicht, wie z. B. die Atmung, autonom gesteuert, sondern abhängig von Stimulation und Anpassungsfähigkeit an Reize von außen.

Beachte ▶ Ein physiologischer Tonus wird als **normoton**, eine zu niedrige Spannung als **hypoton** und eine zu hohe Körperspannung als **hyperton** bezeichnet.

5.1.1
Vergleichende Betrachtung der Entwicklung von Hand- und Mundmotorik

»Sprechen ist nicht auf die Mundorgane beschränkt, sondern eine Handlung des ganzen Menschen. Bewegen, Sprechen und Denken haben einen tiefen Zusammenhang, der am Lernprozess der Sprachentwicklung deutlich wird. Er läuft vom Greifen über das Begreifen zu den Begriffen.« (Broich 1992).

Schon im ersten Lebensjahr ist eine enge Verknüpfung von sich entwickelnder Fingergeschicklichkeit und differenzierten Lautierungen zu beobachten.

Eine Gegenüberstellung der Entwicklung der Handfunktion und der sich entwickelnden Mundmotorik im 1. Lebensjahr bietet sich an, da im Rahmen der Logopädie über die Schulung der Sensibilität und Spannungsaufbau der Hände tonusregulierend für den orofazialen Bereich gearbeitet werden kann (**Tabelle 5.1; Abb. 5.1**).

Wie die vergleichende Betrachtung zeigt, werden Bewegungen und Laute immer differenzierter und selektiver. So wie die Hand in ihrer Funktion als Ganzes von der Handinnenfläche ausgehend erlebt wird, erfasst der Säugling auch den Mundraum zunächst als Ganzes. Die Muskelfunktionen der Finger entwickeln sich ebenso wie differenzierte Zungenbewegungen nach außen, seitwärts und nach oben erst zu einem späteren Zeitpunkt. Die Koordinationsfähigkeit nimmt zu und die Feinsteuerung gewinnt an Präzision. Die Funktionen reifen parallel in gesetzmäßiger Reihenfolge und haben einen zeitlichen Zusammenhang.

Ebenso vollzieht sich die gesamtmotorische Entwicklung von Massenbewegungen über symmetrische Bewegungen bis hin zu gewollten, motivierten Bewegungen, die nach häufiger Wiederholung automatisiert verlaufen.

5.1.2
Meilensteine der Motorik

Ein Meilenstein der motorischen Entwicklung ist die Ausbildung von **Gleichgewichtsreaktionen**. Sie ermöglichen eine Anpassung des Körpers an die Unterlage, an Schwerpunktverlagerung und eine Anpassung des Körpers bei veränderter Extremitätenstellung.

Voraussetzung für die Ausbildung von Gleichgewichtsreaktionen ist **Rumpfstabilität** und die Fähigkeit zur Rotation. Der Kopf kontrolliert die Körperstellreaktionen und sorgt dafür, dass die Bewegungen ökonomisch und gut koordiniert verlaufen.

Die Gleichgewichtsreaktionen ermöglichen es, dass der Körper gegen die Schwerkraft aufrecht gehalten werden kann. Bei labilem Rumpf müssen die Hände stabilisieren, bei stabilem Rumpf sind die Hände frei für Bewegung. Es kommt zur **Tonusanpassung**, d.h., der Körper kann seinen Tonus regulativ an veränderte Bedingungen anpassen.

Die Entwicklung der **Koordination** beginnt mit dem **kreuzkoordinierten Strampeln**: Ein Bein befindet sich in Beugung, das andere in Streckung. Durch dieses Bewegungsmuster sind die Massenbewegungen aufgebrochen. Isolierte, diagonale und differenzierte Bewegung ist möglich! Je koordinierter Bewegungen ablaufen können, desto besser ist die Basis für die Entwicklung der Feinmotorik. Dies gilt besonders auch für den orofazialen Bereich.

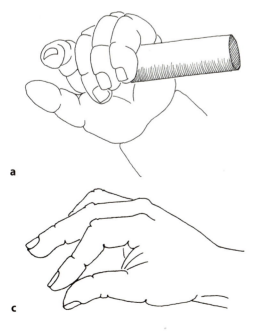

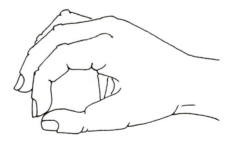

Abb. 5.1. a Greifen mit den 3 ulnaren Fingern. **b** Zangengriff. **c** Pinzettengriff

Tabelle 5.1. Entwicklung der Handfunktion und Mundmotorik

Zeitraum	Handfunktion	Mundmotorik
0–3. Monat	Reflexgreifen.	Such-, Saug-, Schluckreflex.
	Hände sind gewöhnlich zur Faust geballt.	Gurgelnde Laute. Lalllaute.
		Selten Kehllaute wie »ach« und »ech«.
		Schreien.
		Lautbildung ohne Mithilfe der Zunge.
3. Monat	Hände sind meist offen, kommen zur Körpermitte und über den Kopf.	Phonation wird klarer und oraler.
	Beginnendes Greifen mit den 3 ulnaren Fingern (s. **Abb. 5.1a**).	Spielen mit Lippe und Zunge.
	Beim Greifen mit der einen Hand wird gleichzeitig die andere zur Faust geschlossen (reflektorische Mitbewegung).	Die Luft wird zwischen den geschlossenen Lippen hindurchgepresst.
	Koordination noch unsicher, da zu viele Muskeln innerviert werden (Massenbewegungen).	Stimmungen werden durch Schreien ausgedrückt.
4. Monat	Hände werden zum Mund geführt.	Zunehmende Form der Zungenspitze.
	Erste sensomotorische Erfahrung.	Isolierte Mundbewegungen.
	Bimanuelles Greifen. Daumen und Zeigefinger sind am Greifen beteiligt.	Gurren, blubbern, glucksen, gurgeln.
	Beginnende Auge-Hand-Spielzeug-Koordination	Lautes Lachen.
5. Monat	Ergreifen eines Gegenstandes mit allen 5 Fingerspitzen einer Hand. Der Gegenstand wird nicht nur über die Berührung der Handfläche wahrgenommen.	Zunehmende Schreivariationen.
	Feindosierung fehlt noch.	Schrilles Schmerzgeschrei.
	Erleben der Gegenstände durch Spielen mit den Füßen.	Differenzierung im Tonfall und Rhythmus.
		Plaudern.
		Gegenstände werden zum Mund gebracht und gebissen.

Tabelle 5.1. Entwicklung der Handfunktion und Mundmotorik

Zeitraum	Handfunktion	Mundmotorik
6. Monat	Übernahme von einer Hand zur anderen. Schütteln, rasseln; Bewegung von Gegenständen.	Schneidezähne erscheinen. Beißreflex; erste Kaubewegungen (Auf- und Abbewegung des Unterkiefers). Lippen und Zungenlaute stehen im Vordergrund. Gurren, juchzen, lallen.
7. Monat	Unilaterales Greifen ist möglich. Gebrauch einer Hand ohne die Mitbewegung der anderen Hand.	Doppelvokale au, eu, ei
	Greifen nach den Füßen. Zehen in den Mund stecken.	Silben lallen (wa, ka, ba).
		Einsetzendes Kauen.
		Die Zunge transportiert die Nahrung jetzt auch seitwärts.
8. Monat	Erste Versuche des willkürlichen Loslassens von Gegenständen. Das Kind kann Zwieback allein essen.	Silbenverdopplung tritt in den Vordergrund ta-ta-ta; ma-ma; pa-pa.
	Das Kind beginnt eine Hand zu bevorzugen.	Erste phonierte Hör-, Tonbeziehung.
		Imitieren von Sprache.
		Erste spontane Worte.
9. Monat	Greifen nach Gegenständen in allen Positionen, in denen das Gleichgewicht sicher ist.	Plappern von ca. 8 unterschiedlichen Silben.
	Das Kind schaut an, was es ergreift.	Imitation wird exakter.
		Lange Lautfolgen. (Guch-guck-da).
10. Monat	Pinzettengriff (s. **Abb. 5.1c**).	Reaktion auf den eigenen Namen.
		Selbständiges Trinken aus der Tasse. Mundfüttern mit der Hand.
11. Monat	Vollendete Daumen-Zeigefinger-Opposition.	Erste deutliche Wortäußerungen (Ma-ma; Pa-pa).
	Zangengriff (s. **Abb. 5.1b**).	
12. Monat	Nimmt mit Daumen und Zeigefinger Nahrungsstücke und isst.	Deutliches Reagieren auf Worte.
	Greift normal. Loslassen fällt noch schwer.	Ein- und Zweiwortsätze.

Beachte ▶ **Tonus** ist als ständige physiologische Adaption des gesamten neuromuskulären Apparates an Aufrichtung und Ausrichtung der Körperstellung zu verstehen. Es ist ein Bereitschaftszustand, der dynamische Haltungskontrolle ermöglicht!

5.2 Sensorische Integration

> Die grundlegenden Säulen der Wahrnehmung sind das **taktile**, das **vestibuläre** und das **propriozeptive System**.

»Die Schluckfehlfunktion geht häufig einher mit grobmotorischen Koordinationsproblemen, eingeschränkter propriozeptiver Wahrnehmung und daraus folgend gestörtem Lage- und Bewegungsgefühl. Solche Kinder haben Mühe mit dem schnellen Wechsel von Anspannung und Lösung der Muskulatur und mit Kraftmaß und Dosierung. Die grobmotorischen Probleme finden ihre Entsprechungen in der Mundmotorik und im Tonus.« (Bigenzahn 1995, S. 63)

Beachte ▶ Die Schwierigkeiten eines Kindes, die sich letztendlich in grobmotorischen Koordinationsproblemen zeigen, sind häufig das Resultat einer unzulänglichen Verarbeitung von Sinneseindrücken im Gehirn.

Alle Reize, die auf unsere Sinne treffen, bedürfen der **Koordination** und **Integration im Gehirn**. Jedes System, dessen Informationsaufnahme gestört ist, wirkt sich auf die gesamte Verarbeitung der Reize aus und bedarf der Kompensation.

Die zu verarbeitenden Reize lassen sich in folgende Systeme unterteilen:
▶ auditives System,
▶ visuelles System,
▶ taktiles System,
▶ propriozeptives System,
▶ vestibuläres System.

Das olfaktorische und das gustatorische System bleiben in den folgenden Ausführungen unberücksichtigt.

Die **Taktilität** umfasst Berührungsreize von jeder Stelle der Haut. Das **vestibuläre System** verarbeitet alle Gleichgewichtsreize. Das **propriozeptive System** ist die Tiefensensibilität, die uns befähigt, unsere Lage im Raum bei geschlossenen Augen zu erfassen. Sind diese Systeme nicht ausreichend integriert, folgen daraus:
▶ Verzögerung von Haltungsreaktionen,
▶ Gleichgewichtsstörungen,
▶ herabgesetzter Muskeltonus.

Da die Systeme fließend ineinander greifen, bedarf es einer guten Beobachtung und des Feingefühls des Therapeuten, um zu erkennen, in welchem Bereich der Schwachpunkt liegt und wo das Kind Unterstützung braucht.

Das Kind ist durch die mangelnde Integration verunsichert. Sein Wohlbefinden leidet darunter und damit seine emotionale Stabilität. An diesem Punkt sind die Eltern, Ärzte und die Therapeuten gefragt, die Schwierigkeiten des Kindes zu erkennen, anzunehmen und das Kind mit Ermutigung und wohlwollender Unterstützung zu begleiten. Es ist nicht leicht, Hilfestellung am richtigen Punkt zu geben. Optimal ist es, wenn das Kind im Rahmen seiner Fähigkeit aktiv ist und sich handelnd konstruktiv erlebt. So wird der Zyklus der Missempfindungen und Enttäuschungen mittels kleiner positiver Erfahrungen durchbrochen, die Frustrationsschwelle sinkt, und das Kind fasst neues Selbstvertrauen.

Beachte ▶ Die Unterstützung der sensorischen Integration kann die Körpertonusregulation positiv beeinflussen.

Daraus ergibt sich für die logopädische Praxis die Fragestellung:
▶ welche diagnostischen Möglichkeiten und
▶ welche therapeutischen Hilfestellungen im Rahmen der Logopädie gegeben werden können.

Selbstverständlich muss eine differenzierte motorische Befunderhebung geschulten Fachkräf-

ten überlassen werden und bei Auffälligkeiten eine begleitende psychomotorische Betreuung oder sensorische Integrationsbehandlung unterstützend zur Myofunktionstherapie empfohlen werden. Im Rahmen der Logopädie können folgende Fragestellungen das Verständnis für die Probleme des Kindes erweitern:
▶ Welche Reize verarbeitet das Kind gut?
▶ In welchem Reizsystem kann ich unterstützend arbeiten, sodass mein Einfluss auf den Körpertonus optimiert wird?
▶ Ist das Störfeld nicht die sensorische Integration, sondern darüber hinaus das Körperschema, die Körperkoordination oder feinmotorische Defizite, die der Förderung bedürfen?

Als Konsequenz sollte an die Möglichkeit gedacht werden, eine Vorstellung bei einer Ergo- oder Physiotherapeutin zu empfehlen.

5.2.1
Übungsanregungen

Im Folgenden werden Möglichkeiten aufgezeigt, wie in den einzelnen Systemen mithilfe von **Materialien** bzw. variablen **Übungsausgangsstellungen** gearbeitet werden kann. Der Fantasie sind hier keine Grenzen gesetzt! Die therapeutische Reizsetzung muss jedoch jederzeit für den Patienten angemessen sein und in einem Sicherheit gebenden Rahmen stattfinden.

Unterstützung der taktilen Wahrnehmung
▶ **Berührungsimpulse:** Mit Federn, Tüchern, Luftfächern werden leichte taktile Reize gegeben, die die Oberflächensensibilität anregen.
▶ **Eincremen:** Durch Eincremen z. B. der Hände wird die Bewusstwerdung von Körperteilen geschult.
▶ **Malstunde mit den Finger:** Statt mit einem Stift kann auch mit Fingerfarben gemalt werden, um die taktile Wahrnehmung der Finger zu verbessern. (Stift vielleicht noch eine Überforderung?)
▶ **Parcours:** Ein Parcours mit verschiedenen Materialien, z. B. Watte, Borstenmatte, Schaumstoff, Sand, Eicheln, Wasser, kann barfuß ertastet werden.
▶ **Lass das:** Kind sucht sich eine angenehme Position (liegen, sitzen, Päckchenhaltung) und wird aufgefordert, die Augen zu schließen. Behandlerin nähert sich vorsichtig und versucht Wäscheklammern an den Kleidungsstücken zu befestigen. Nimmt das Kind die Behandlerin wahr, ruft es: Lass das! Bei Rollentausch ergibt sich für das Kind sehr spielerisch eine feinmotorische Übung!

Unterstützung der propriozeptiven Wahrnehmung
▶ **Locker lassen:** Patient in Rückenlage. Die Augen sind geschlossen. Behandlerin nimmt eine Hand und beginnt, sie in kleinen Bewegungen zu führen. Wenn die Hand locker gelassen werden kann, allmählich Ellenbogen in die Bewegung mit einfließen lassen. Die Bewegungen können langsam zu größeren Schulterbewegungen gesteigert werden. Wichtig ist, immer das Gefühl von Sicherheit zu vermitteln, keine ruckartigen Bewegungen auszuführen oder den Arm fallen zu lassen! Zum Schluss wird ein leichter Zug an der Extremität durchgeführt und der Arm behutsam abgelegt. Evtl. wird zur Vertiefung der Entspannung ruhige Musik eingesetzt.
▶ **Igelballmassage:** Patient in Bauchlage. Rücken, Beine und Arme können von hinten langsam mit dem Igelball »abgerollt« werden. Die Intensität des Druckes sollte mit dem Patienten abgestimmt werden, sodass der Reiz als angenehm empfunden wird. Eine Drehung in Rückenlage kann nach Absprache mit dem Patienten erfolgen. Die Körpervorderseite ist in der Regel empfindlicher.
▶ **Spiegelbild:** Kind stellt sich in Position, z. B. einer Statue. Behandlerin stellt Statue nach oder umgekehrt (Schwierigkeitsgradsteigerung: spiegelverkehrtes Aufstellen).

Unterstützung des vestibulären Systems

▶ **Lautierungsübungen:** Zur Abwechselung können die Kinder die Lautierungsübungen auf dem Trampolin oder auf mehreren übereinander gestapelten Polstern springend durchführen.
▶ **Singspiele auf dem Trampolin:** »Dreh dich kleiner Kreisel, dreh dich immerzu, rundherum und rundherum und raus springst du.«
▶ **Übungsmaterialien:** Mit Rollbrett, Drehkreisel, Schaukel, Hängematte kann gut vestibulär stimulierend gearbeitet werden.

Tipp ▼
Therapieprinzipien
▶ Die **Auswahl** des Übungsangebotes orientiert sich immer am Bewegungsvermögen und der Reizschwelle des Patienten.
▶ Ablenkende Reize vermeiden.
▶ Die **Komplexität** darf langsam von leichten Impulsen zu anspruchsvollerer Reizverarbeitung gesteigert werden.
▶ **Ziel** sollten immer die Bewusstwerdung der Körperempfindungen und die Schulung des Gefühls für Körperan- und -entspannung sein. So werden durch die verbesserte Körperwahrnehmung gleichzeitig die Bewegungsvorstellung und -planung, das Körperschema und die Raum-, Lagewahrnehmung des Körpers geschult.
▶ Gleichzeitig wird die **Einschätzung der eigenen Muskelkraft** und **Spannungsregulation** in unterschiedlichen Bewegungsabläufen verbessert!

5.2.2 Behandlungsbeispiel

Zur Verdeutlichung dient folgendes Beispiel einer Behandlungssituation:

Beispiel ▶ Ronja B., 3.5 Jahre, geht zielstrebig auf den an Seilen aufgehängten Drehkreisel in der Mitte des Behandlungsraumes zu. Der Kreisel ist bis an den Rand mit bunten Bällen gefüllt. R. steigt ein und taucht in dem Bällebad unter. Der Daumen geht in den Mund, gemütlich auf dem Rücken liegend, lässt sie sich eindrehen und schaukeln. R. verständigt sich nur körpersprachlich mit sehr ausdrucksstark entwickelter Mimik und Gestik. Auf die Frage, ob ich stärker Anschwung geben soll, erhalte ich ein kräftig bejahendes, mehrfaches Kopfnicken und sehe begeistert aufgerissene Augen. Auch mehr Eindrehen wird bejaht. Plötzlich, bei einer Stimulation, bei der den meisten Kindern und Erwachsenen erst recht übel geworden wäre, wird der Finger aus dem Mund genommen, und R. beginnt völlig entspannt und natürlich zu lallen. Die ersten deutlichen Töne, die die auf der Bank sitzende Mutter in einer Behandlungssituation aus dem Mund ihrer Tochter hört. Das überglückliche Strahlen, das sich damals über das Gesicht der Mutter ausbreitete, sehe ich noch heute. Das Sprechen war über diese Reizsetzung angebahnt. Selbstverständlich hatte R. noch viele Entwicklungsphasen zu durchlaufen. Dennoch war durch diese Stimulation ein Grundstein gelegt, der die weitere Entwicklung vereinfachte.

Beachte ▶ **Sprache** kann als ein Produkt funktionierender sensorischer Integrationsprozesse betrachtet werden. Sie entwickelt sich nicht ausschließlich aus gekonnter gut koordinierter Mundmotorik. Sie ist ein hochdifferenziertes Ausdrucksmittel, bei dem sensomotorische und kognitive Leistungen und unsere Emotionen gleichrangige Bedeutung haben.

5.3 Der Zusammenhang von Körper- und Gesichtstonus

Ein anschauliches Beispiel für den Zusammenhang von Körper- und Gesichtsspannung vermittelt ein Kind, das Schreiben lernt. Weil der Bewegungsablauf neu integriert werden muss, ist die Körperspannung hoch, und es kommt zu assoziierten Mitbewegungen der Gesichtsmuskulatur bis hin zu Zungenmitbewegungen. Erst die graphomotorische Übung und die Automatisierung des Bewegungsablaufes lassen den Tonus sinken. Aus zunächst noch motorisch unsauberen Linien werden feinmotorisch genau geschriebene Buchstaben; ein Phänomen, das sich im Bereich der Myofunktionstherapie oft beobachten lässt.

Tonus- und Gleichgewichtsregulation, Integration der Sinne und die Wahrnehmung des Körpers im Raum bilden die Grundlage für **feinmotorische Aktivitäten**.

▶ **Rumpfstabilität** und eine **sichere Kopfkontrolle** sind erforderlich, um **gezielte Bewegungssteuerungen** beim Erlernen des Schreibens und mundmotorische Geschicklichkeit zu erwerben.
▶ Auf motorischer Ebene sind die Ausprägung der Handdominanz, die Hand-Hand-Koordination, die Auge-Hand-Koordination und die freie Beweglichkeit in den Gelenken eine wesentliche Grundlage für **visuomotorische Koordination**.

▶ Übungen zur Fingergeschicklichkeit, Kraftdosierung, das Überkreuzen der Körpermittellinie und augenmotorische Übungen sind Bewegungserfahrungen, die im Besonderen den **Tonus der Gesichtsmuskulatur** beeinflussen und die **Gesichtsmotorik schulen**.

Die **Tabelle 5.2** zeigt, mit welchen Übungen in der Behandlung spezielle Schwerpunkte gesetzt werden können.

Tipp ▶ Methodisch ist es sinnvoll, einen Bereich auszuwählen, der gezielt beeinflusst werden soll. Grobmotorische Übungen sollten immer den feinmotorischen vorausgehen und langsam, den Fähigkeiten des Einzelnen entsprechend, durchgeführt werden.

Erst wenn die Informationsverarbeitung der Basissinne (taktil, propriozeptiv, vestibulär) im Ge-

Tabelle 5.2. Übungen zur Förderung der Motorik

Schwerpunkt der Behandlung	Übungsanregungen
▶ Steifheit oder Fixierung in den Gelenken (Spannungs- und Lösungsprobleme, Symmetrie der Körperachse)	Eine sehr entspannende Technik für die Armgelenke ist die »Marionette«. Mit weichen Seilen werden die Hand- und Ellenbogengelenke umschnürt, und der Arm wird sehr behutsam vom Therapeuten von kleinen in größeren Bewegungen geführt
▶ Dominanzprobleme (Kreuzung der Mittellinie, mangelnde isolierte Bewegung)	Überkreuzbewegungen aus der Edukinästhetik; Übungen, die Krabbeln beinhalten; Malen mit beiden Händen; Malen einhändig, die Mittellinie kreuzend; liegende Achten
▶ Hand-Finger-Geschicklichkeit (Sensibilität der Hände, Kraftdosierung, Fingerkoordination)	Fingerspiele; Watteschnipsen; Murmelspiele; Fäden auf die Finger ziehen
▶ Auge-Hand-Koordination (augenmotorische Wahrnehmungsprobleme, Augenbeweglichkeit, beidäugiges stereoskopes Sehen)	Liegende Achten mit den Augen schreiben (Achtung: keine Kopfmitbewegungen); Ballspiele; Luftballon mit den Händen, Füßen oder mit dem ganzen Körper in der Luft halten, ohne dass er den Boden berühren darf
▶ Sensibilität im Mundraum	Kalt-Warm-Stimulation

hirn gut koordiniert ist, werden akustische und optische Reize zunehmend intensiver in das Körperschema integriert. Die Sensomotorik im orofazialen Bereich reift, sodass das Sprachverständnis und das Sprechen gelernt werden. Motorische Fähigkeiten wie das Krabbeln als Zeichen einer gekonnten Kreuzkoordination, die Dominanzausprägung einer Seite, die sich erst nach der Funktionsintegration beider Körperhälften ausbildet, Rumpfstabilität und eine sichere Kopfkontrolle sind erforderlich, um **gezielte Bewegungssteuerungen bei graphomotorischen Übungen oder beim Spracherwerb** (mittels differenzierter Mundmotorik) zu erwerben.

Beachte ▶ Der Körper- und der Gesichtstonus dürfen nicht isoliert betrachtet werden, da sie einer wechselseitigen Steuerung unterliegen.

5.4 Zusammenhang von hypotoner Körperhaltung und Verspannung des Kiefergelenkes

Durch äußere Faktoren, wie z.B. enge Kleidung, ungünstige Arbeitsbedingungen oder Narben und durch innere Faktoren, wie Schmerzen, Anspannungen und psychischen Belastungen bedingt, kommt es zu Fehlhaltungen, wie in **Abb. 5.2** dargestellt. In der Folge treten Biegespannungen in der Wirbelsäule auf, die Atmung wird beeinträchtigt, und die Organe werden eingeengt. Nozizeptorensignale werden zum Gehirn weitergeleitet, sodass **Ausweichbewegungen** zustande kommen und die sog. **Schonhaltung** eingenommen wird.

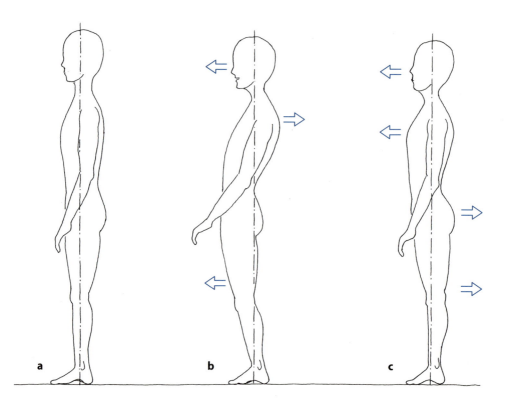

Abb. 5.2a–c. Körperhaltungen: **a** normoton, **b** hypoton, **c** hyperton (stark schematisiert)

Eine **hypotone Körperhaltung** ist gekennzeichnet durch:
- vermehrte Vorfußbelastung,
- leichte Knieflexion (Beugung),
- Beckenaufrichtung,
- Brustwirbelsäulenkyphose (Rundrücken),
- Protraktion der Schultern (zusammengezogene Schultern),
- verstärkte Halslordose.

Zumeist ist die Halswirbelsäule in den unteren Segmenten flektiert (gebeugt), und der Kopf wird zurück extendiert (gestreckt), sodass der Luftweg durch den Mund offen steht (typische Mundatmer). In dieser sehr unökonomischen Haltung hat der Kopf die Schwerkraftlinie verlassen. Die Gelenke stehen nicht mehr optimal übereinander, sodass die Nacken- und die Subokzipitalmuskulatur den Unterkiefer nach hinten ziehen und sich ein Distalbiss entwickelt.

Wird dies nicht behandelt, können sich Dysfunktionen des Kiefergelenkes wie Verlagerung der Disken, Gelenkknacken und Gelenkblockaden daraus entwickeln. Eine schmerzfreie, für diesen Patienten optimale Aufrichtung kann diesen »Circulus vitiosus« durchbrechen.

Beachte ▶ In der aufrechten Körperhaltung stehen die Gelenke optimal übereinander, sodass der Muskel-Band-Apparat den Körper in einem ökonomischen Maß dynamisch halten kann.

5.4.1
Bodenkontakt und aufrechte Körperhaltung als Grundlage für effiziente Schulung im Gesichtsbereich

Die Erarbeitung einer **ökonomischen Sitzhaltung** ist eine Grundvoraussetzung, um Fehlbeanspruchungen der Strukturen des Körpers zu vermeiden. Nur in der aufrechten Körperhaltung kann der Körper das Gewicht des Kopfes tragen und einer Überbeanspruchung der Muskulatur des Halteapparates entgegenwirken.

Die **Schulung auf einem Hocker** ermöglicht genügend Bewegungsfreiheit und ein gutes Gefühl für die Eigenstabilität. Der Hocker sollte in der Höhe so eingestellt sein, dass mindestens eine horizontale Stellung der Oberschenkel, besser eine leicht abschüssige Neigung besteht.

Der Patient wird aufgefordert, sich bequem auf den Hocker zu setzen und sein Becken vor- und zurückzurollen. Die Sitzbeinhöcker erspürend, kann die **Kippung des Beckens** erarbeitet werden. Die Beinachsen weisen dabei nach außen. Die Fußgelenke stehen optimal unterhalb der Kniegelenke. Ist die optimale Beckenkippung erreicht, sitzt der Patient auch gegen Widerstand sehr stabil.

Der nächste Schritt ist die **Brustkorbanhebung** bei der das Brustbein nach vorne/oben angehoben wird. Mittels dieser Bewegung werden der Bauchraum und die Organe freier, die Bauchmuskulatur leicht gedehnt und das Zwerchfell angehoben.

Gleichzeitig wird der **Schultergürtel nach hinten/unten** gezogen. Die in der krummen Sitzhaltung protrahierten Schultern werden zurückbewegt, sodass die Arme aus der Innenrotation in die Nullstellung wandern. Wichtig ist es, die Bewegungsfreiheit des Patienten zu beachten! Nicht nur die körperlichen Strukturen, sondern auch die Eigenwahrnehmung des Patienten müssen diese Haltung zulassen.

Vorsicht ▶ Eine Überforderung setzt die Tragfunktion der Wirbelsäule außer Kraft und bewirkt eher eine Schwächung als die Stärkung des Gefühls für die eigene Haltung.

Bei angehobenem Brustbein richtet sich der Kopf physiologischerweise auf. Eine leichte Korrektur mit dem Hinweis, den Kopf am höchsten Punkt nach oben herauszuschieben ist noch erforderlich, um den **Kopf optimal auszurichten**. Der Kopf gelangt so aus der häufigsten Fehlstellung, der Kopfvorhalte, zurück in die Schwerkraftlinie, sodass die Hyperaktivität der Nacken- und Subokzipital- sowie der Hyoidmuskulatur aufgehoben wird.

Da Muskelzüge der Hyoidmuskulatur den **Unterkiefer** halten und bei Verspannung zu sehr nach hinten (Distalbiss) ziehen, kann auch der Unterkiefer in der aufrechten Kopfhaltung entspannter gehalten werden.

5.4.2
Einfluss der Körperhaltung auf die Atmung

Die Luftbewegungen bei **Inspiration** und **Exspiration** kommen durch den rhythmischen Wechsel von Brustraumerweiterung und -verengung zustande. Für die **Erweiterung des Brustraumes** sind 2 Faktoren von Bedeutung:
- die Hebung der Rippenbögen (Mm. intercostales externi) und
- die Abflachung des Zwerchfells.

Bei der **Einatmung** kontrahieren sich die Muskelzüge des Zwerchfells. Das in der **Ausatmungsphase** kuppelartig in den Brustraum ragende Zwerchfell entfernt sich von der inneren Thoraxwand und erweitert den Raum für die tiefer liegenden Lungenpartien. Die Faserzüge der Interkostalmuskeln bewirken, dass bei Kontraktion ein Drehmoment der unteren Rippe auf die nächst höher gelegene Rippe übertragen wird und eine **Thoraxanhebung** stattfindet. Eine **aktive Anhebung des Brustbeins** erweitert den Brustraum und erleichtert sowohl die Hebung der Rippen als auch die Kontraktion des Zwerchfells.

Beachte ▶ In hypotoner Körperhaltung ist die Rotationsfähigkeit der Rippen gegeneinander eingeschränkt und das Zwerchfell gürtelförmig abgeschnürt.

Eine Anhebung des Brustbeins nach vorne/oben wirkt wie ein Stretch, ein Anlasser für die Kontraktion des Zwerchfells, der die Atmung vertieft und für verbesserte Belüftungsräume sorgt.

Die aufrechte Körperhaltung bietet optimale Voraussetzungen für **physiologisches Atmen**. Wenn der Patient den Normotonus seiner haltenden Muskulatur erspürt hat und sich aufrecht gehalten fühlt, führt diese Haltung zu einer inneren Gelassenheit, die den Atem frei fließen lassen kann. Fragen, die die Aufmerksamkeit in Richtung Atmung lenken, haben oft eine **Vertiefung der Atmung** zur Folge.
- Wohin geht die Atembewegung?
- Wie ist die Geschwindigkeit des Luftstromes?
- Welche Atemräume können Sie wahrnehmen?

Im Vordergrund sollte nicht eine bewusste Steuerung der Atmung stehen, sondern die Schulung der Aufmerksamkeit dafür, dass die Atmung als strömendes Kommen und Gehen völlig selbstverständlich passiert.

Beachte ▶ Die gerichtete Aufmerksamkeit auf die Atmung erhöht die Konzentration und die Entspannungsfähigkeit der Patienten und fördert über die verbesserte Eigenwahrnehmung das bewusste Erleben körperlicher Vorgänge.

Fazit ▶
- Ausgewogene Körperspannung und optimale Funktionsfähigkeit des Körpers, die zur **inneren Ausgeglichenheit** führen, sind gemeinsame Ziele logopädischer wie physiotherapeutischer Behandlung.
- Vernetztes Denken ist erforderlich, um Funktionszusammenhänge zu erkennen und das Behandlungspotenzial voll auszuschöpfen. Dabei geht es **nicht um die Erziehung zu korrekten Verhaltensmustern**, sondern um die Schaffung von Bedingungen, in denen der Körper das Richtige unangestrengt von selbst tun kann.
- Es bietet nur Vorteile, in Absprache mit dem Patienten **gemeinsame Ziele** zu formulieren und deren **Umsetzung interdisziplinär** betrachtend zu verfolgen.
- Ist es ein erster Schritt, die Funktionszusammenhänge des Körpers zu sehen, so ist ein zweiter erforderlicher Schritt, die **Chancen in der Vernetzung therapeutischer Ansätze** aufzugreifen und effektiv zu nutzen.

6 Erstgespräche und Anamnese

Übersicht

6.1 **Inhalte und Ziele des Erstgesprächs** 54

6.2 **Anamneseerhebung** 55
6.2.1 Ernährung 56
6.2.2 Allgemeine Entwicklung 57
6.2.3 Zeitliche Alltagsbelastung 59
6.2.4 Familienanamnese 59
6.2.5 Weitere (medizinische) Befunde, Behandlungen, Therapien 59
6.2.6 Habits 61

6.1 Inhalte und Ziele des Erstgesprächs

Der erste bzw. die ersten beiden Termine dienen der ausführlichen Befunderhebung, in manchen Fällen findet eine »Verlaufsdiagnostik« statt. Diese beinhaltet ein **Erstgespräch** mit dem Patienten (bei Kindern mit Eltern bzw. Bezugspersonen), die Erhebung der **Vorgeschichte** und die **Diagnostik** nach dem Morphologie-Ruhelage-Funktion-Habits-Schema (vgl. Kap. 7, »Diagnostik«). Alle drei Bereiche sind unerlässlich für eine gezielte, individuelle Therapieplanung und für den Erfolg der Myofunktionstherapie.

Im folgenden Kapitel werden **Inhalte und Ablauf** des Erstgespräches vorgestellt. Eine positive Atmosphäre und empathische Gesprächsform »von Anfang an« sind entscheidend für einen gelungenen Kontakt zum Patienten und den Erfolg der Therapie. Ein weiterer wichtiger Aspekt des Erstgespräches ist die Motivationsklärung.

Grundsätzlich sollte das Erstgespräch in angemessener Zeit, Ruhe und angenehmer Atmosphäre durchgeführt werden.

Zunächst wird nach dem Grund der Vorstellung aus Sicht des Patienten bzw. der Eltern gefragt.

Da den Eltern oft nicht genau bekannt ist, warum sie die Logopädin aufsuchen sollten, erfolgt im Erstgespräch eine kurze **Aufklärung über Therapieinhalte** und **Therapiedauer**. Dieses Vorgehen trägt dazu bei, die Therapie inhaltlich transparent zu gestalten.

Die Eltern verfügen häufig lediglich über ein »Halbwissen«, weil sie z.B. die Aussprache Ihres Kindes als regelrecht beurteilen oder den Zusammenhang zwischen Zahnstellung und Zungenfunktion nicht kennen. Die Kinder zeigen sich manchmal ängstlich (»Geht es hier ums Zähneziehen?«) oder verunsichert (»Geht es anderen Kindern auch so?«). Eine beruhigende Wirkung haben Berichte von ähnlichen Fällen oder das Betrachten von Fotos, die bei anderen Behandlungen aufgenommen wurden (vgl. Kap. 8.5, »Feinspannungsübungen«, Abb. 8.13 »Fechterstellung«).

Bereits im Erstgespräch wird den Patienten der **organisatorische Ablauf der Behandlung** erläutert, sodass sie die Möglichkeit haben, sich auf den zeitlichen Aufwand rechtzeitig einzustellen. Außerdem wird die Form der Therapie dadurch von Anfang an einsichtig für den Patienten. Die **Übersicht 6.1** fasst die wesentlichen Themen des Erstgespräches zusammen.

Motivation. ▶ Gemeinsam mit dem Patienten wird die Wichtigkeit der logopädischen Behandlung im Vergleich zu sonstigen Terminen bzw. Aktivitäten des Patienten abgewogen (z.B. bei Kindern oder Jugendlichen viele Freizeitaktivitäten oder eine hohe Schulbelastung).

So kann die Therapeutin die Motivation des Patienten abklären und ihm Eigenverantwortung zurückgeben. Die Bereitschaft des Patienten zur Kooperation ist unverzichtbar; bei mangelnder Mitarbeit und fehlenden häuslichen Übungen ist es nicht sinnvoll, die Therapie fortzusetzen.

Tipp ▶ Bewährt hat es sich, unentschlossene Patienten aufzufordern, nach einer vereinbarten Bedenkzeit eine Postkarte zu schicken oder anzurufen; sie sollen mitteilen, ob sie zu einer Therapie mit

---

Übersicht 6.1: Erläuterung des organisatorischen Ablaufs

▶ Kontinuierliches Einhalten der Termine.
▶ Zeitlicher wöchentlicher Aufwand der Therapie (1-mal 30 min bzw. 45 min/Woche) und der häuslichen Mitarbeit (ca. 10 min am Tag).
▶ Voraussichtliche Dauer des Behandlungszeitraumes (im Regelfall 15–20 Sitzungen, bei sehr ausgeprägtem Störungsbild, z.B. bei zusätzlichen Artikulationsstörungen, ca. 5–10 Sitzungen mehr).
▶ Notwendigkeit von Kontrollen nach Abschluss der Therapie (innerhalb von 6–12 Monaten).
▶ Kurze Erläuterung der Therapieelemente (Motorik, Lippen- und Zungenfunktion, Schlucken).

festen Terminvereinbarungen bereit sind oder nicht. Dies ermöglicht es Patienten, die noch überlegen wollen oder offensichtlich nicht motiviert sind (z.B. bei Jugendlichen), ihre Therapieentscheidung zu überprüfen und selbst die Verantwortung dafür zu übernehmen.

Bereits im Erstgespräch vor der Befragung kann es vorkommen, dass Patienten Fragen äußern, zu denen Stellung bezogen werden sollte:
- Bei ungeklärtem Hörvermögen, verdickten Tonsillen, Mundatmung oder Allergien (vgl. Kap. 7, »Diagnostik«) sollte eine phoniatrische bzw. Hals-Nasen-Ohren-ärztliche und/oder kieferchirurgische Abklärung erfolgen, ggf. nimmt die Logopädin mit dem behandelnden Kieferorthopäden oder Zahnarzt Kontakt auf. Dies wird genau mit dem Patienten vorbesprochen und geplant, sein Einverständnis ist im Hinblick auf das gegenseitige Vertrauensverhältnis sehr wichtig. Ebenfalls ist zu beachten, den Zeitpunkt des Therapiebeginns im Verhältnis zum kieferorthopädischen Gerät abzustimmen (vgl. Kap. 4, »Kieferorthopädie und Logopädie«).
- Die Logopäden sollten gemeinsam mit dem Kind und den Eltern entscheiden, ob eine Einzel- oder Gruppenbehandlung durchgeführt wird. Dies kann manchmal auch erst nach ein bis zwei Therapiestunden abgeklärt werden.

Vorsicht ▶ Besteht der eindeutige Eindruck, dass es dem Patienten an ernsthaftem Engagement mangelt, sollte dies in den nächsten Therapiestunden kritisch überprüft und im Extremfall die Behandlung unterbrochen werden.

6.2 Anamneseerhebung

In einer möglichst entspannten Gesprächssituation wird die Vorgeschichte des Patienten im Hinblick auf die orofaziale Muskelfunktionsstörung erhoben. Dabei sind besonders Hinweise zur **Ernährung**, zur **allgemeinen Entwicklung**, zur **familiären Disposition** und zu den **Habits** hilfreich für die anschließende Diagnostik und Therapieplanung. Eine vertrauensvolle Atmosphäre trägt dazu bei, dass der Patient Fragen zu den ersten Lebensjahren, aber auch zum aktuellen Stand der Funktionsstörung beantworten kann.

Beachte ▶ Allgemein gilt: Grundlage einer Myofunktionstherapie ist stets eine ausführliche Anamnese und Diagnostik.

Die Anamnese bezieht sich auf die gesamte Person des Patienten mit allen seinen organischen, funktionellen, und psychosozialen Besonderheiten und eventuelle Auffälligkeiten (vgl. Thiele

---

Übersicht 6.2: Fragen zum 1. Lebensjahr
- Wurde das Kind gestillt? Wenn ja, wie lange?
- Wenn nicht, was war der Grund? (Vorsicht, keine Schuldgefühle wecken!)
- Welcher Sauger wurde bei der Ernährung benutzt? (Silikon- oder Kautschuksauger, Größe des Loches, Form des Saugers?)
- Haben die Eltern das Saugerloch vergrößert, um z.B. die Mahlzeit zu beschleunigen?
- Gab es Blähungen/Erbrechen/Essensverweigerung/häufiges Verschlucken?
- Bestand eine Saugschwäche?

- Musste das Kind sondiert werden?
- Bestand eine künstliche Ernährung in Form von Nasensonde (z.B. bei Robin-Syndrom)? Über welchen Zeitraum? Lag eine Glossoptose (Zungenrückverlagerung) vor?
- Bei Patienten mit einer Lippen-Kiefer-Gaumen-Spalte: Bestand ein Rückfluss durch die Nase?
- Wurden Spezialsauger benötigt?
- Wurde eine Trinkplatte angepasst? Wenn ja, wie wurde sie toleriert? Wie wirkte sie sich auf das Saugverhalten aus?

u. Clausnitzer 1992, S. 111). Der Therapeut sollte diese Informationen in Bezug auf die orofazialen Funktionen sammeln und auswerten. Eine Kopiervorlage des Anamnesebogens, in den die erfolgten Befunde eingetragen werden können, befindet sich im Anhang.

6.2.1
Ernährung

In **Übersicht 6.2** und **6.3** sind die Parameter der Ernährung zusammengefasst, die im Gespräch; individuell auf den jeweiligen Patienten zugeschnitten, erfragt werden.

Beachte ▶ Für das spätere Schlucktraining ist es sehr hilfreich, so viele Hinweise wie möglich zum früheren und derzeitigen Essverhalten zu sammeln.

Die **Übersicht 6.4** listet Fragen auf, die zum derzeitigen Essverhalten gestellt werden können.

Beachte ▶ Der **Zeitrahmen des Schluckvorgangs** ist wichtig für die Therapie, da er das spätere Schlucktraining beeinflusst. Wenn Patienten z.B. sehr schnell essen, ist es besonders wichtig, das physiologische Schluckmuster kleinschrittig anzubahnen und eine längere Automatisierungsphase einzuplanen (vgl. Kap. 8.8, »Schlucken«).

Besonders aufschlussreich für die Therapieplanung sind folgende Hinweise, die sich bei der Anamnese ergeben können:
- fehlendes/kurzes Stillen,
- verminderter Saugreflex oder Saugschwäche, sodass der Sauger vergrößert werden musste,
- Vorliebe für weiche Nahrung (fehlende Zungenmotilität),
- »Kaufaulheit«,
- evtl. hastiges Essen (z.B. mit viel Trinken) oder
- sehr verlangsamter Essvorgang.

Übersicht 6.3: Fragen zum 2. Lebensjahr
- Wie gelang die Umstellung von breiiger Kost zum Essen mit dem Löffel?
- Konnte das Kind nach einiger Übungszeit (ab wann?) die Nahrung mit den Lippen abnehmen?
- War es ein langsamer oder schneller Esser?
- Bestanden spezielle Vorlieben/Abneigungen/Empfindlichkeiten in Bezug auf die Nahrungskonsistenz (wurde z.B. nur »Weiches« akzeptiert)?
- Bestanden Empfindlichkeiten bezüglich der Wärme oder Kälte des Essens (wurde z.B. nur »Kaltes« akzeptiert)?
- Ließ das Kind sich am Mundraum oder ganzkörperlich berühren, und konnte es dies genießen?
- Wie war die Temperaturempfindung (z.B. beim Essen, aber auch beim Baden)?
- Durfte/wollte das Kind früh selbstständig essen, oder wurde es lange gefüttert?
- Konnten die Eltern »manschen« beim Essen zulassen, oder musste der Essbereich eher sauber bleiben? (Vorsicht, keine Schuldgefühle wecken!)

Übersicht 6.4: Fragen zum heutigen Essverhalten
- Besteht beim Kauvorgang ein offener Mund?
- Werden beim Essen Kiefer, Zunge oder Lippen mitbewegt?
- Treten Geräusche auf?
- Schmatzt das Kind beim Essen?
- Hypersalivation: Ist beim Essen oder ablenkenden Tätigkeiten (Spielen) vermehrter Speichelfluss zu beobachten?
- Spürt das Kind den Speichel selbst oder machen andere darauf aufmerksam?
- Konsistenz der Nahrung: Bevorzugt es weiche Kost (»Nudelkinder« oder »Fastfood«)?
- Trinkt es während der Mahlzeiten?
- Wird die Nahrung eher hinuntergespült anstatt gut eingespeichelt?
- Isst es hastig oder eher gemächlich?

6.2.2
Allgemeine Entwicklung

Der komplexe Bereich der allgemeinen Entwicklung ist für die Anamnese deshalb von Bedeutung, weil er Aufschluss über die Voraussetzungen für die Myofunktionstherapie gibt.

Geburtsverlauf und Schwangerschaft. ▶ Vielen Patienten fällt es schwer, Fragen zu diesem Thema aus der Erinnerung zu beantworten. Wenn der Patient damit einverstanden ist, kann es hilfreich sein, weitere Informationen aus dem gelben Untersuchungsheft des Kindes und/oder dem Mutterpass zu entnehmen.

Die **Übersicht 6.5** umfasst die Fragen, die den Eltern zur Schwangerschaft und zum Geburtsverlauf gestellt werden.

Motorik. ▶ Sollten sich aus der Befragung zur Motorik Rückschlüsse auf Schwächen ergeben, ist es nötig, mit dem behandelnden Kinderarzt, Orthopäden oder Krankengymnasten Kontakt aufzunehmen (vgl. Kap. 7, »Diagnostik«). Da eine gut entwickelte Motorik eine wichtige Grundlage für die Myofunktionstherapie ist, sollte genügend Zeit für das Sammeln relevanter Informationen eingeplant werden. Ein Überblick über die »**Meilensteine« der kindlichen Motorikentwicklung** findet sich in Kap. 5 »Physiotherapeutische Aspekte«.

Übersicht 6.5: Fragen zur Schwangerschaft und Geburt
▶ Gab es Besonderheiten oder Auffälligkeiten während der Schwangerschaft oder bei der Geburt (z.B. Asphyxie)?
▶ Musste die Mutter während der Schwangerschaft länger liegen?
▶ Waren wenig vestibuläre bzw. motorische Anregungen des Babys vorhanden?
▶ Wurde per Kaiserschnitt entbunden?
▶ Wie waren die Apgar-Werte nach der Geburt?

Die **Übersicht 6.6** beschreibt in Kurzform die Fragen, die für die Bewegungsentwicklung relevant sind.

Wahrnehmung. ▶ Die **Übersicht 6.7** skizziert grob, welche Fragen zur Wahrnehmung besprochen werden können. Bei dringendem Verdacht auf Störungen in diesem Bereich oder falls Störungen bekannt sind, sollte die Anamnese hier – wie in der Behandlung sprachentwicklungsgestörter Kinder – deutlich ausgeweitet werden (im Sinne einer Verlaufsdiagnostik).

Sprache. ▶ Die Entwicklung der Sprechfähigkeit wird in Kurzform erfragt, und mögliche Auffälligkeiten werden genauer besprochen.

Übersicht 6.6: Fragen zur Motorik
▶ Grobmotorik:
  – »Meilensteine«: sitzen, krabbeln, laufen (Entwicklung),
  – aktuell: klettern, Fahrrad fahren, Ball fangen, Gleichgewicht.
▶ Feinmotorik – Auge-Hand-Koordination:
  – beim Säugling (Wann konnte das Kind Gegenstände zum Mund führen?),
  – beim Kleinkind (Ab wann konnte es selbstständig mit dem Löffel essen?),
  – im Kindergartenalter: schneiden, prickeln, matschen, Perlen fädeln etc.,
  – aktuell: Händigkeit: basteln etc., Schreibvorgang, allgemeine Geschicklichkeit.
▶ Mundmotorik:
  – Säugling: schmatzen, Lippen flattern,
  – Baby: z.B. Eis schlecken, Teller ablecken, Essensreste aus Mundwinkel holen,
  – aktuell: Was macht das Kind, wenn Speichel läuft? Wie sieht die Mundregion während und nach dem Essen aus? Kann die Zunge gespitzt oder zur Nase geführt werden? Können die Lippen vorgestülpt werden? Kann das Kind pusten oder hauchen?

- **Zeitliche Entwicklung:** Wann sprach das Kind die ersten Wörter und wann Zweiwortsätze? Wann wurden Mehrwortsätze beobachtet? Wie verlief die Entwicklung der Aussprache? Wurden Artikulationsstörungen beobachtet?
- **Auffälligkeiten** – z. B. bzgl. Aussprache: Ist den Eltern oder dem Kind bzw. dem Erwachsenem das Lispeln bewusst? Kommt der Patient aus eigenem Bedürfnis oder wurde er von anderen aufmerksam gemacht? Ist der Hauptbeweggrund für die Therapie die Artikulationsstörung oder die orofaziale Dysfunktion?

Tipp ▶ Falls der Patient hauptsächlich kommt (oder geschickt wurde), um einen **Sigmatismus** zu behandeln, hat sich eine sehr genaue Beratung und Therapieplanung bewährt. In diesem Konzept werden vorrangig die orofazialen Funktionen und erst anschließend die Artikulation therapiert (vgl. Kap. 8.10, »Artikulation«). Es kann aber individuell sinnvoll sein, gemeinsam mit dem Patienten Kompromisslösungen zu erarbeiten (z. B. bereits in den ersten Sitzungen Zeit für die Lautkorrektur zu reservieren).

Andere Entwicklungsauffälligkeiten. ▶ Wie bei allen anderen logopädischen Störungsbildern können zusätzlich allgemeine Schwächen der Entwicklung oder sogar Behinderungen bestehen. Diese sollten in der Anamnese sensibel erfasst werden, auch wenn sie nicht direkt im Zusammenhang mit den Ursachen der orofazialen Muskelfunktionsstörung stehen.

Hier können sich Hinweise ergeben auf:
- allgemeine Entwicklungsverzögerung,
- Lese-, Rechtschreibschwäche oder -störung,
- Behinderungen, z. B. Morbus Down,
- psychische oder soziale Probleme (besonders wichtig bei Gruppen, da sie den Erfolg der Gruppentherapie beeinflussen können)

Fazit ▶ In der Anamnese von Myofunktionspatienten ergeben sich häufig Hinweise auf:
- verzögerte **grob- und/oder feinmotorische Entwicklung**,
- sensorische **Integrationsprobleme**,
- verzögerte bzw. auffällige **Entwicklung der Lautbildung** (Sigmatismen/Schetismen).

In vielen Fällen liegt eine unauffällige Entwicklung vor.

Übersicht 6.7: Fragen zur Wahrnehmung
- Körperempfindungen:
  - Hyperaktivität (z. B. Ist das Kind sehr unruhig? Wie lange kann es sich mit einer Sache beschäftigen?),
  - sensorische Integration (z. B. Wie empfindet es Schmerz? Kann es Distanzen einschätzen? Wie verarbeitet es Hör- und Sehreize? Kann es seine Kraft dosiert einsetzen?),
  - Ausdauer und Konzentrationsfähigkeit (z. B. Rückmeldungen dazu von Erziehern oder Lehrern?).
- Visuelle Koordination:
  - Wie führt das Kind mit der Hand den Löffel zum Mund?
  - Stärken und Schwächen in der Schule (z. B. beim Leserwerb)?
  - Kann es puzzeln?
- Taktilität – Ganzkörperempfindung:
  - z. B. Wie empfindet das Kind baden oder schmusen?
- Kinästhetik:
  - Bewegungsempfindung der Hände und des Mundraums,
  - Beschaffenheit der Nahrung (Wird nur Weiches oder auch Nahrung mit Stücken gegessen? Isst das Kind Brotrinden?).
- Auditiv:
  - Bestehen Lese-/Rechtschreibschwächen?
  - Merkfähigkeit: Kann das Kind sich Lieder oder Geschichten merken?
  - Wichtig bei Sigmatismus/Schetismus: Liegen Diskriminationsschwächen und/oder Hörstörungen vor?

Persönlichkeitsmerkmale. ▶ Da es sich um ein ganzheitliches Therapiekonzept handelt, ist es wichtig, die Persönlichkeit des Patienten einschätzen zu können. Folgende Aspekte sollten hier betrachtet werden:
- **Sozialverhalten:** Spielt das Kind gerne mit anderen? Welche Geschwisterkonstellation besteht?
- **Selbsteinschätzung** des Patienten: Eher ruhig – temperamentvoll – unruhig – fröhlich usw.?

Beachte ▶ Um den Patienten, z.B. für die Aufgabendosierung oder eine Gruppenplanung richtig einschätzen zu können, ist es von Bedeutung, ob der eigene Eindruck mit dem des Kindes oder dem der Eltern übereinstimmt.

6.2.3
Zeitliche Alltagsbelastung

Für die Planung der **Zeitstruktur der Behandlung** und die Festlegung der **häuslichen Übungen** ist es wichtig, organisatorische Fragen im Hinblick auf die Bereiche Schule, Beruf und Hobbys abzuklären.
- Bei Schülern, die lange für ihre Hausaufgaben brauchen, ist die Gefahr groß, dass zu wenig Zeit und Energie für die Myofunktionsübungen bleibt, ebenso bei sehr zeitaufwändigen Hobbys.
- Bei der beruflichen Situation erwachsener Patienten ist zu beachten, ob die Umsetzung der Schluckübungen im Alltag gewährleistet ist.
- Es ist von großer Bedeutung, den Kindern ab ca. 8 Jahren ein eigenständiges, nicht überforderndes Üben zu ermöglichen, selbstverantwortlich und individuell abgestimmt. Die Eltern sollten unterstützen, sind aber nicht hauptsächlich verantwortlich (vgl. Kap. 8.1, »Motivation«).

6.2.4
Familienanamnese

In die Befragung sollte einfließen, ob orofaziale Auffälligkeiten **bei nahen Angehörigen** früher aufgetreten sind oder derzeit bestehen:

- Geschwister/Eltern: Ist oder war bei den Familienangehörigen ebenfalls eine kieferorthopädische Behandlung indiziert? Liegen orofaziale Störungen vor?

Da genetische Faktoren die Entwicklung des Kiefers und Mundraumes mitbestimmen, sind häufig Geschwisterkinder in Therapie. Sollten diese zeitgleich Myofunktionstherapien benötigen, kann auch eine gemeinsame Behandlung begonnen werden, um die Eltern terminlich zu entlasten.

Beachte ▶ Zu beachten ist, dass sich **bei starkem Konkurrenzverhalten oder Geschwisterrivalität** die gemeinsame Therapie als ungünstig erwiesen hat. Sollten sich die Geschwister aber gegenseitig motivieren und vor allem zu Hause gut üben und einander unterstützen, trägt dies wiederum zum Erfolg der Myofunktionstherapie bei und kann die Therapiedauer verkürzen.

6.2.5
Weitere (medizinische) Befunde, Behandlungen, Therapien

In diesem Abschnitt geht es um konkrete Fragestellungen, die den Hals-Nasen-Ohren- und Kieferbereich betreffen. Außerdem werden anamnestische Hinweise zu orthopädischen und allgemeinen Auffälligkeiten erfragt.

In **Übersicht 6.8** sind Fragen aufgelistet, die der Therapeut mit den Eltern oder ggf. mit dem Hals-Nasen-Ohren-Arzt besprechen sollte.

Tipp ▶ Es hat sich bewährt, diesen wichtigen organischen Bereich genauestens zu erfragen. Für die Planung der Therapieziele, z.B. Anbahnung des Mundschlusses, ist es unerlässlich, dass physiologische Verhältnisse vorliegen. Gegebenenfalls muss eine medizinische Behandlung abgewartet werden (z.B. Verbesserung der Nasendurchgängigkeit, Sanierung des Hörvermögens), bevor gezielte myofunktionelle Therapie eingesetzt werden kann (vgl. Kap. 8.3, »Mundschluss/Nasenatmung«).

> **Übersicht 6.8: Fragen zum Hals-Nasen-Ohren-Bereich**
> - Sind den Eltern bzw. dem Patienten vergrößerte Tonsillen oder vergrößerte Adenoide bekannt? Wurde eine AT (Adenotomie) oder TE (Tonsillektomie) durchgeführt?
> - Besteht tagsüber oder/und nachts eine Mundatmung? Steht der Mund häufig offen?
> - Liegen eine Nasenseptumdeviation oder andere Deformitäten vor, die die Nasendurchgängigkeit einschränken?
> - Sind Tubenfunktionsstörungen, Allergien, Asthma, Bronchitiden bekannt? Wenn ja: Wie häufig treten sie auf, und wie reagieren die Atmung und der Mundbereich des Kindes bzw. des Patienten?
> - Wurden Operationen im Mund-Kiefer-Gesichts-Bereich durchgeführt (Nasenseptumoperationen, Lippen-Kiefer-Gaumen-Operationen, Tumorentfernungen, Neck dissection etc.)?
> - Wann war die letzte pädaudiologische Kontrolle und mit welchem Ergebnis?
> - Welche Art der Hörprüfung wurde durchgeführt (z.B. Tonschwellenaudiogramm, Tympanogramm, BERA oder andere)?
> - Bestehen Defekte des Mittel- oder Innenohres (z.B. Tubenfunktionsstörungen bedingt durch häufige Mittelohrentzündungen)?
> - Fragen nach Anomalien, Asymmetrien, Syndromen, skelettalen Auffälligkeiten.

Übersicht 6.9 fasst mögliche Fragen an die Eltern bzw. den behandelnden Kieferorthopäden zusammen.

Beachte ▶ Vor Therapiebeginn ist es erforderlich, die Vereinbarkeit der derzeitigen oder geplanten Geräteversorgung mit der Myofunktionstherapie abzuwägen. Die Eltern sollten ggf. darauf vorbereitet werden, dass erst später eine Myofunktionstherapie möglich ist (vgl. Kap. 4, »Kieferorthopädie und Logopädie«).

Orthopädischer Bereich. ▶ Für die Therapieplanung ist es unerlässlich, von Schwächen bzw. Erkrankungen in diesem Bereich zu wissen und entsprechend damit umzugehen. Der Baustein »Gesamtkörperarbeit« kann in der Behandlung entsprechend aufgebaut werden (vgl. Kap. 8.4, »Gesamtkörperarbeit«).
- **Bei Kindern** ist auf Fehlhaltungen und orthopädische Beschwerden zu achten.
- Wenn **bei Erwachsenen** Verspannungen, Rückenleiden, HWS- oder LWS-Syndrome, Schiefhals, Bandscheibenvorfälle oder Lähmungen bestehen, ist dies genau zu erfassen.

Oft wirken sich
- Erkrankungen der Wirbelsäule auf die Haltung und
- Schwächen der Muskulatur auf den Tonus

aus. Sie erschweren damit die Myofunktionstherapie deutlich. Zeigen sich in der Anamnese bereits **grobmotorische Störungen** oder **Haltungsschwächen**, werden andere Therapieformen bzw. weiterführende Diagnostiken empfohlen, z.B. Krankengymnastik oder Motopädie; bei **Wahrnehmungs-** bzw. **Konzentrationsschwächen** evtl. Psychomotorik und/oder Ergotherapie.

Allgemeiner Bereich. ▶ Es können zusätzliche Schwierigkeiten auftreten, die sich auf die Myofunktionsbehandlung auswirken.

> **Übersicht 6.9: Fragen zur kieferorthopädischen Versorgung**
> - Welcher Facharzt behandelt den Patienten?
> - Dauer/Art der Behandlung?
> - Erfolgte bisher ausschließlich eine ärztliche Aufklärung, oder wurde die Behandlung mit Geräten bereits begonnen?
> - Planung: Art des Gerätes: z.B. Oberkiefer-/Unterkieferplatte mit oder ohne Verschraubung, Aktivator, Multiband (vgl. Kap. 4, »Kieferorthopädie und Logopädie«)?

Ein **reduzierter Allgemeinzustand** sollte erfasst und in der Therapieplanung berücksichtigt werden:
- Bei Patienten, die z. B. häufig unter **Allergien oder Erkältungen** leiden, sollte die Vorrangigkeit und praktische Durchführung der Therapiemethoden sehr genau überlegt werden. Bei manchen Patienten ist die Zungenruhelage dann nicht möglich.
- Bei **psychisch belasteten Patienten** ist es ausschlaggebend, eine gemeinsame Entscheidung zu treffen, ob die Therapie zum derzeitigen Zeitpunkt durchgeführt werden kann. Häusliche Mitarbeit, die bei Myofunktionspatienten unerlässlich ist, kann für diese Patienten eine Überlastung bedeuten. Außerdem ist eine Arbeit im Mund- und damit Intimbereich evtl. nicht möglich.

Beachte ▶ Im Rahmen der Therapie sollte darauf geachtet werden, dass sowohl die einzelnen Therapieschritte als auch häusliches Üben gut dosiert werden, um **einer Überbelastung vorzubeugen**.

Bisherige Therapien. ▶ Hier werden besonders **vorangegangene sprachtherapeutische Behandlungen** erfragt. Häufig berichten Patienten über durchgeführte Dyslalietherapien, in denen die Zungenfehlfunktionen nicht beachtet wurde. Falls Ergotherapie, psychomotorische oder krankengymnastische Behandlungen stattgefunden haben, ist es hilfreich, Inhalte und Zielsetzungen zu erfahren.

Wenn zeitgleich **andere Behandlungen** durchgeführt werden, ist es selbstverständlich, dass mit dem Therapeuten Kontakt aufgenommen wird. Die Myofunktionstherapie sollte evtl. aufgeschoben werden, um zunächst die Fortschritte der anderen Therapien abzuwarten, damit auf dieser Basis später effektiv im Mundbereich gearbeitet werden kann. Die beiden Therapien können sich aber auch ergänzen. In vielen Fällen bewirkt die interdisziplinäre Zusammenarbeit eine optimale Förderung für den Patienten.

6.2.6
Habits

Gemeint sind **schädliche Angewohnheiten im Mundbereich**, wie z. B. Daumenlutschen. Diese wirken sich ungünstig auf die Zahn- bzw. Kieferstellung aus. Die Regulierung von Fehlstellungen kann dadurch nachhaltig behindert werden; eine korrekte Zungenruhelage ist bei Ausüben der meisten Habits nicht möglich (vgl. Kap. 3, »Habits«). Daher ist die sorgfältige Erfassung der Habits von großer Bedeutung. Die **Tabelle 6.1** nennt die verschiedenen Arten von Habits und kann als Checkliste und zur Protokollierung verwendet werden.

Nach den Habits zu fragen, erfordert **Sensibilität** vom Therapeuten sowohl gegenüber dem Kind als auch gegenüber dem Erwachsenen, da diese Angewohnheit einen sehr persönlichen und evtl. schamvollen Bereich berühren kann. Die Befragung sollte daher ans Ende der Untersuchung gestellt werden. Es ist ratsam, die **verschiedenen möglichen schlechten Angewohnheiten** im Mundbereich offen anzusprechen. Dabei müssen Dauer, Art der Entstehung, Abgewöhnungsversuche und psychische Zusammenhänge genau hinterfragt werden. Auf diese Weise und durch genaue Beobachtung während der ersten Behandlung gelingt es oft, von bisher »versteckt gehaltenen« Habits, z. B. Zungenpressen, zu erfahren.

Vorsicht ▶ Werden während der Anamnese »Habits« übergangen und bleiben sie während der Therapie unentdeckt, können sie den korrekten Schluckvorgang verhindern oder die Myofunktionstherapie nachhaltig verzögern bzw. ihren Erfolg zunichte machen.

Es kommt vor, dass infantile Verhaltensweisen (z. B. Schnullersaugen, Gebrauch von Tee- oder Milchflaschen, exzessives Daumenlutschen, besonders nachts) bis ins Schul- oder gar Erwachsenenalter bestehen bleiben. Manche Patienten haben bereits einige Versuche hinter sich, das Habit abzulegen.

Tabelle 6.1. Checkliste »Habits«

Art	Bestehen derzeitig oder bereits abgewöhnt?	Dauer (Seit wann?)	Intensität/ Frequenz (Wie oft?)	Tags/nachts
Lutschen:				
Daumen				
Finger				
Fremdkörper (Schnuller, Flasche)				
Anderes				
Zunge:				
Pressen				
Nuckeln				
Saugen				
Lippen:				
Pressen (M. mentalis!)				
Beißen				
Lecken (Labellos!)				
Nägelbeißen				
Kauen:				
Stifte				
Bänder				
Anderes				
Kaumuskeln:				
Häufiger Aufbiss (ohne Nahrung!)				

Vorsicht ▶ Bei eigenen **Abgewöhnungsversuchen** sollte nachgefragt werden, ob kompensatorische Habits oder psychische Auswirkungen entstanden sind. (z.B. Nägelbeißen statt Daumenlutschen).

Bereits in der Anamnese wird den Patienten sowohl durch die Fragen als auch durch Informationen der Zusammenhang zwischen Habit, Zungenfehlfunktion und Zahnfehlstellung verdeutlicht. Der Therapeut sollte es unbedingt anerkennen, wenn der Patient sich öffnet. Viele Menschen sind sich schamvoll bewusst, dass die Verhaltensweise sich ungünstig auf den Mundbereich auswirkt. In diesem Anfangsstadium wird besprochen, dass gemeinsam ein Lösungsweg gesucht wird zur (langfristigen) Aufgabe des Habits (vgl. Kap. 3.3, »Vorschläge zum Habitabbau«).

Vorsicht ▶ Der Therapeut sollte niemals mit Druck reagieren oder »ein schlechtes Gewissen« verstärken, wenn der Patient offen über seine Habits spricht. Vielmehr ist es für den Kontakt und den Erfolg unerlässlich, dieses positiv anzuerkennen und den Patienten so zu unterstützen, dass er Lösungen, evtl. Ersatzstrategien entwickeln kann, das Habit aufzugeben (vgl. Kap. 3.3, »Vorschläge zum Habitabbau«).

Fazit ▶ Im Erstgespräch und während der Anamnese wird der Kontakt zum Patienten hergestellt, und es werden wichtige Informationen zur Vorgeschichte gesammelt. Sie sind die Grundlage für eine individuelle Diagnostik und effiziente Myofunktionstherapie. Dabei geht es nicht um das »Abfragen« der relevanten Bereiche, sondern um das **genaue Erfassen möglichst vieler Hinweise** in einer vertrauensvollen Gesprächssituation.

Die Anamnese-Punkte im Überblick:
▶ Ernährung,
▶ Geburtsverlauf und Schwangerschaft,
▶ Motorik,
▶ Wahrnehmung,
▶ zeitliche Alltagsbelastung,
▶ Sprache,
▶ Entwicklungsauffälligkeiten,
▶ Persönlichkeitsmerkmale,
▶ Familienanamnese,
▶ medizinische Befunde, Behandlungen, Therapien,
▶ Habits.

7 Diagnostik

Übersicht

7.1 **Allgemeines zur Durchführung** 66

7.2 **Vorgehen nach dem Diagnostikschema** 66

7.3 **Aufschlüsselung des MRFH-Schemas** 68

7.4 **Apparative Messmethoden** 80
7.4.1 Messen der Lippenkraft mit einer Federwaage 80
7.4.2 Überprüfung des Schluckvorganges mit dem Payne-Gerät 82

7.5 **Hilfsmittel** 83

7.1 Allgemeines zur Durchführung

> Eine **ausführliche, patientengerechte Durchführung** der logopädischen Diagnostik ist unerlässlich für die Planung und Effektivität der Myofunktionstherapie. Sie wird wie die Anamnese in vertrauensvoller Atmosphäre und möglichst ohne Zeitdruck, d. h. evtl. als Verlaufsdiagnose, durchgeführt. Sie beinhaltet ein Vorgehen in den 4 Bereichen **Morphologie**, **Ruhelage**, **Funktion** und **Habits**.
> Die beschriebene Vorgehensweise in der Diagnostik hat sich sowohl bei Kindern als auch bei Erwachsenen bewährt.

Da die Erfolge der Myofunktionstherapie bis heute umstritten sind, ist es besonders wichtig, den **Ausgangsbefund** genau zu **dokumentieren**, auch mit **Fotos**, um bei der Abschlussuntersuchung oder bei Kontrollen die erreichten Erfolge und Werte (z. B. der Lippenkraftmessung) vergleichen zu können.

Kindern werden die nachfolgenden Schritte kindgerecht erklärt, sie werden aufgefordert, die Übungen nachzuahmen, und es werden intentionale Vergleiche vorgegeben (z. B.: Wir versuchen mal den »Haifisch« – ansaugen, dann Mund öffnen und schließen – oder die »Zigarre« – Zunge gerade herausstrecken).

Vorsicht ▶ Durch schmerzhafte Vorerfahrungen im Mundbereich, wie z. B. Lippenbändchendurchtrennung, kann es vorkommen, dass Kinder verängstigt reagieren.

In solchen Fällen ist es von großer Bedeutung, zunächst einen vertrauensvollen Kontakt zum Kind herzustellen. Die diagnostischen Elemente können dann in ein Spiel integriert werden, z. B. mit einer Handpuppe.
Bei Erwachsenen ist die Erklärung der Zusammenhänge zwischen den einzelnen Schritten und dem Ziel der Behandlung, dem korrekten Schluckmuster, wesentlich; z. B. so:

Beispiel ▶ »Um den für das Schlucken erforderlichen Lippendruck aufbauen zu können, braucht der Lippenringmuskel eine gewisse Kraft und Beweglichkeit. Ich möchte Sie bitten, mir folgende Lippenübungen nachzumachen, um dies zu überprüfen. Danach werden wir anhand dieser Federwaage und des angehängten Knopfes überprüfen, wie viel Kilogramm dieser Muskel derzeit halten kann.« (Vgl. Kap. 7.4, »Apparative Messmethoden«)

Beachte ▶ Da die Untersuchungen den Mund- und damit Intimbereich des Patienten betreffen, kann nicht genug betont werden, wie wichtig eine sensible, **patientengerechte Durchführung** der Diagnostik ist – auch zur Förderung der so notwendigen Motivation.

Die **Übersicht 7.1** fasst alle wichtigen allgemeinen Hinweise für eine patientengerechte Diagnostik zusammen.

7.2 Vorgehen nach dem Diagnostikschema

> Die Beschaffenheit und die Funktion von Lippen, Zähnen, Zunge und orofazialer Muskulatur wird nach dem sog. MRFH-Schema (nach Ehmer) untersucht:
> ▶ **Morphologie**,
> ▶ **Ruhelage**,
> ▶ **Funktion**,
> ▶ **Habits**.

Im Bereich **Morphologie** geht es um Aussehen und Struktur, d. h., vorrangig werden die Beobachtungen des Untersuchers dokumentiert.
Die **Ruhelage** umfasst die Bereiche Lippen-, Zungen- und Kaumuskulatur u. a. im Verhältnis zur Okklusion, wenn weder gesprochen noch gegessen wird.
Die **Funktion** stellt den Schwerpunkt der Untersuchung dar. Der Therapeut überprüft die Beweglichkeit von Lippen und Zunge, das Schluckmuster und das Kauverhalten. Zur Funk-

Übersicht 7.1: Allgemeine Hinweise für die Diagnostik

- Patienten- und situationsgerecht und ohne Zeitdruck durchführen.
- Die einzelnen Diagnostikschritte erläutern.
- Den Ausgangsbefund dokumentieren, evtl. mit Fotos.
- Den Patienten über die Schwächen bzw. Stärken der einzelnen Bereiche der Diagnostik aufklären, besonders im Hinblick auf das Therapieziel.
- Die Fragen und Probleme des Patienten akzeptieren bzw. ernst nehmen.
- Lösungen gemeinsam entwickeln.

tion gehören außerdem die Bereiche orale Stereognose, Atmung und Artikulation.

Die **Habits**, d.h. die schädlichen Angewohnheiten, werden bereits in der Anamnese erfragt (vgl. Kap. 3 »Habits«). In der Diagnostik können die morphologischen Auswirkungen (lange) bestehender Habits dokumentiert werden. Nach Ehmer (1994) wurde folgender Grundsatz für die Diagnostik aufgestellt:

Beachte ▶ Das Vorgehen entspricht grundsätzlich dem Prinzip »von außen nach innen«.

Die **Übersicht 7.2** beschreibt in Kurzform die zu überprüfenden Bereiche. Eine Kopiervorlage des **ausführlichen Diagnostikbogens** für die Praxis ist im Anhang zu finden.

Diese Bereiche werden in der Diagnostik so geprüft, dass die individuellen Untersuchungsbefunde eine genaue Therapieplanung ermöglichen. Es geht vorrangig darum, möglichst viele Auffälligkeiten im orofazialen Bereich zu erheben und zu dokumentieren. Im Folgenden wird dargestellt, wie die einzelnen Bereiche zu überprüfen sind bzw. welche Anweisungen an den Patienten adäquat scheinen.

Die klinischen Befunde werden anschließend so ausgewertet, dass eine **individuelle Therapieplanung** möglich wird. Hierfür ist es hilfreich, sich folgende Fragen zu stellen:

- Welche Art der Übungen passt zum Befund?
- Was muss in Bezug auf die Therapieinhalte beachtet werden?
- Welche zeitliche Abfolge wird für den Therapieaufbau geplant (vgl. Kap. 8, »Therapie«)?

Beispiel ▶ Ein Patient mit ausgeprägter orofazialer Dysfunktion zeigt keine Auffälligkeiten bezüglich des Mundschlusses und der Lippenfunktion. Die Körper- und Zungenspannung sind jedoch hypoton, es liegt ein infantiles Schluckmuster mit interden-

Übersicht 7.2: Checkliste: Diagnostik

M: Morphologie (Form und Struktur)
- Lippen
- Zunge
- Gaumen, inklusive Tonsillen

R: Ruhelage
- Lippen, inklusive Kraftmessung
- Zunge
- Okklusion
- M. masseter, M. mentalis, M. temporalis

F: Funktion
- Motilität
  - Lippen
  - Zunge extraoral
  - Zunge intraoral
  - Gaumensegel
- Schluckmuster
  - Zunge
  - Lippen
  - M. masseter, M. temporalis, M. mentalis
- Kauverhalten
- Orale Stereognose
- Artikulation
  - Sigmatismusformen
  - Schetismusformen
  - Andere Lautfehlbildungen

H: Habits

taler Zungenruhelage bei frontoffenem Biss vor. In diesem Fall kann auf den Therapiebaustein Mundschluss und Nasenatmung verzichtet werden; der Schwerpunkt liegt in den Bereichen Gesamtkörperarbeit, Funktionsübungen für die Zunge, Zungenruhelage- und Schlucktraining.

7.3 Aufschlüsselung des MRFH-Schemas

> Im Folgenden werden die Parameter der einzelnen Untersuchungsteile detailliert beschrieben. Das **Vorgehen** entspricht dem Prinzip »**von außen nach innen**«.

M: Morphologie

Im ersten Untersuchungsteil werden die Beschaffenheit, das Aussehen und die Struktur von Lippen, Zunge und Gaumen beurteilt.

In den **Tabellen 7.1–7.3** werden auf der linken Seite Hinweise zu den **Prüfmöglichkeiten** gegeben. Diese beruhen größtenteils auf Erfahrungswerten, wie der Therapeut ohne großen Aufwand und in kurzer Zeit die wichtigsten Befunde erheben kann. In der Mitte werden praxisrelevante **Befunde** aufgezählt ohne Anspruch auf Vollständigkeit. Zu beachten ist, dass häufig nur eine oder zwei Auffälligkeiten pro Bereich auftreten. Rechtsbündig werden die Befunde interpretiert und mögliche kurze **Therapiehinweise** gegeben, die wiederum aus der Praxiserfahrung entstanden sind. Über genauere Therapieinhalte sollte in den entsprechenden Kapiteln nachgelesen werden.

Lippen. ▶ Die Beobachtung der Lippen (**Tabelle 7.1**) ist bereits während des Erstgespräches möglich, bei Kindern in der ersten Phase der Kontaktaufnahme. **Auffälligkeiten der Lippen** (z.B. wulstige Unterlippe) »springen ins Auge«, d.h. aber auch, dass diese dem Patienten häufig bewusst sind.

Beachte ▶ Es versteht sich von selbst, dass die erhobenen Befunde diskret dokumentiert werden und dass in der Beratung sensibel damit umgegangen wird.

Zunge. ▶ Die Erfassung von **Form und Struktur der Zunge** ist etwas zeitaufwändiger als die der Lippen und erfordert mehr Anweisungen und Erklärungen des Therapeuten. Sie sollten patientengerecht gegeben werden, bevor Handlungen am Mundbereich ausgeführt werden.

Tabelle 7.1. Morphologie der Lippen

Prüfung	Befund	Bedeutung
Gesamtbild der Lippen genau beobachten	Kein Mundschluss	Lippentonus und -funktion sind zu verbessern (vgl. Kap. 8.2, »Zungenruhelage«, vgl. Kap. 8.3, »Mundschluss/Nasenatmung«).
	Inkompletter Mundschluss	Ausschluss organischer Ursachen wichtig (vgl. Kap. 8.3, »Mundschluss/Nasenatmung«).
	Evtl. obere Front auf Unterlippe sichtbar	

Tabelle 7.1. Morphologie der Lippen

Prüfung	Befund	Bedeutung
Oberlippe im Verhältnis zur Unterlippe beobachten	Narbe Oberlippe ein-/beidseitig	Operierte Lippenspalte oder submuköse Lippenkerbe?
	Oberlippe verkürzt	Ist der obere Anteil des M. orbicularis oris hypoton? (Vgl. Kap 8.7.3 »Mundmotorische Übungen zur Lippenfunktion«)
Beschaffenheit bzw. Struktur der Lippen:	Lippen rissig, Rhagaden	Möglicher Ausschluss von Habits, z. B.:
▶ Lippenrot-weiß-Grenze		Lippenlecken
▶ Mundwinkel		Lippenbeißen
		Exzessiver Schnullergebrauch (selten)
		Abgrenzung HNO-Bereich (Adenoide, Allergien)
		Abgrenzung Stoffwechselstörungen (z. B. Übersäuerung)
Unterlippe isoliert und genauestes beobachten	Unterlippe rissig, gerötet, wulstig	Obere Front beißt auf Unterlippe (Zahnstellung/Habits!). Bei großer Frontzahnstufe: Ist Mundschluss ohne kieferorthopädische Behandlung rein funktionell erreichbar?
	Unterlippe schwach, aktiver M. mentalis	Evtl. keine Nasenatmung möglich (Abklärung HNO-Bereich)
		Mundschlusstraining, Lippenfunktion
	Reizung, evtl. Dermatitis des Lippenrotsaumes	Interlabiale Zungenruhelage, feuchte Mundregion, evtl. vermehrter Speichelfluss
		Evtl. zusätzlich ärztlichen Rat einholen (zur Abheilung Lippensalben o. Ä. empfehlen)

Beachte ▶ Zu beachten ist, dass es zunächst nur um das Aussehen und die Beschaffenheit der Zunge geht, noch nicht um die Funktion (vgl. **Übersicht 7.3** »Prüfung der Motilität von Lippen und Zunge«).

Dem Patienten kann Folgendes erklärt werden: »Zunächst werde ich mir die Zunge ansehen, anschließend werde ich Sie bitten, einige Bewegungen durchzuführen.«
Die **Tabelle 7.2** fasst Auffälligkeiten der Zunge zusammen und gibt diesbezügliche Therapiehinweise.

Gaumen. ▶ Selbst für erfahrene Therapeuten ist es schwierig, die **Beschaffenheit des Gaumens** zu erfassen und für die Therapie auszuwerten. Es stellt sich z.B. oft die Frage, ob die Struktur der Gaumenfalten noch physiologisch ist oder bereits Auffälligkeiten aufweist.

Tipp ▶ Es hat sich bewährt, Erfahrungswerte bezüglich der Gaumenstruktur zu sammeln – besonders bei Menschen ohne Zahnfehlstellungen und orofazialen Dysfunktionen. Also nur Mut, leuchten Sie Ihrer Familie und Freunden in den Mund und sammeln sie so Ihre »Eindrücke«.

Die **Tabelle 7.3** fasst die Prüfung und Befunderhebung für den Gaumen zusammen.

R: Ruhelage

In diesem Teil der Untersuchung werden die Ruhelage der **Lippen** und der **Zunge** beobachtet und beurteilt. Außerdem gehört die Beobachtung und evtl. Palpation der **Kaumuskeln** dazu.

Lippen. ▶ Der **Mundschluss** wurde bereits in der Anamnese erfragt und im Bereich Morphologie

Tabelle 7.2. Morphologie der Zunge

Prüfung	Befund	Bedeutung
Zunge intraoral beobachten Anweisung:"Bitte öffnen Sie leicht den Mund«, *oder* mit einem Finger leicht die Unterlippe herunterziehen Zungenform und -beschaffenheit beobachten in der jeweiligen Lage (z. B. im Mundboden liegend oder am Oberkiefer etc.)	Zunge sieht z. B. zu »groß« im Vergleich zum Mundboden oder zum Oberkiefer (Abgrenzung zur Makroglossie) aus	Häufig hypotone, evtl. hyposensible Zungenmuskulatur (vgl. Kap. 8.7.4 und 8.7.5) Wahrnehmung, Feinspannung wichtig. Kleiner, schmaler, evtl. kollabierter Oberkiefer im Verhältnis zur Zungenfunktion? Myofunktionstherapeutischen Erfolg abwarten. Abklärung, ob eine Zungenkeilexzision indiziert ist (eher sehr selten)
Zunge extraoral mit wenig Tonus über der Unterlippe liegend beobachten Anweisung:»Bitte strecken Sie die Zunge locker nach draußen«	Intensität der Impressionen beurteilen (an Zungenseitenrändern entstehende Ab-/Eindrücke durch Zahnkontakt) Welche Zungenbereiche sind betroffen?	Zunge hat in Ruhelage und/oder beim Schlucken leichten bis stärkeren Kontakt mit den Zahnreihen (Front und/oder seitlich; vgl. Kap. 1.1.6, »Zunge« und Kap. 8.2, »Zungenruhelage«)

Tabelle 7.2. Morphologie der Zunge

Prüfung	Befund	Bedeutung
Anweisung: »Bitte strecken Sie die Zunge locker nach draußen« (Forts.)	Bestehen Zungenfurchen (mittig oder auch mehrfach = »Landkartenzunge«), Lingua plicata	Möglicher Aufschluss über Zungenfehlfunktion, evtl. Disposition oder Syndrom
	Die Zunge sieht sehr breit und/oder lang aus (z. B. reicht bis zum Kinn/oder bis zur Nase)	Extrem hypotone Zunge? Abklärung der Indikation zur Zungenkeilexzision (s. oben) Gewebereizung durch Habits und/oder Malokklusion?
	»Auffällige Stellen« (Pickel, weißliche Verfärbungen, Ulzerationen) besonders an den Zungenseitenrändern sichtbar	Unbedingt ärztliche Abklärung empfehlen (z.B. bei Verdacht auf präkanzerogenen Leukoplakien)
	Besteht eine Abweichung zu einer Seite?	Es sollte der Ausschluß einer Hypoglossusparese durch den Arzt erfolgen. Liegt keine Lähmung, sondern eine Funktionsstörung vor, erfolgt eine Kräftigung der schwächeren Seite, unter Beobachtung des Gesamtkörpers, ob z. B. auch dort Asymmetrien vorliegen
	Die Zunge sieht rot gestresst (vermehrte Durchblutung) aus	Erhöhte Reizausführung durch Zungenpressen und/oder falsche Zungenruhelage (s. oben)
Zungenspitze passiv nach oben bewegen, evtl. mit Spatel anheben	Bewegung kaum/nicht möglich. Gründe:	Mit Arzt abklären, ob eine Operationsindikation (Durchtrennung des Zungenbändchens) besteht (eng stellen i.V. zu):
Anweisung **aktiv** extraoral: »Bewegen Sie bitte die Zunge zur Nase und zum Kinn.« (Für Kinder: »Die Zunge will die Nase besuchen.«)	▶ Verkürztes Frenulum	Sprachbefund (ein Sigmatismus kann evtl. anschließend verstärkt auftreten)
Anweisung **aktiv** intraoral: »Bewegen Sie bitte die Zunge zum vorderen Gaumen.« (Für Kinder: »Die Zunge besucht das Dach im Mund.«)	▶ Ankyloglosson (=angewachsene Zunge)	Kontakt zum Gaumen möglich?
	▶ Ausgeprägte Hypotonie	Training für die Zungenlängsmuskulatur und die Zungenelevation nötig (vgl. Kap. 8.7.4, »Mundmotorische Übungen, Ziele und Hinweise zum Zungenvorderteil«)

Tabelle 7.3. Morphologie des Gaumens

Prüfung	Befund	Bedeutung
Die **Gaumenfalten** und den gesamten Gaumen (hart/weich) betrachten, bei geöffnetem Mund und **leicht** zurückgeneigtem Kopf	Hoher und enger (evtl. kollabierter) Gaumen	Besteht oder bestand lange das Habit **Daumenlutschen**?
		Evtl. erst KFO abwarten, damit bei geweitetem Oberkiefer bessere Erfolge erzielt werden können (Absprache mit dem Kieferorthopäden)
		Hat die Zunge genügend Anlagefläche für die Zungenruhelage? Kann trotz der Gaumenform angesaugt werden (Voraussetzung für das korrekte Schlucken)?
	Helle Verfärbung des weichen Gaumens, »Kissen«	Bestehen **Polypen**? Bei Verdacht auf bzw. Zustand nach AT: Ist ein Nachwachsen festgestellt worden?
	Ausgeprägte, weit reichende **Gaumenfalten**	Tiefe oder interdentale Zungenruhelage; Kein Druck der Zunge, um den Oberkiefer zu formen
Tonsillen(-region)	Wirken die Tonsillen verdickt, vergrößert?	Interdisziplinäre Abklärung bzgl. Tonsillektomieindikation, da mögliche Ursache für anteriore Zungenvorlage
	Sieht es so aus, als würden sie die Zunge anterior »verschieben«?	
Evtl. Ausleuchten mit Taschenlampe	Bei Lippen-Kiefer-Gaumen-Spalten:	Durch kongenital verkürztes Velum bedingte **Rhinophonia aperta**
A, ha, ka phonieren lassen	Besteht ein verkürztes Gaumensegel?	Operierte Gaumenspalte? **Näseltherapie** zusätzlich zur Myofunktionstherapie nötig?
	Ist eine Gaumennarbe/Gaumennaht sichtbar?	
	Ist am Übergang harter/weicher Gaumen ein Dreieck unter der Schleimhaut sichtbar/fühlbar?	Abklärung: Kieferchirurgie, evtl. Verdacht auf eine **submuköse Gaumenspalte**

Tabelle 7.3. Morphologie des Gaumens

Prüfung	Befund	Bedeutung
Gelingen des **velopharyngealen Abschlusses**	Das Gaumensegel wirkt immobil, hypoton oder verkürzt	Korrekte Zungenruhelage im Verhältnis zur Gaumenform möglich? Wie beweglich sind das Gaumensegel, die seitlichen Pharynxwände und die Rachenhinterwand? (Evtl. mehrfach beobachten; vgl. Kap. 7.3, »Aufschlüsselung des Schemas«)

Tabelle 7.4. Mundschluss

Prüfung	Befund
Genaue Beobachtung der Lippen (in Gesprächspausen, bei Kindern im Spiel)	▶ Vollständiger/unvollständiger Mundschluss ▶ Extrem offen ▶ Obere Front beißt auf untere Lippe

beobachtet; evtl. ist er bereits im Befundbogen dokumentiert. Trotzdem ist es wichtig, die Ruhelage der Lippen genauestens und **längerfristig** zu beobachten (als Verlaufsdiagnose), um festzustellen, ob die Stärkung des Lippenringmuskels in der Therapieplanung berücksichtigt werden muss oder nicht. Diese Aspekte werden in **Tabelle 7.4** aufgeführt.

Zunge. ▶ Die **Prüfung der Zungenruhelage** ist am Anfang und im Verlauf der Therapie äußerst wichtig. Bei komplettem Mundschluss und guter Okklusion ist sie schwer zu überprüfen, der Mund muss dann passiv leicht geöffnet werden (**Tabelle 7.5** links). Wichtig ist es, sich im Laufe der Behandlungen immer wieder **Rückmeldungen des Patienten** geben zu lassen, wie er die Zungenruhelage im jeweiligen Moment empfindet. **Tabelle 7.5** fasst die Prüfmöglichkeiten und die Befunde zur Zungenruhelage zusammen.

Vorsicht ▶ Es ist sinnvoll, vor der Überprüfung **nicht** über die korrekte Zungenruhelage zu sprechen: Ansonsten ist zu befürchten, dass sich die Zungenhaltung sofort verändert!

Okklusion. ▶ Die Zahn- bzw. Kieferstellung wird bei geschlossenen Zahnreihen und geöffneten Lippen eingesehen (evtl. mit Wangenhaltern). Offensichtliche Befunde, wie z.B. ein lutschoffener Biss oder eine Frontzahnstufe, werden direkt im Befundbogen dokumentiert und evtl. fotografiert. Detaillierte Hinweise zu den Abweichungen von der normalen Okklusion sollten vom Zahnarzt bzw. Kieferorthopäden eingeholt werden (z.B. wenn es sich um eine echte Progenie, d.h. Unterkiefervorverlagerung, oder eine unechte Progenie, d.h. Wachstumshemmung des Oberkiefers, handelt).

M. masseter, M. mentalis, M. temporalis. ▶ Diese **Kaumuskeln** werden beobachtet und evtl. ertastet (vgl. Kap. 1, »Physiologie – Selbsterfahrung«). Die Muskeln sind in der Ruhelage inaktiv, um die lockere Ruhe-Schwebelage der Zahnreihen zu ermöglichen.

Tabelle 7.5. Zungenruhelage

Prüfung	Befund
Mund **vorsichtig** öffnen lassen (bei guter Okklusion und/oder Deckbiss etc.) oder:	**Physiologische Lage** der Zunge:
Unterlippe mit Daumen **leicht hinunterziehen** (bei Malokklusion, z.B. offener Biss) oder	Zungenvorderteil liegt an den Gaumenfalten, und Zungenseitenränder haben Kontakt zu den lingualen Flächen der Prämolaren und Molaren
Beobachtungen der Zungenruhelage (Verlaufsdiagnose)	**Unphysiologische Lage** der Zunge: Hat Kontakt
Befragung des Patienten	▶ mit den oberen Frontzähnen
	▶ mit unteren Frontzähnen (tiefe Zungenruhelage)
	▶ interdental:
	▶ zwischen den Frontzähnen
	▶ zwischen den Molaren (rechts, links, beidseits; vgl. Kap. 1.2, »Physiologische Zungenruhelage«, und 8.2.2, "Anbahnung der korrekten Zungenruhelage")
	Bereits **informierte** Patienten (z. B. durch Kieferorthopädie/Zahnarzt) zeigen häufig eine tiefe, posterior gezogene Zungenlage, da sie sich bereits um eine richtige Ruhelage bemühen (**Achtung:** Verspannungen)

Vorsicht ▶ Besteht während der Ruhelage eine starker Zubiss und sind die Kaumuskeln in »Dauerspannung«, erfordert dies eine Eutonisierung der Gesichtsmuskulatur, z.B. mit Elementen aus der Stimmtherapie (vgl. Kap. 8.4, »Gesamtkörperarbeit«).

F: Funktion

Motilität

Die folgende Überprüfung stellt eine erste orientierende **lippen- und zungenmotorische Untersuchung** dar, die im Therapieverlauf evtl. erweitert bzw. verifiziert werden sollte. Sie zeigt nicht die feindifferenzierten Bewegungsschwächen, die oft erst im Therapieverlauf auftreten (Verlaufsdiagnose).

Tipp ▶ Eine genaue Auswertung ist für den Therapiebeginn bzw. -verlauf wichtig, da entscheidend ist, ob zunächst mit Lippentraining oder direkt mit Zungenfunktionsübungen begonnen werden kann. Es hat sich bewährt, auch bei den Funktionsübungen nach dem Grundsatz »von außen nach innen« vorzugehen.

Die Intensität der jeweiligen Übungsinhalte kann nach genauer Auswertung besser dosiert werden.

Beispiel ▶ Ein Patient mit nahezu fehlendem Mundschluss zeigt deutliche Schwächen bei der Motilitätsprüfung der Lippen (s. **Übersicht 7.2**), die Zungenbeweglichkeit extra- und intraoral ist jedoch ausreichend, um das physiologische Schlucken anzubahnen. In der Therapie werden die Bausteine

Übersicht 7.3: Prüfung der Motilität von Lippen und Zunge

Lippen
Prüfung: verbale Anweisung bzw. imitatorisch. Koordination der Bewegungsabläufe beobachten.
- Lippen spitzen, breit ziehen, einziehen (einzeln und im Wechsel).
- Oberlippe über Unterlippe ziehen und umgekehrt.
- Mundwinkel nach rechts/links ziehen.
- Oberkieferzähne auf Unterlippe und umgekehrt.
- »Fischmund« (öffnen und schließen des M. orbicularis oris).
- Zusammenpressen und lösen.

Zunge extraoral
Prüfung: s. oben, jeweils langsame und schnelle Durchführung überprüfen.
- Mit der Zunge um die Lippen fahren.
- Die Zungenspitze in Richtung Nase (zum Kinn) bewegen.
- Mit der Zunge Rechts/links-Bewegungen ausführen.
- Mit der Zunge Rein/raus-Bewegungen ausführen, dabei gerade halten.
- Stäbchentest: Zunge findet berührten Punkt auf Unterlippe bzw. Oberlippe (evtl. steigern auf 2–3 Punkte).
- Bildung der sagittalen Rinne.
- Zungendruck gegen vorgehaltenen Spatel prüfen (rechts, links, oben, unten).

Zunge intraoral
Prüfung: s. oben.
- Mit der Zunge an der Außen- bzw. Innenseite der oberen/unteren Zahnreihen entlangfahren.
- »Beule« in die Wangen, rechts/links.
- Gaumen/Mundboden (für Kinder: »Dach/Keller«) finden und berühren.
- Ansaugen/schnalzen.
- Mit der Zungenspitze am Gaumen entlangfahren (für Kinder: »Staubsauger«): vom vorderen Teil so weit wie möglich nach hinten und zurück.

Mundschluss und Lippenfunktionstraining intensiv in 5–7 Sitzungen trainiert, während die Zungenübungen nur wenig eingesetzt werden.

Die **Übersicht 7.3** listet die einzelnen Prüfbewegungen für Lippen und Zunge auf. In der Kopiervorlage des Diagnostikbogens im Anhang sind die Prüfbewegungen in Kurzform vermerkt und können im Ankreuzverfahren beurteilt werden.

Der **Tonus** der Lippen kann z.B. durch einen Spatel, der zwischen den Lippen gehalten wird, geprüft werden; ebenso durch leichtes Abziehen der Unter- bzw. Oberlippe oder der Mundwinkel durch den Therapeuten, falls die Lippenkraftmessung keinen Aufschluss gebracht hat.

Der **Zungentonus** kann durch die Aufforderung: »Zunge rausstrecken, spitz machen« (für Kinder: Zunge wie eine »Zigarre« formen, zur Prüfung der Längsmuskulatur) geprüft werden.

Aufschluss gibt auch die genaue Beobachtung bzw. Palpation der Zunge extra- und intraoral.

Durch Spatelgegendruck (mit und ohne Herausstrecken der Zunge) kann ebenfalls die Spannung der Zunge überprüft werden.

Gaumensegel. ▶ Zunächst wird bei geöffnetem Mund des Patienten das Gaumensegel in der Ruhelage beobachtet. Dann lässt man »a«, »ha« oder »ka« phonieren und prüft die Beweglichkeit des Gaumensegels, evtl. das Gelingen des velopharyngealen Abschlusses. Dieses Vorgehen ist besonders bei Patienten mit Verdacht auf Rhinophonia aperta und bei Fehlbildungen im Gaumenbereich, z.B. Lippen-Kiefer-Gaumen-Spalten oder verkürztem Gaumensegel, wichtig und sollte im Laufe der Therapie wiederholt werden.

Schluckmuster

Im Folgenden wird die Beurteilung des Schluckmusters erläutert, und es werden knappe Therapiehinweise gegeben. Die grundsätzliche Unterscheidung von:

- physiologisch – normalem (**somatischem**) **Schlucken** und
- unphysiologisch – **infantilem** (Säuglings-) **Schlucken**

wird dadurch weiter ausdifferenziert.

Beachte ▶ Eine differenzierte Diagnostik des genauen Schluckvorgangs (muskulär und funktionell) ist entscheidend für den Therapieerfolg.

Die **Übersicht 7.4** beschreibt den Ablauf, wie das Speichelschlucken geprüft werden kann. Wichtig ist, dass sich Therapeut und Patient dabei **in aufrechter Haltung** gegenübersitzen (nicht in liegender Position, z. B. im Zahnarztstuhl, prüfen). Der Therapeut kann sich evtl. hinknien oder herunterbeugen, um den Mundbereich besser einsehen zu können. Die **Abb. 7.1** zeigt, wie das Schlucken mit Wangenhaltern kontrolliert werden kann.

Tipp ▶ Um das Schlucken von **flüssiger** und **fester Nahrung** zu beurteilen, wird die Diagnostik in folgender Form weitergeführt: Dem Patienten wird in einem durchsichtigen Becher etwas zu trinken angeboten und ein Keks o. ä. zu essen gegeben. Damit die Zungenlage nicht verändert wird, sollte die Anweisung lauten: »Essen und Trinken wie zu Hause«. Das Schluckmuster wird wie in **Übersicht 7.4** geprüft, und das Kauverhalten wird beobachtet. Durch Palpation werden die Aktivität des M. masseter und des M. temporalis überprüft (s. **Tabelle 7.8**). Der Kinnbereich und damit der M. mentalis werden beobachtet. (Entsteht beim Schlucken ein »Nadelkissenkinn?)

Genaues **differenziertes Beobachten** ist wichtig: z. B. ob der Patient mit der angebotenen Flüssigkeit die Nahrung »herunterspült«. Dieses Verhalten lässt auf einen »hastigen Esser« schließen und sollte in der Therapie berücksichtigt werden (vgl. Kap. 8.8, »Schlucken«). Die **Reaktion der Lippen** beim Schluckvorgang ist ebenfalls zu erfassen (s. **Tabelle 7.7**), damit sie evtl. therapeutisch angegangen werden kann (z. B. durch Lippenfunktionsübungen).

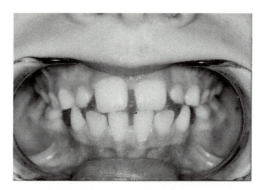

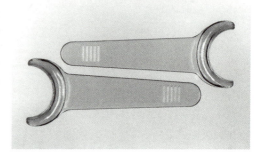

Abb. 7.1. Schluckprüfung mit Wangenhaltern

Übersicht 7.4: Prüfung des Schluckvorgangs mit Speichel
Prüfung: Der Patient wird aufgefordert, seinen Speichel so zu schlucken, wie er es gewohnt ist, und dabei die Lippen geöffnet zu lassen. Falls dies nicht gelingt, können folgende **Hilfen** angeboten werden:
- Mit den Fingern (z. B. Daumen): Die Lippen werden vom Therapeuten leicht schräg diagonal auseinander gezogen, um die Zahnfront und Zungenfunktion einsehen zu können.
- Mit Daumen und Zeigefinger: Die Mundwinkel der Lippen werden auseinander gezogen.
- Mit Wangenhaltern: Sie werden seitlich in den Mundwinkel gehalten, damit der gesamte Zahnbogen eingesehen werden kann (Patient oder Untersucher). Der Patient setzt sie vorher selbst in den Mund ein und wird dann aufgefordert, »wie gewohnt zu schlucken« (Patient kann es im Spiegel mitverfolgen). (Vgl. **Abb. 7.1** Schluckprüfung mit Wangenhaltern).

In der **Übersicht 7.5** ist zusammengefasst, wie der Gesamteindruck des Schluckens geprüft und beurteilt wird.

Wie bereits erläutert, ist ein exakte Beurteilung der Zungenbewegung beim Schluckakt sehr wichtig. In der **Tabelle 7.6** werden die diversen Formen eines unphysiologischen »infantilen« Vorgangs zusammengefasst.

Die Lippen sollten beim Schlucken geschlossen sein. Die **Tabelle 7.7** enthält Therapiehinweise, wie in der Behandlung bei geöffneter oder gepresster Lippenhaltung vorgegangen werden kann (vgl. Kap. 8.7.3 »Mundmotorische Übungen, Ziele und Hinweise zur Lippenfunktion«).

Die **Abb. 7.2** zeigt die Handgriffe, wie die Aktivität der Kaumuskeln beim Zubeißen und beim Schluckakt ertastet werden kann.

Die **Tabelle 7.8** beschreibt, wie die Kaumuskeln beobachtet und durch Palpation geprüft werden.

Übersicht 7.5: Gesamtbeurteilung des Schluckens

Beobachtet, geprüft und beurteilt werden:
▶ die Lippen,
▶ die Zungenlage,
▶ die Kieferrotation sowie die Funktion der Kaumuskeln,
▶ die Atmung,
▶ die Menge des Kaugutes bzw. der Flüssigkeit,
▶ der Speichelfluss während des Schluckaktes.

Kauverhalten

Der Patient wird aufgefordert, ein Stück Keks oder Salzstange abzubeißen und »wie gewohnt« zu essen. Der entsprechende Bereich wird während des Kauens beobachtet und evtl. palpiert (vgl. Kap. 6, »Erstgespräche und Anamnese«). **Tabelle 7.9** fasst die Beobachtungskriterien für diese Untersuchung zusammen.

Tabelle 7.6. Beurteilung der Zungenbewegung beim Schlucken

Physiologisch	Unphysiologisch (infantiles Schlucken)
Richtige Zungenbewegung gegen den Gaumen gerichtet (vgl. Kap. 1.3, »Physiologischer Schluckvorgang«)	**Frontales Schluckmuster** (addental)
	Interdentales Schluckmuster nach anterior (Pressen in die Zahnfront)
	Seitliches interdentales Schluckmuster (Pressen in die Seiten)
	Sonstige Muster, z.B. »Aufbuckeln« der Zunge
	Inkonstantes Muster
	Bei flüssiger Nahrung mehr Zungendruck als bei fester
	Bei vorinformierten Patienten und/oder großem Ehrgeiz evtl. angestrengtes, eher posterior gerichtetes Schluckmuster

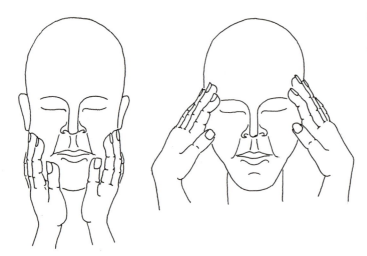

Abb. 7.2. Palpation der Mm. masseter (links) und temporalis (rechts)

Tabelle 7.7. Beurteilung der Lippenhaltung beim Schlucken

Physiologisch	Unphysiologisch
Geschlossen (»euton« funktionierender M. orbicularis oris)	**Geöffnet** (eher selten, deutet auf eine massive orale Dysfunktion hin)
	Therapie: Mundschlusstraining, Lippenfunktionsübungen
	Gepresst
	Therapie: Wohlspannung erarbeiten
	M. mentalis ausschalten
	Gesamtkörperspannung beachten
	Ergänzend: Auch nach häuslichem Verhalten fragen (Schmatzen, Speichelfluss etc.; vgl. Kap. 6.2.1, »Ernährung«)

Folgende Befunde sind bei Patienten mit orofazialen Dysfunktionen **häufig zu beobachten:**
- infantiles Schluckmuster (entweder interdental, frontal oder seitlich),
- wenig (bzw. gar nicht) aktiver M. masseter,
- wenig (bzw. gar nicht) aktiver M. temporalis,
- hyperaktiver M. mentalis.

Folgende Symptome deuten auf eine **massive orofaziale Störung** hin:
- Speichelfluss,
- fehlende Kieferbewegungen,
- Nahrungsverlust,
- fehlender Mundschluss beim Essen.

In diesen Fällen bieten Methoden nach Rood, Bobath, Castillo-Morales u. a. Unterstützung.

Orale Stereognose

Dieser Bereich bezieht sich auf die **Wahrnehmung** und das **Tastverhalten im Mundbereich.** Kleine Plastikformen, an denen Nylonfäden

Tabelle 7.8. Beurteilung der übrigen Muskeln beim Schlucken

	Physiologisch		Unphysiologisch
M. masseter rechts M. masseter links M. temporalis rechts M. temporalis links	Aktiv	⇔	Umgekehrter Fall: bei Palpation **keine Kontraktion** spürbar (während des Kauens, beim Schluckmoment) oder: nur schwach; nur einseitig feststellbar. Der Muskeleinsatz ist ebenfalls abhängig von der Okklusion (Kontakt der Molaren); nicht nur von der Zungenlage zu beurteilen (vgl. Kap. 1.10, »Selbsterfahrung«)
M. mentalis	Inaktiv	⇔	Aktiv, d. h. »Orangenhaut« am Kinn beim Kau- und/oder Schluckakt (auch "Nadelkissen-Kinn") sicht- und fühlbar
(M. orbicularis orbis und M. buccinator sorgen durch Aktivität für negativen intraoralen Druck)	Aktiv		Grimassieren im Mund- und Gesichtsbereich Mitbewegungen in der Kiefer-Schulter-Nacken-Region **Gesamtkörperbewegung** beim Schlucken beachten

⇔ im Gegensatz dazu.

Tabelle 7.9. Prüfung des Kauverhaltens

Physiologisch	Unphysiologisch
Kieferrotation beidseitig mit leichter Lippenbeteiligung ohne Speichelfluss	Einseitige oder keine/kaum Kieferrotation bei offenem Mund
	Mit Speichelfluss
Aktiver M. masseter und M. temporalis	Inaktiver M. masseter und M. temporalis
Inaktiver M. mentalis	Aktiver M. mentalis, **Kiefergelenksknacken**, -klemme, -blockierungen o.ä.

befestigt sind, werden dem Patienten nacheinander mit geschlossenen Augen auf die Zunge gelegt. Durch Tasten des Zungenvorderteils im Kontakt zum Gaumenbereich werden die Formen erraten. Diese **Überprüfung** ist relativ zeitaufwändig und wird daher meistens im Verlauf der Therapie **bei Auffälligkeiten** eingesetzt (vgl. Kap. 8.6.2, »Prüfung und Therapie der oralen Stereognose«).

Atmung

Die **Ruheatmung** wird bereits während der Anamnese erfragt und beobachtet (bei Kindern evtl. bei einer Spielsituation). Für die Beurteilung der Phonationsatmung kann auch ein Lesetext und/oder eine Kassettenaufnahme eingesetzt werden.

Tabelle 7.10 beschreibt, wie die Ruhe- bzw. **Phonationsatmung** beurteilt werden kann und

Tabelle 7.10. Beurteilung der Ruhe- und Phonationsatmung

Physiologisch	Unphysiologisch
Nasenatmung (**Ruhe**)	Mundatmung (tags/nachts; vgl. Kap. 6.2, »Anamneseerhebung«)
	Therapie: Nasenatmung anbahnen
	Mundschlusstraining (vgl. Kap. 8.3 »Mundschluss/Nasenatmung«)
Kombinierte Nasen-Mund-Atmung (**Phonation**) mit Zwerchfellbewegung und Ausnutzung der individuellen »Atemräume«	Keine atemrhythmisch angepasste Phonation, sondern eher Schnapp- und/oder Hochatmung
	Therapie: Elemente aus der Stimm- und Atemtherapie einsetzbar

gibt kurze Therapiehinweise (vgl. Kap. 8.3, »Mundschluss/Nasenatmung«).

Artikulation

Die Lautbildung sollte in jeder Diagnostik zumindest kurz überprüft werden, auch wenn sich aus der Anamnese keine Hinweise für eine Artikulationsstörung ergeben.

Die **Übersicht 7.6** fasst die Möglichkeiten zusammen, wie die Lautbildung beurteilt werden kann. Außerdem werden die **Sigmatismus**- bzw. **Schetismusarten** kurz erläutert und mögliche Testsätze angeboten.

Neben den genannten Artikulationsstörungen gibt es noch diverse **andere Fehlbildungen**, die bei Myofunktionstherapiepatienten jedoch nicht so häufig sind. Auf eine genauere Erläuterung der sprachlichen Diagnostik wird hier verzichtet.

Beachte ▶ Wir empfehlen bei Artikulationsauffälligkeiten eine Vorstellung beim Phoniater, HNO-Arzt und Logopäden, um eine genauere Befunderhebung und Therapieplanung zu veranlassen. Die Zusammenarbeit der unterschiedlichen Fachdisziplinen ist unbedingt notwendig, um eine optimale Versorgung der Patienten zu gewährleisten.

H: Habits

Die schädlichen Angewohnheiten werden nur erfragt und nicht »geprüft«, wie bereits in der Anamnese beschrieben. In der Diagnostik ist besonders bei offenen Bissen, entsprechender hoher Gaumenform und/oder sehr flachen Gaumenfalten darauf zu achten, dass die Habits genau erfasst, besprochen und abgebaut werden (vgl. Kap. 3.3, »Vorschläge zum Habitabbau«).

7.4
Apparative Messmethoden

Es werden **zwei Methoden zur Prüfung der Lippenkraft und des Schluckvorgangs** vorgestellt. Diese haben sich in der Praxis durch einfache Handhabung und vergleichbare Messwerte bewährt.

7.4.1
Messen der Lippenkraft mit einer Federwaage

An eine Federwaage wird ein (mit einem Haltefaden versehener) ca. 1-DM-Stück großer Knopf

Übersicht 7.6: Prüfung der Lautbildung
- Vor- und Nachsprechen von bestimmten Wort- und Satzreihen.
- Lesetext.
- Artikulationsprüfung mit Bildkarten bei Vorschulkindern (z.B. Cerwenka, Wescherberger Lautüberprüfung, Ilse Wagner Aussprachenprüfung).
- Beurteilung der Spontansprache:
    - visuell (Bei welchen Lauten ist die Zunge zu sehen? Hat sie Kontakt zu den Oberkiefer- und Unterkieferzähnen; liegt ein addentales, interdentales, laterales oder anderes Fehlbildungsmuster vor?),
    - auditiv (Wie ist der Höreindruck, während der Patient spricht? Wie ist die eigene Hörwahrnehmung des Patienten?)
- Sigmatismusformen (Fehlbildung des [/s/ /z/])
  Mögliche Testsätze:
  »Ich esse süße Sachen.«
  »Susi geht über die Wiese.«
  »Ich sitze im Zirkus.«
    - Interdental: Zungenlage gut sichtbar zwischen den Zähnen, häufig psychogen oder entwicklungsbedingt (Biesalski u. Frank 1982, S. 138); aber auch durch Zahnfehlstellung, Zungenfehlfunktion oder in der Phase des Wechselgebisses.
    - Addental: Zungenlage an den Zähnen (Oberkiefer/Unterkiefer), fächerförmiger Lautaustritt, dumpfer Klang, oft nicht sichtbar.
    - Lateral (bilateral, dexter, sinister): Luftaustritt zwischen den Molaren in die Wangentasche (therapeutisch hartnäckig).
    - Sonstige: nasalis, stridens, palatalis etc.
- Schetismusformen [Fehlbildung des /SCH/].
  Mögliche Testsätze:
  »Die Wäsche kommt in die Waschmaschine.«
  »Stefan geht in die Schule.«
    - Interdental: Die Fehlbildungsformen entsprechen denen des Sigmatismus.
    - Addental: s. oben.
    - Lateral (bilateral, dexter, sinister).
    - Sonstige: z.B. stridens, s. Sigmatismus.
- Andere
    - Z.B. multiple Interdentalität: mehrere Laute, besonders der 2. Artikulationszone werden interdental »verstammelt« [z.B. (/l/, /d/, /t/, /n/)].
      Mögliche Testsätze:
      »Der dicke Dietrich.«
      »Liebe Lilli, gib die Bibel.«
    - Z.B. fehlender Lippenkontakt der Labiallaute (/b/, /p/), da z.B. stark protrudierte Oberkieferfrontzähne einen Mundschluss nicht zulassen.
      Mögliche Testsätze:
      »Berta bringt ein Paket zur Post.«
      »Bunte Bälle hoppeln über den blauen Boden.«

---

gehängt (Durchmesser 2,5 cm). Dieser Knopf wird vom Patienten mit den Lippen gehalten, darf also nicht hinter die Zähne gelangen. Wichtig ist, dass der Patient **in aufrechter Haltung** sitzt oder steht (also nicht halb liegend, z.B. im Zahnarztstuhl prüfen). Der Prüfer zieht kräftig mit einem Ruck an der Federwaage und kann direkt anschließend den Wert auf der Skala des Gerätes ablesen.

Dieses Vorgehen wird dreimal wiederholt, um einen möglichst objektiven **Lippenkraftwert** ermitteln zu können.

Tipp ▼
- Bei der Durchführung ist darauf zu achten, dass der Patient den Knopf nicht durch Unterdruck mit der Zunge ansaugt (dieses würde den Wert erhöhen).
- Um Vergleichswerte vor, während und nach der Therapie und/oder verschiedener Patienten zu erhalten, wäre der gleiche Prüfer nötig, da durch das beschriebene Vorgehen subjektive Ergebnisse erzielt werden. Der Zug des Prüfers wirkt sich nämlich auf den erreichten Wert des Patienten aus.

Die genannten Kilogrammwerte beruhen auf **Erfahrungswerten** und sind bisher wissenschaftlich nicht belegt.

In der **Tabelle 7.11** wird dargestellt, wie die Lippenkraftmesswerte ausgewertet werden. In der rechten Spalte finden sich kurze Hinweise, wie mit den Befunden therapeutisch umgegangen werden kann.

7.4.2
Überprüfung des Schluckvorganges mit dem Payne-Gerät

Die Zunge wird mit fluoreszierender Paste eingestrichen. Dabei ist besonders darauf zu achten, dass die Zungenseitenränder mit einbezogen werden. Nach dem Schluckakt wird der Gaumen mit der UV-Lampe ausgeleuchtet, sodass ein »**Palatogramm**« eingesehen werden kann. Durch genaue Anweisung an den Patienten (z.B.: »Bitte nur einmal schlucken, dann die Zunge ruhig halten«) sollten überschüssige Zungenbewegungen vermieden werden. Der Prüfer sollte darauf achten, dass andere Zungenbewegungen (z.B. beim Sprechen) das Ergebnis des Palatogramms nicht verfälschen.

Tipp ▶ Auf andere apparative Messmethoden kann verzichtet werden (z.B. Myoscanner o.ä.), da sie keine eindeutigen Auswirkungen auf die Therapie haben.

Tabelle 7.11. Auswertung der Lippenkraftmesswerte

Wert	Befund	Bedeutung/Empfehlung
1,5 – 2,5 kg	Physiologisch	**Keine Therapiebedürftigkeit**, evtl. **Kontrolle** des Wertes nach 10 Sitzungen oder zum Abschluss der Myofunktionstherapie
Unter 1,5 kg	Unphysiologisch: hypotoner M. orbicularis oris	**Verbesserung von Lippentonus und -kraft** nötig, Kontrolle nach jeweils 5 Sitzungen und zum Abschluss der Myofunktionstherapie (vgl. Kap. 8.7.3, »Mundmotorische Übungen, Ziele und Hinweise zur Lippenfunktion«)
Über 2,5 kg (eher selten)	Unphysiologisch: hypertoner M. orbicularis oris	Eutonisierende Gesichts- und Lippenübungen
		Ausstreichen, Massieren der Lippenregion
		Kontrollen: s. unter »hypotoner M. orbicularis oris«
		(Vgl. Kap. 8.7.3 und 8.4)

7.5 Hilfsmittel

> Am wichtigsten sind in der Diagnostik **therapeutisches Können** sowie **Einfühlungsvermögen** und **Fachwissen**.

Die Sinneswahrnehmung des Prüfers, d.h. sein Hör- und Seheindruck sowie das Tastvermögen, z.B. bei der Palpation der Kaumuskeln, ist sein wichtigstes Instrumentarium.

Die **Übersicht 7.7** fasst die Hilfsmittel zusammen, die der Untersucher außerdem für die Diagnostik benötigt.

Der Therapeut sollte, wie erwähnt, seine Sinne einsetzen. Die Auflistung zeigt in Kurzform, in welchen Bereichen der Diagnostik dies möglich und nötig ist.

- Tastbefund: z.B. Palpation von M. masseter, M. temporalis o.a., Mundboden, Schulter- und Nackenmuskulatur.
- Hören: Sprache, auditive Differenzierung u.ä.
- Sehen: Morphologie, z.B. Zungenimpressionen; Funktion, z.B. Aktivität des M. mentalis.
- Riechen/Schmecken: Eigenerfahrung, z.B. bezüglich der oralen Stereognose und der Geschmacksempfindung der Zunge sehr hilfreich für Diagnostik und Therapie.

Fazit ▶
- Eine ausführliche Diagnostik ist wesentlicher Bestandteil der Myofunktionstherapie. Neben anderen Bereichen ist die genaue Prüfung des Schluckverhaltens und der Mundfunktion unerlässlich für eine effiziente Behandlungsplanung.
- Die Diagnostik setzt sich aus den **Bausteinen**
  - Morphologie,
  - Ruhelage,
  - Funktion und
  - Habits

  zusammen und wird **zu Beginn der Therapie** bzw. als **Verlaufsdiagnostik** in patientengerechter Form durchgeführt.

Übersicht 7.7: Hilfsmittel für die Diagnostik
- Befundbogen, Schreibmaterial
- Holzmundspatel (verschiedene Breiten)
- Kleine Taschenlampe
- Watteträger (kleine und etwas dickere)
- Kleiner »Zahnarztspiegel«
- Keks (o.a. Nahrungsmittel)
- Wasser (o.a. Getränk)
- Durchsichtiger, dünnrandiger Glas- oder Plastikbecher
- **Für Kinder** evtl. Spiel- und Bildmaterial

Ergänzend können eingesetzt werden:
- Lippenkraftmesser (Federwaage und Knopf mit Halteschnur)
- Payne-Gerät oder UV-Lampe (mit fluoreszierender Paste, Watteträger, Spiegel)
- Prüfset zur oralen Stereognose

8 Therapie

Übersicht

8.1　Motivation　86

8.2　Zungenruhelage　88

8.3　Mundschluss/Nasenatmung　94

8.4　Gesamtkörperarbeit　101

8.5　Feinspannungsübungen　109

8.6　Orale Sensibilität　118

8.7　Funktionsübungen　124

8.8　Schlucken　140

8.9　Transfer　151

8.10　Artikulation　154

8.1 Motivation

> Die Durchführung der Myofunktionstherapie bleibt ohne Effizienz, wenn die **Eigenmotivation** des Patienten fehlt. Sie ist für den Erfolg der Behandlung von zentraler Bedeutung.

8.1.1 Erstgespräch

Die **Motivationsabklärung** ist im Erstgespräch mit Kindern und Jugendlichen und deren Eltern wie auch mit erwachsenen Patienten entscheidend wichtig. In der **Übersicht 8.1** werden Hinweise zum Aufbau, zur Förderung und zum Erhalt der Motivation gegeben.

Die **Beziehung** zwischen Patient und Therapeut bildet die Basis für die gesamte Therapie; denn es handelt sich **nicht um eine reine Funktionstherapie**. Der Kontakt des Therapeuten zum Patienten, ggf. zu deren Bezugspersonen und umgekehrt ist entscheidend für eine erfolgreiche Arbeit in der Therapie. Es entsteht (hoffentlich) ein lebendiger Austausch, der einem klar definierten Ziel dient. Die Einstellung des Therapeuten zur Myofunktionstherapie beeinflusst unmittelbar die Motivationslage des Patienten. Empfindet der Therapeut die Therapieform als langweilig oder gar uneffektiv, ist diese Haltung für den Patienten zu spüren.

Zum Gelingen einer kindgerechten Therapie trägt ganz wesentlich die Familie bei, indem sie die Arbeit des Kindes wertschätzt und in den Lebensalltag mit integriert (Termine einhalten, Übungsbegleitung, usw.).

8.1.2 Hinweise zur Motivationsstabilisierung

Transparenz und Verstärkung. ▶ Die Behandlung soll von Anfang an für den Patienten **transparent** gestaltet werden. Die häuslichen Aufgaben dürfen den Patienten nicht inhaltlich überfordern und der tägliche Zeitaufwand muss in einem angemessenen Verhältnis zu der Lebenssituation des Patienten stehen.

Patienten können z. B. selbst Einfluss nehmen auf den Umfang der häuslichen Übungen oder den zeitlichen Abstand der Sitzungen (z. B. bei beruflicher Überlastung statt wöchentlichen Sitzungen nur alle zwei Wochen eine Therapiestunde).

Der Therapeut ist wiederum verantwortlich für die klare Strukturierung, Dokumentation und **Zielvorgabe** der Behandlung. So werden für den Patienten Teilerfolge **dokumentiert** und **verdeutlicht** (z. B. Verbesserung der Lippenkraft durch Messen mit der Federwaage oder Verminderung eines Lutschhabits durch Protokolle und »Belohner«).

Teilerfolge können auch durch Grafiken transparent gemacht werden; das **Endziel** wird in Aussicht gestellt, wenn bestimmte Teilziele erreicht sind (**Abb. 8.1**).

Der Patient kann in jeder Phase nachvollziehen, an welcher Stelle im Therapieplan er sich befindet. In Gesprächen wird seine Eigenverantwortung immer wieder betont. Es werden Fallbeispiele (z. B. Fotos, Videos, Bissabdrücke) anderer Patienten vorgestellt. Eine Gruppentherapie kann

> **Übersicht 8.1: Aspekte der Motivation**
> ▶ Informationen zu möglichen Ursachen, die Erscheinungsform der Störung und die Inhalte der Therapie.
> ▶ Darstellung des zeitlich organisatorischen Aufwandes für den Therapeuten und den Patienten.
> ▶ Bereitschaft des Patienten zur Termineinhaltung und zum häuslichen Üben.
> ▶ Die Mitverantwortung des Patienten für Verlauf, Ergebnis und Erfolg der Behandlung.
> ▶ Transparenz der Erwartungen des Therapeuten während des ganzen Verlaufs der Behandlung.
> ▶ Notwendigkeit von Kontrollen nach dem eigentlichen Therapieabschluss in größeren Abständen bis zu mindestens einem Jahr.

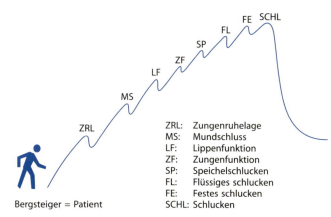

Abb. 8.1. Bergsteiger (=Patient) erklimmt in Etappen den Gipfel (=korrektes Schlucken)

ZRL: Zungenruhelage
MS: Mundschluss
LF: Lippenfunktion
ZF: Zungenfunktion
SP: Speichelschlucken
FL: Flüssiges schlucken
FE: Festes schlucken
SCHL: Schlucken

empfohlen werden, um eine gegenseitige Unterstützung der Patienten zu erzielen.

Tipp ▶ In einer Gruppe für Myofunktionstherapie mit vier 8- bis 9-jährigen Kindern werden anfangs im Sitzkreis die Protokolle über die häuslichen Übungen verglichen und besprochen. Jedes einzelne wird vom Therapeuten für seine Arbeit gelobt und bestätigt, ebenso von den anderen Mitgliedern der Gruppe.
Dadurch sind die Kinder hoch motiviert, an die Alltagsübungen zu denken, Erfolge aufzuschreiben und zu jeder Stunde die Mappen mit den Übungsblättern und Protokollen mitzubringen.

Therapeut und Patient entscheiden gemeinsam über die Durchführbarkeit der Therapie und die weitere Vorgehensweise. In jeder Therapiestunde ist die Motivation des Patienten unterschiedlich. Die Beobachtung der Hausaufgaben mit Protokollen trägt zur weiteren Einschätzung bei.

Hausmappe. ▶ Als sinnvoll und praktikabel hat es sich erwiesen, für jeden Patienten eine Hausmappe anzulegen, in der die Aufgaben, Übungen, Ergebnisse und Erfolge gesammelt werden.

Verhaltenstherapeutische Elemente. ▶ Im Laufe der Behandlung kann auch nach den Prinzipien der Verhaltenstherapie mit **positiver und negativer Verstärkung** zur Motivationsförderung gearbeitet werden.

▶ **Positiv:** Symbole (z.B. Sonnen oder Kreuze) dürfen zu Hause in einen Plan gemalt werden, wenn bestimmte Aufgaben, z.B. die Zungenruhelage, geübt wurden.
Bei fünf erreichten Symbolen wird das Kind belohnt, z.B. darf es während einer Sitzung Therapeut sein (Rollentausch); man führt dann z.B. ein schon lange gewünschtes Spiel durch.
Weitere Möglichkeiten zur Belohnung/Motivationsförderung:
  ▶ Sparschwein,
  ▶ Verträge,
  ▶ Tokengabe (Bonbon, Aufkleber, etc.),
  ▶ Punkte aufkleben.
▶ **Negativ:**
  ▶ Tokenentzug: Während eines Spiels bekommt jeder 10 Steine, bei falscher Zungenruhelage wird einer entzogen. Der Therapeut sollte selber Fehler machen, sodass das Kind auch Gewinnchancen hat.

Vorsicht ▶ keine Negativverstärkung bei sensiblen Kindern!

Therapievorschlag. ▶ Mit den erwachsenen Patienten kann ein mündlicher, mit den Kindern ein schriftlicher »**Vertrag**« geschlossen werden, der Vereinbarungen über das Ziel der Behandlung, die Übungsinhalte und die Übungszeit beinhaltet. Diese Methode eignet sich sehr gut zur **Motivationssteigerung beim Habitabbau.**

Beispiel ▶ Vertrag mit einem 8-jährigen Mädchen zur Motivationsförderung

Vertrag zwischen	Lena und U. Spenthof
Mein Ziel	....
Meine Übungen	....
Meine Zeit	....
_____	_____
Unterschrift Patient/in	Unterschrift Logopäde/in

In der **Übersicht 8.2** werden Kriterien genannt, die die Motivationslage des Patienten maßgeblich beeinflussen.

Fazit ▶
- Der Therapeut baut in der mehrmonatigen Arbeit mit dem Patienten eine **Beziehung** auf und trägt damit zur **Motivationserhöhung** bei.
- Die Arbeit und der Umgang mit dem sensiblen und intimen Bereich des Mundes sollte **respektvoll** erfolgen.
- Der Patient seinerseits muss die Bereitschaft zeigen, sich zu öffnen, dem Therapeuten **Akzeptanz** entgegenbringen und **Vertrauen** fassen, damit er Misserfolge verkraften und seine Motivation aufrechterhalten bzw. steigern kann.

8.2 Zungenruhelage

> Die Zungenruhelage ist das **erste Therapieziel** zu Beginn der Myofunktionsbehandlung. Die Ruhelage der Zunge **stabilisiert die Nasenatmung**.

Definition. ▶ Die korrekte Zungenruhelage ist dadurch gekennzeichnet, dass das **gesamte Zungenvorderteil** oben an den »Rugae« liegt. **Die Zungenseitenränder** haben Kontakt an den **lingualen** bzw. auch Kauflächen der **Molaren** (vgl. Kap. 4, »Kieferorthopädie und Logopädie«). Um eine Hyperfunktion zu vermeiden, wird **nicht** nur die **Zungenspitze** an den Gaumen gelegt, sondern das **gesamte Zungenvorderteil**. Das Mittelteil der Zunge »hängt« leicht unterhalb des mittleren Hartgaumens oder wird leicht angesaugt. Die **Lippen** sind **geschlossen**; es besteht eine **Nasenatmung**.

8.2.1 Anbahnung der korrekten Zungenruhelage

Die logopädische Arbeit beinhaltet für die Anbahnung der Zungenruhelage
- mundmotorische Übungen,
- Tonusregulierung,
- atemtherapeutische Maßnahmen und
- die Ausfeilung der kinästhetischen und taktilen Wahrnehmung.

Die Bildung und Integration neuer Bewegungsmuster wird mit Hilfe der therapeutischen Aspekte unterstützt.

Beachte ▶ Da alle Symptome sich gegenseitig beeinflussen, ist es entscheidend, manche Auffälligkeiten **nicht nacheinander** zu therapieren, sondern **parallel** anzugehen (z.B. Zungenruhelage und Mundschlusstherapie).

Übersicht 8.2: Eigenmotivation des Patienten
Auf die Eigenmotivation wirken sich folgende Faktoren günstig aus:
- Freude,
- das Gefühl ernst genommen zu werden,
- Klarheit bei den häuslichen Aufgaben des Kindes (Was täglich, Wann täglich, Wie oft täglich?),
- Anerkennung der erbrachten Leistungen,
- differenziertes Lob,
- oftmals die Erinnerung an den Grund der Therapie (Zusammenhang zur Kieferorthopädie),
- Fotos,
- Zwischentelefonate,
- individuelle Einstellung bei Veränderung der Behandlungszwischenräume,
- Variation von Einzel- und Gruppentherapie.

Die Ruhelage wird in der Regel mit **komplettem Mundschluss** angebahnt, sodass eine physiologische Zungen- und Lippenhaltung besteht.

Beachte ▶ **Anfangs** wird bei korrekter Ruhelage der Zunge mit **geöffneten Lippen** gearbeitet. Dies geschieht im Zeitraum mehrerer Therapiestunden und Wochen häuslicher Arbeit.

Die zentral eingespeicherten, unphysiologischen Engramme (wie z. B. Zunge an der Unterlippe und Lippen geöffnet) sind so stark, dass diese Arbeitsweise zu Beginn der Umkonditionierung hilfreich ist. Die Zunge orientiert sich anfangs ganz deutlich zu den Lippen als Kontakt- und Anlagefläche. Mit bewusster Öffnung der Lippen und veränderter Kontakt- und Anlagehaltung der Zunge an Gaumen und Backenzähnen wird der Impuls der Zunge erschwert bzw. unterbrochen.

Vorgehensweise. ▶ In der Behandlungsstunde wird Erwachsenen, Jugendlichen und Kindern die richtige Platzierung erklärt und gezeigt. Es können Fotos oder Zeichnungen eingesetzt werden; die Therapeutin demonstriert schrittweise, anschließend probiert der Patient. (Kindern kann die neue Lage der Zunge als »Schlaf- oder Ausruhplatz« verdeutlicht werden.)

Hahn (1988) empfiehlt, den Beginn der Therapie nicht gerade mit dem Frontzahnwechsel zusammenfallen zu lassen, da durch fehlende Inzisivi das Tastvermögen für die Zungenspitze erschwert ist.

8.2.2 Festigung der korrekten Zungenruhelage

Die Veränderung der Zungenruhelage kann erst erfolgen, wenn der Patient genügend **motorische Sicherheit** hat. Über das Schnalzen der Zunge kann man zum Ansaugen kommen. Dies ist zu Beginn eine Hilfe, um nach einigen Therapieeinheiten die schon beschriebene Stellung der Zungenruhelage (vgl. Kap. 1, »Physiologie«) zu erreichen (**Abb. 8.2**).

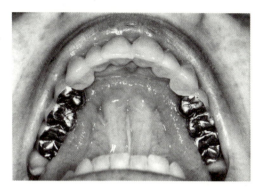

Abb. 8.2. Zungenruhelage

Für Kinder ist das Ansaugen der gesamten Zunge häufig über Vorstellungshilfen einfacher nachzuvollziehen.

Beispiel ▶ »Wie das Galoppieren eines Pferdes (Schnalzen), das immer langsamer wird und schließlich stehen bleibt. In diesem Moment wird die Zunge angesaugt.« (Vgl. Kap. 8.7, »Funktionsübungen«)

Da die Zungenseitenränder eine zentrale Rolle innerhalb der Ruhelage und des Schluckens spielen, ist die **Kräftigung der Binnenmuskulatur der Zunge** (Longitudinal-, Transversal-, Vertikalfasern) von großer Bedeutung.

Die **Fixierung der Zunge durch die Seitenränder** an den Backenzähnen bietet eine große Hilfe. Die Zunge verrutscht weniger schnell, der Unterdruck durch das Heben des Mittelteils erfolgt schneller und die Gefahr des Lösens des Zungenvorderteils von den Gaumenfalten verringert sich, da die Zunge durch die Seitenränder erheblich stabilisiert wird.

Beachte ▼
▶ Das korrekte Schlucken entwickelt sich aus der physiologischen Zungenruhelage.
▶ Die Ruhelage kann sich nur automatisieren, wenn das Speichelschlucken korrekt durchgeführt wird.

8.2.3
Verbindung zu anderen Therapiebereichen

Kinder. ▶ Die Arbeit an der **Ruhelage** wird bei Kindern **mit Feinspannungsübungen** und **Nasenatmungsübungen** kombiniert. Die parallel ablaufende Arbeit an der Mundmotorik, die fein- und grobmotorische Bewegungskoordination und das Therapieren der taktil-kinästhetischen Wahrnehmung wirkt in den ersten Wochen aufbauend. All dieses wird in spielerische Sequenzen eingebettet.

Erwachsene. ▶ Bei Erwachsenen wird die Ruhelagearbeit mit Tonusregulierung und Atemtherapie kombiniert (vgl. Kap. 8.3, »Mundschluss/Nasenatmung«, Kap. 8.4, »Gesamtkörperarbeit«).

Beachte ▶ Entscheidend ist, dass die **Zungenruhelage immer in Verbindung mit anderen Therapiebereichen** eingeübt wird.

Die Kontrollen der Ruhelage beim Patienten sollten innerhalb einer Therapiestunde mehrmals erfolgen. Eine unruhige, sich teilweise bewegende Zunge, ist ein Zeichen für die Überforderung des Muskels. Dieses Phänomen tritt anfangs häufig auf; es sollte im Lauf der folgenden Wochen verschwinden.

Kontrolle. ▶ Der Therapeut lässt sich nach Aufforderung kurz die Lage der Zunge bei geöffnetem Mund zeigen. Zu Beginn der Behandlung kann man mit geöffneten Lippen arbeiten. Bei fortgeschrittener Therapie können die Patienten den Mund nach Kontrolle wieder schließen (vgl. Kap. 8.3, »Mundschluss/Nasenatmung«).

Durch Abziehen der Unterlippe kann ebenfalls kontrolliert werden (dies unbedingt zuvor mit den Patienten absprechen). Die Kontrollen erfolgen anfangs in einer Ruhesituation. Im weiteren Therapieverlauf oder bei relativ sicheren Patienten kontrolliert man auch in Anforderungssituationen, z.B. während eines Ballspiels oder Tischspielen mit Konzentrationsanforderung.

Die **Automatisierung** der Ruhelage **dauert lange**; deshalb ist dringend eine **Kontrolle** der Zungenruhelage von der ersten bis zur letzten Therapiestunde indiziert. Die Übertragung in den Alltag und die weitere Aufrechterhaltung des Erlernten **muss unbedingt nach** den regelmäßigen Therapiestunden über einen Zeitraum von **mindestens einem Jahr** erfolgen.

Übersicht 8.3: Spielideen
- ▶ Feinmotorische Übungen:
  - Zupfen,
  - Fädeln,
  - Stapelmännchen,
  - Packesel,
  - Turmbau zu Babel,
  - Äpfelchenfass,
  - Jenga-Turm,
  - Froschhüpfspiel (vgl. Kap. 8.5, »Feinspannungsübungen«).
- ▶ Grobmotorische Spiele:
  - Parcours aufbauen mit Stühlen und Hockern; das Kind balanciert darüber,
  - Mit nackten Füssen über Seile balancieren,
  - Ball zuwerfen usw.
- ▶ Mundmotorische Übungen als Hilfe, um die Zungenstellung zu erreichen:
  - »Putzen« der Oberkieferinnenseite der Zähne mit der Zunge,
  - An der Zungenruhelage »ausruhen«. (Hierbei beachten: Punktuelle Zungenspitzenaktivität hebt sich ab von der **flächigen** Zungenvorderteilanlagerung),
  - Geschichte »Frau-Zunge«: Schlafplatz suchen zwischen zungenmotorischen Übungen.
  - Mit Symbolkarten arbeiten: »Besen« (=Zunge) fegt das »Dach« (=Gaumen) und ruht sich danach aus, visuelle Bilder als Vorstellungshilfe jeglicher Art einsetzbar.

Übersicht 8.4: Übungen mit Hilfsmitteln zur Sensibilität
▶ Kornpops an der Zungenruhelagestelle zerdrücken.
▶ Gummiring an die Zungenruhelage anlegen, dann Zunge rausstrecken lassen und gucken, ob er verrutscht ist.
▶ Zungenruhelagestelle mit Brause sensibilisieren (z. B. mit Watteträger); Zunge muss »abwischen« und liegen bleiben.
▶ Zungenruhelage (Rugae und oberer Backenzahnbereich) wird mit Watteträger, Eisstäbchen berührt, Zunge soll den Platz wiederfinden.
▶ Zungenseitenränder werden mit ähnlichen Hilfsmitteln sensibilisiert.

Übersicht 8.5: Kontrolle der Zungenruhelage
Wie wird kontrolliert?
▶ Therapeut zieht Unterlippe mit Daumen leicht nach unten, sieht Zungenlage bei leicht geöffneten Mund.
▶ Mund öffnen lassen und auf Bewegung der Zunge achten.
▶ Eigenwahrnehmung.
▶ Visuelle Kontrollen (Spiegeleinsatz, falsches/korrektes Vormachen des Therapeuten).
▶ Taktile/kinästhetische Kontrolle (Nachfragen, Erspüren lassen der korrekten Zungenruhelage), minimale Zungenbewegungen schulen.
▶ In korrekter Sitz- oder Stehhaltung wird der Gesamtkörper bis zum Mundinnenraum erspürt, die Zungenruhelage wahrgenommen und evtl. korrigiert (»Reise durch den Körper«).
▶ Im Liegen Lage der Zunge erspüren lassen.

8.2.4
Vorschläge zur Therapiedurchführung

Das angestrebte **Ziel** ist, die korrekte Zungenruhelage trotz feinmotorischer und grobmotorischer Aktivität beizubehalten und die Nasenatmung nicht zu unterbrechen.

Die **Übersicht 8.3** bietet einige Spielmöglichkeiten, wobei stets die Zungenruhelage eingehalten werden soll.

Beachte ▶ Die Übungen der Ruhelage werden mit **atemtherapeutischen** und **tonusregulierenden Aspekten kombiniert.** Erst das Zusammenfügen der verschiedenen Bereiche ermöglicht die optimale Hilfestellung zur korrekten Zungenruhelage.

Alle Maßnahmen zur Einübung und Festigung der Ruhelage sind gleichzeitig eine Unterstützung der Nasenatmung.

Übungen zur Sensibilität unterstützen die Lageempfindung der Zunge (vgl. Kap. 8.6, »Orale Sensibilität«). Einige mögliche Durchführungen werden in **Übersicht 8.4** dargestellt.

Übersicht 8.5 bietet eine Auflistung von Kontrollmöglichkeiten zur Zungenruhelage.

Eines der Ziele in der Myofunktionstherapie besteht darin, den Patienten dahin zu führen, dass er 24 Stunden die korrekte Zungenlage in jeder Ablenkungs- und Konzentrationssituation einnimmt. **Übersicht 8.6** zeigt Möglichkeiten zur Übertragungshilfe in den Alltag auf.

Die **Abb. 8.3** zeigt beispielhaft ein Patientenprotokoll, das als Erinnerungshilfe zur Kontinuität innerhalb der häuslichen Arbeit notwendig ist. Solche oder ähnliche Protokolle erfordern wenig Aufwand und unterstützen sehr effektiv den Transfer.

8.2.5
Elternarbeit bei der Therapie der Zungenruhelage

Es ist bei der Therapie mit Kindern sehr wichtig, die Eltern in das Zungenruhelagetraining mit einzubeziehen. Allerdings ist dies nicht in allen Fällen unproblematisch und kann nur gelingen, wenn die Eltern-Kind-Beziehung unkompliziert

Übersicht 8.6: Übertragung in den Alltag

- Protokolle anfertigen bei häuslichem Training – nach **klaren Absprachen**!
- Zeitliche Steigerung in Plänen (s/min/h/halber/ganzer Tag) oder bestimmte Situationen.
- Bei relativ geschickten Kindern die Zungenruhelagezeit (z.B. 2–4 Minuten) nach 3–4 Stunden deutlich steigern, sodass das Kind **an** seine Grenze, aber **nicht über** die Grenze hinauskommt.
- Erinnerungszeichen vereinbaren (z.B. farbige Klebepunkte in der **gesamten** Wohnung verteilen. Diese Punkte werden nach zwei bis drei Wochen mit einer anderen Farbe überklebt um die Aufmerksamkeit nicht zu verlieren.
- Sticker verteilen.
- Gebastelte Zunge aufhängen.
- Uhr verkehrt herum hängen.
- Uhr verkehrt am Arm tragen.
- Uhr am umgewohnten Handgelenk tragen.
- Individuelle Erinnerungsstrategie erarbeiten (Wie behält ein Kind Neues in seinem individuellen Alltag? Wie kann ein Kind Veränderungen zur Angewohnheit werden lassen?).
- Positive/negative Verstärkung (vgl. Kap. 8.3, »Mundschluss/Nasenatmung«) – Pfennigglas, Kreuzchen-Plan, Belohner (Token).

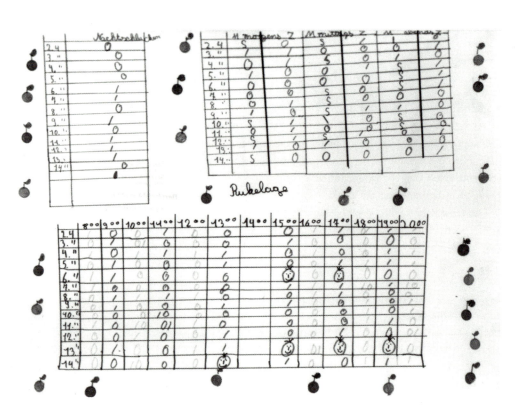

Abb. 8.3. Fertiges Patientenprotokoll

zu sein scheint. Ehrgeizige oder fehlende Unterstützung dagegen sind für den Therapieverlauf eher hinderlich.

Einen Zwischenweg von eigenverantwortlichem Üben seitens des **Kindes**, Interesse und wohlwollender Unterstützung seitens der **Eltern** (z.B. durch Nachfragen und positive Verstärkung) zu finden, ist eine weitere wichtige Ergänzung der Therapie. Die Eltern sollten daher alle Zielsetzungen von der sekundenlangen Einhaltung bis zur alltäglich korrekten Zungenruhelage kennen, nachvollziehen und mittragen.

Am besten kann dieser Prozess gelingen, wenn die Eltern gleichzeitig mit dem Kind eine Aufforderung zu einer persönlichen Verhaltensänderung bekommen. Denn erst, wenn Eltern über den gesamten Zeitraum die besprochene Änderung praktizieren (mit Protokoll), sind sie in der Lage, emotional und faktisch nachzuvollziehen, welche Anforderungen die Myofunktionstherapie an ihre Kinder stellt.

Beispiel ▼
- Gemeinsame Unterhaltung über Art und Weise des Zähneputzens, wobei die individuellen Bewegungsmuster erkannt werden. Der gewohnte automatisierte Ablauf des Zähneputzens soll nun stringent über den Zeitraum von mindestens zwei Wochen eine Veränderung erfahren (z.B. nicht mit der linken Hand die Zahnbürste ergreifen, sondern mit der rechten Hand usw.).
- »Stellen Sie sich vor, Sie müssten beim Gangeinlegen im Auto einen kleinen Handgriff verändern«, oder: »beim Gehen den rechten Fuß um 3 cm anders setzen«.

Die Vorgehensweise ist die gleiche wie im Beispiel des Zähneputzens: Beobachtung, Veränderung, Durchführungsprotokolle.

8.2.6
Grenzen und Fehlerquellen

Weil das Training der Zungenruhelage viel Konzentration, Geduld und eine gute Wahrnehmung (besonders nachts, vgl. Kap. 8.8, »Schlucken«) erfordert, können bei Kindern und Erwachsenen **Rückfälle** auftreten, z.B. bei Gesamthypotonus, allgemeiner Überforderung, verminderter Belastbarkeit, Behinderungen oder schlechtem Allgemeinzustand. Der gesamte Lebensalltag wird beeinflusst durch die Beobachtungs- und Verhaltensänderungen mit den entsprechenden Übungen, sodass der gewohnte Tagesablauf erheblich verändert wird.

Unter Umständen ist im Verlauf der Therapie eine **Verschlechterung** der Zungenruhelage möglich, nämlich in der Phase, in der das **Schlucktraining** im Vordergrund steht. Patienten und Therapeuten dürfen sich nicht entmutigen lassen!

Beispiel ▶ Hier zwei Beispiele von nicht exakter Ruhelage:

Die **Abb. 8.4** zeigt das Mittelteil und die Zungenseitenränder in korrekter Lage. Das Zungenvorderteil löst sich von den Gaumenfalten und zeigt zu wenig Spannung. Durch mangelnde Fixierung des Zungenvorderteils besteht die Gefahr des Zahnkontaktes.

In der **Abb. 8.5** ist die Zungenruhelage nahezu korrekt, jedoch etwas zu weit nach hinten gerichtet. Die Gaumenfalten sind sichtbar – das Zungenvorderteil muss sie fast ganz abdecken.

Es wird deutlich, dass die Zungenruhelage fast immer in Verbindung mit anderen Therapiebereichen geübt wird; sehr selten isoliert innerhalb der Stunde.

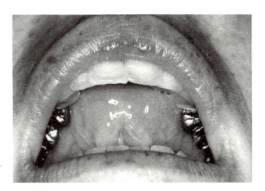

Abb. 8.4. Unkorrekte Ruhelage 1. Beispiel

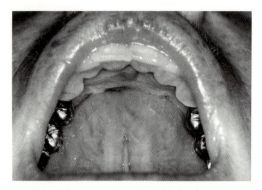

Abb. 8.5. Unkorrekte Ruhelage 2. Beispiel

Bei Erwachsenen wird in die Ruhelage das Funktionstraining »eingebaut« und besonders im Alltag durch Pläne etc. gefestigt. Dem Patienten sollten die Möglichkeiten der Kontrolle von Seiten des Therapeuten, wie z. B. das Nachfragen: »Wo liegt Ihre Zunge jetzt gerade?«, oder die spontane Kontrolle durch Abziehen der Unterlippe bekannt sein, um eventuelle Irritationen des Patienten zu vermeiden.

Insgesamt sollte der Therapeut **immer motivierend und kontrollierend** arbeiten.

Fazit ▶

▶ Der **ganzheitliche Therapieansatz** wird innerhalb der logopädischen Arbeit auf verschiedenen Ebenen praktiziert.
▶ Die **therapeutischen Inhalte** müssen sorgfältig auf jeden Menschen **individuell abgestimmt** werden. Die Basis der gesamten Therapie beruht zum größten Teil darauf, wie sich die Kontakt- und Vertrauensbeziehung zwischen Logopädin und Patient gestaltet.
▶ Die **Zungenruhelage** bildet einen wichtigen Baustein in der komplexen Myofunktionstherapie.
▶ Die **Ruhelage** läuft **parallel** mit der **Nasenatmung** ab und wird gefördert von Übungen zur Tonusregulierung, oralen Sensibilität, Fein- und Mundmotorik.
▶ Nach der Anbahnung der Ruhelage erfolgt deren **Festigung** und **Automatisierung**. Erreicht wird dies durch regelmäßige Kontrollen durch den Therapeuten, aber vor allem durch **kontinuierliches häusliches Training**.

8.3 Mundschluss/Nasenatmung

Der **Mundschluss** und die **Nasenatmung** haben einen engen **Bezug zur Zungenruhelage** (vgl. Kap. 8.2, »Zungenruhelage«).

Physiologische und ätiologische Aspekte und deren Zusammenhänge werden angesprochen. **Ziel der Therapie** ist die Überwindung der Mundatmung und die Anbahnung einer physiologischen Nasenatmung. Die **Umsetzung** erfolgt mit theoretischen Erklärungen und praktischen Übungen.

Definition. ▶ Bei der unphysiologischen Ruhelage mit Mundatmung liegt die Zunge schlaff am Mundboden oder interdental; die Lippen sind mehr oder weniger geöffnet mit wenig Spannung, und der Unterkiefer sinkt ab. Aus dieser **unphysiologischen Zungenhaltung** heraus erfolgen die Zungenbewegungen zur Artikulation und zum Schluckablauf.

Physiologische und ätiologische Aspekte. ▶ Ziel der Therapie ist die Herstellung einer physiologischen Nasenatmung. Bei der **Nasenatmung** handelt es sich um einen physiologischen Vorgang, bei dem die Einatemluft **erwärmt**, **gereinigt** und **angefeuchtet** wird. Zusätzlich wird der **Atemstrom reguliert** und dadurch **verfeinert**.

Diese Funktionen fallen bei Patienten mit orofazialer Muskelfunktionsstörung häufig weg oder werden nur partiell eingesetzt. Auch die Flankenatmung ist häufig nicht oder nur unzureichend aktiv. Nicht selten besteht eine **jahrelange Fehlatmung**. Daher sollte man unbedingt den gesamten Komplex der atemtherapeutischen Arbeit mit einbeziehen (vgl. Kap. 8.4, »Gesamtkörperarbeit«).

Differenzialdiagnostisch bedarf es der Abklärung, ob eine organisch bedingte oder eine habituell bedingte Mundatmung vorliegt. **Organische Ursachen** können Septumdeviation, Adenoide, Nasenpolypen, allergische oder vasomotorische Rhinopathien sein. **Habituelle Ursachen** können Habits wie Lutschgewohnheiten, hypotoner orofazialer Muskeltonus, Muskelfehlfunktionen, z.B. mit verkürzter Oberlippe, sein (vgl. Bigenzahn 1995).

Zu bedenken ist allerdings die Sichtweise von Hahn (1988):

»In der Gegenüberstellung von Ursachen und Folgen der Mundatmung lässt sich ein Circulus vitiosus erkennen, in dem Folgen wie Ursachen identisch zu sein scheinen.« (Hahn 1988, S. 282)

Vorsicht ▸ Bevor logopädisch gearbeitet wird, ist es unbedingt erforderlich, die **Nasendurchgängigkeit** in den Blick zu nehmen. Ergeben sich für Logopäden Hinweise auf eine Verlegung der Nasenluftpassage oder raumverengende Verhältnisse intraoral (z.B. Tonsillenhyperplasie), ist auf jeden Fall eine Abklärung durch den Hals-Nasen-Ohren-Arzt oder Allergologen erforderlich.

Bestehen **Allergien** oder sonstige **organische Einschränkungen**, kann die logopädische Therapie zur Myofunktionsveränderung nicht bzw. nur eingeschränkt oder erst zu einem späteren Zeitpunkt durchgeführt werden.

Atmung und Kopfhaltung. ▸ Die Mundatmung wirkt sich auf verschiedene Muskeln aus. Es entsteht eine **veränderte Kopfhaltung nach hinten** und eine **posteriore Entwicklung der Mandibula**. Dies bewirkt einen größeren Kieferwinkel. Die veränderte Kopfhaltung kann wiederum Einfluss auf die Wirbelsäulenstatik haben. Untersuchungen nach Lindner-Aronson (1983) zeigen, dass sich der Kopf ca. vier Wochen nach Aufhebung organischer Ursachen der Mundatmung nach vorn richtet. Die unphysiologische Buccinatorspannung lässt nach, da der Mund zur Atmung geschlossen werden kann.

Atemtherapie und kieferorthopädische Behandlung. ▸ Bei den Patienten, die atemtherapeutisch und mundmotorisch unterstützt wurden, verläuft die kieferorthopädische Behandlung erfolgreicher und schneller (Demmer u. Nannanova 1983).

Atmung und Emotionen. ▸ Fränkel (1967) beurteilt die Atmung als einen feinen Indikator für seelische Erlebnisse. Er zeigt Zusammenhänge von Mundatmung und Hypotonie im Gefühlsbereich auf. Atmung und Emotionen haben **einen engen Zusammenhang**, sodass bei der logopädischen Therapie der Patient und seine Atmung mit der jeweiligen emotionalen Reaktion **differenziert wahrgenommen** werden muss.

Atmung und orale Sensibilität. ▸ Die Sensibilität im oralen Bereich **wird durch die Mundatmung beeinträchtigt**. Von Harvold et al. (1973) wird eine Veränderung der sensorischen Wahrnehmung in Tierversuchen beschrieben. Bei Lippen-Kiefer-Gaumenspalt-Patienten zeigt sich eine deutliche Einschränkung der Sensorik, da durch die Einschränkung der Sinneswahrnehmung im Mundbereich die nötigen Erfahrungen fehlen. Das heißt, dass Kinder mit einer fehlenden Nasenatmung unbedingt taktil-kinästhetische Unterstützung brauchen (vgl. Kap. 8.6, »Orale Sensibilität«).

8.3.1 Praktische Übungsvorschläge

Um die Zunge in die physiologische Haltung zu bekommen und den Mundschluss zu korrigieren, brauchen die Zunge und die Lippen einen gesunden Tonus, eine gewisse Geschicklichkeit, eine gute Sensibilität und Lageempfindung. Die Nasenatmung und der Lippenschluss werden durch **Übungen zur Sensorik, Motorik, Tonusregulierung** und **Atemveränderung** erreicht.

Zu Beginn der Myofunktionstherapie sollten die genannten Übungen generell in jede Therapiestunde integriert werden. Intensität und Häufigkeit der Übungen werden reduziert, je sicherer der Patient wird. Die verbleibenden Schwächen oder wieder auftretende Unsicherheiten müssen jeweils beobachtet und therapiert werden.

Betrachtet man das gesamte Muskelsystem, ist es nicht nur wichtig, die Zungenruhelage zu therapieren, sondern auch zusätzlich die Lippenstellung mit ihrem Tonus.

Zungenruhelage und Nasenatmung mit Mundschluss können über
- die Tonusregulierung (Gesamttonus wie Gesichtstonus),
- die Körperhaltung und
- allgemeine Atemübungen

stark beeinflusst werden.

Erklärung der Anatomie und Physiologie
Hier ist der **Einsatz von Bildmaterial** wichtig, das den Patienten eine klare Vorstellung von organischen Verhältnissen, Ablauf und Ziel der Therapie vermitteln soll. Bilder prägen sich ein und tragen zur Motivation bei.

Kinder können geeignetes Bildmaterial ausmalen. Um den **Mundschluss** und die **Nasenatmung** zu verdeutlichen, werden besonders die Zungenlage, die Schluckaktivität und der Lippenringmuskel sowie der Weg, den die Einatemluft nimmt, gezeigt.

Taktil-kinästhetische Wahrnehmungsübungen
Diese Übungen steigern die **orofaziale Sensibilität**, im Gesichts- und Mundbereich die durch die Mundatmung herabgesetzt ist. Der Patient wird in seiner Eigenwahrnehmung geschult, wird sensibler und kann sich besser kontrollieren.

Die therapeutische Arbeit in diesem Wahrnehmungsbereich ist ein Muss. Zur Ergänzung sollte man die **Förderung der Handstimulation** integrieren, auch wenn sie nicht auffällig erscheint. Weitere Hinweise zu taktil-kinästhetischen Übungen sind im Kap. 8.6, »Orale Sensibilität«, aufgeführt.

Tonusregulierende Übungen
Tonusregulierende Übungen regen das **Zwerchfell** an, das als Hauptatemmuskel eine wesentliche Bedeutung für den Gesamtkörpertonus und den Zungen- und Lippentonus hat.

Als Übungsvorschläge dienen Therapiemethoden wie die **progressive Muskelentspannung** nach Jacobsen (2000), bei denen dringendst auf die **Atmung** geachtet werden muss. Sie wird von den meisten Patienten bei Körperanspannung angehalten. Dies ist für das Therapieziel hinderlich. Die Atmung soll unbedingt weiterfließen, obwohl Körperteile angespannt werden; sonst wird der Atemrhythmus aus dem Gleichgewicht gebracht. Wird die Atemluft angehalten, zeigt der gesamte Körpertonus eine zu starke Beteiligung, die Fehlspannung provoziert oder verstärkt. Durch Anhalten der Luft spannt die Bauchdecke an, und die häufig bestehende Hochatmung wird in unphysiologischer Weise unterstützt. Dies darf nicht passieren. Die Übung muss bei einer Fehlatmung unterbrochen werden. Dem Patienten bietet man über die Ruheatmung und die Eigenwahrnehmung Hilfestellungen an, sodass er in der Aktion atemtechnisch angemessen reagieren kann.

Yogaübungen. ▶ Mit Yogaübungen kann die Spannungsregulierung in Kombination mit Atemschulung erreicht werden.

Tipp ▶ Bücher zum Thema
- Yoga für Kinder (Susanne Rieth)
- Kinder spielen Yoga (Mary Stewart)
- Alles über Yoga mit Kindern (Gisela Floto)
- Yoga kinderleicht (Stella Weller)
- Der kleine Yogi (Christine Rank)
- Yoga mit Kindern (Paramhans Swami Maheshwarananda)
- Energie und Kraft mit Yoga (Lalvani Vimla)

Eutonieübungen. ▶ Eutonieübungen können eine weitere sinnvolle Maßnahme zur Unterstützung der Nasenatmung sein. Sie wirken **tonusregulierend** und **wahrnehmungsfördernd**. Im Folgenden wird exemplarisch eine Übung in Anlehnung an Gerda Alexander beschrieben:

Beispiel ▶ Der Patient liegt auf dem Rücken. Die Kniekehlen werden durch eine Knierolle oder Decke unterstützt, sodass das Becken und der Rücken auf dem Untergrund abgelegt werden. Der Therapeut sitzt am Kopf des Patienten. Die Hände des Therapeuten werden mit der Innenfläche höhlig auf das Kiefergelenk gelegt. Dort verweilen sie eine längere Zeit, um Kontakt aufzunehmen. Durch die innere und äußere Hinwendung auf die jeweiligen Bereiche, die im Gesicht und an den Seiten des Kopfes (Ohrbereich) bearbeitet werden, entsteht Wahrnehmungssteigerung bzw. Entspannung. Nach der Kontaktaufnahme arbeitet man am Kopf weiter. Vom Kiefergelenk lösen sich die Hände langsam und leise (da ein Teil der Therapiehand auch über dem Ohr des Patienten liegt). Anschließend legt der Therapeut die Daumen in die Kinngrube (M. mentalis) des Patienten, drückt das Kinn behutsam, aber mit häufig deutlicher Kraftaufwendung gezielt in **Richtung Kehlkopf**. Die dabei entstehende Öffnung des Mundes reicht anfangs nur bis zum Kontakt zwischen der Unterlippe und den oberen Frontzähnen. Eine allmähliche Vergrößerung der Kieferöffnung ist angestrebt, wobei der Therapeut mit Fingerspitzengefühl zu agieren hat. Das Kinn wird in jeder erreichten Position erst gehalten, dann langsam wieder geschlossen. Dabei werden das Kiefergelenk und einige Wangenmuskeln passiv bewegt. Kann der Patient die Bewegungen seines Kiefers nicht zulassen, versucht der Therapeut die spürbare Grenze (passiver Widerstand des Patienten) **sanft zu erweitern**. Der Vorgang des Öffnens, Haltens und Schließens des Kiefergelenks sollte mehrfach wiederholt werden; mit geschlossenem Mund beendet der Therapeut den Übungsabschnitt. Die Finger wandern, ohne sie vom Gesicht zu nehmen, hoch zum Jochbein. Von dort erfolgen kleine sanfte kreisende Bewegungen in Richtung Lippenwinkel; dies mehrmals hintereinander durchführen. Dann vom Jochbein Richtung M. masseter sanft massieren. Auch hier eine mehrmalige Wiederholung einsetzen. Im Anschluss daran jeweils einen Finger einer Hand an die Nasenwurzel legen, um den Nasenrücken entlang bis zur Nasenspitze herunterzustreichen. Von hier gehen die Hände die Nasenflügel herab und streichen die Oberlippe Stück für Stück Richtung Lippenrotsaum ab. Auch der Ablauf im Bereich der Nase wird einige Male wiederholt.

Die Finger wandern hoch zur Nasenwurzel und streichen den Augenringmuskel über die Augenbrauen aus. Hier kann auch mit zwei Fingern an jedem Auge gearbeitet werden, ebenfalls wiederholen. Diese Abfolge endet an den Schläfen.

Von hier ausgehend, führt man mit der **gesamten Hand** über die Stirn. Beginnend an einer Schläfenseite, führt die Hand ausstreichend über die Schläfe und die Stirn. Es wird im Wechsel mit der zweiten Hand in Gegenbewegung ebenfalls über Schläfe und Stirn ohne Unterbrechung fortgefahren. Abschließend kann der Therapeut den Haaransatz massieren und über die Haare vom Kopf weg ausstreichen. Zum Schluss werden beide Hände über die Augen auf das Gesicht gelegt.

Nach einiger Zeit löst man die Hände langsam nach außen hin. Der Handkontakt zum Gesicht wird bis zur vollständigen Öffnung der Hände gehalten. Erst dann werden die Hände gelöst. Die gesamte Durchführung kann schweigend erfolgen oder der Therapeut lässt sich die Wahrnehmungen des Patienten schildern.

Vorsicht ▶ Der innere und äußere Kontakt zum Patienten darf nie verloren gehen.
Das Gewicht der Hände darf niemals auf dem Gesicht des Patienten ruhen.

Eine weitere Übung aus dem Bereich der Eutonie ist folgende:

Beispiel ▶ »**Stand auf dem halben Rundholz**«
Hier arbeitet man an der Wahrnehmung der Fußflächen zum Holz hin, um den oberen Bereich des Körpers (Nacken, Schulter, Brust) freier werden zu lassen. Die Atmung soll durchlässig fließen, und die Gewichtsorientierung geschieht zum Boden hin (vgl. Kap. 8.4, »Gesamtkörperarbeit«).

Zur **Tonusregulierung** und **Atemaktivierung** können auch eingesetzt werden:

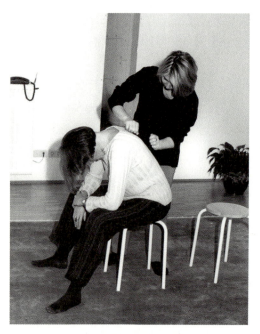

Abb. 8.6. Ausklopfen: Atemraumerweiterung

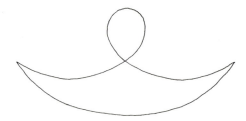

Abb. 8.7. Atemschriftzeichen nach Schümann

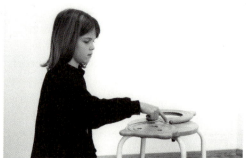

Abb. 8.8. Ausführung der liegenden Acht mit gestrecktem Finger

- Übungen nach I. Middendorf (1988), z. B. die Abklopf- und Abstreichübung, die Bearbeitung der Schulterblätter und
- Dehnübungen mit Atembegleitung. Dabei ist auf die anschließende Beckenstabilisierung Wert zu legen. Die **Abb. 8.6** zeigt eine Patientin im entspannten Kutschersitz. Die Therapeutin klopft den Rücken aus, um spannungsausgleichend zu arbeiten und Atemräume zu erweitern.

Beachte ▶ Anschließend wird behutsam an der **Körperhaltung** gearbeitet (vgl. Kap. 8.4, »Gesamtkörpertonus«).

Zur Tonusregulierung, die im Bereich Nasenatmung eingesetzt wird, gehören alle **Feinspannungsübungen**, die in Kap. 8.5 beschrieben sind.

Atemführungsübungen

Atemschriftzeichen. ▶ Das Ziel ist eine fließende Atem- und Bewegungsabfolge. Der Atem führt die Bewegung. Die Kraft der Atmung während der Übungsdurchführung ist **sanft**. Die Übung dient zur Bewusstmachung der Atemwege und zur Gesundung des Atemrhythmusses.

Auf Papier wird synchron zur Atmung gezeichnet (**Abb. 8.7**).

Das **Atemschriftzeichen nach Schümann** (1991) kann ergänzend eingesetzt werden. Links oben beginnend, wird durch den Mund ausgeatmet. Rechts oben angekommen, entsteht eine Atempause. Es erfolgt über die untere Hälfte die Einatmung durch die Nase. Dies wird einige Male wiederholt.

Während der Ausatemphase des Vorgangs kann auch artikuliert werden. Anschließend erfolgt der Mundschluss.

Man **modifiziert**, indem während der Übung **nur** durch die Nase geatmet wird (Ein- und Ausatmung). Während der Einatemphase nimmt die Zunge die Ruhelage **immer** »bewusst« ein.

Die liegende Acht. ▶ Sie stellt eine weitere Übungsmöglichkeit dar. Hier kann möglichst großflächig gemalt oder mit der Holzkugelbahn gearbeitet werden (**Abb. 8.8**). Auf der Spur der

Bahn wird mit einem Finger die Murmel geführt. Dies ist gleichzeitig auch eine Feinspannungsübung (vgl. Kap. 8.5, »Feinspannungsübungen«).

Spatelübung

Die taktil-kinästhetische Wahrnehmung und der Tonus der Lippen werden geschult. Bei dieser Übung nimmt der Patient einen Spatel zwischen die Lippen. Die Übung kann vorzugsweise **zu Hause** bei alltäglichen Handlungen durchgeführt werden. Die **Zeitspanne** beginnt mit geringer Sekunden- und Minutenzahl und wird dann gesteigert. Das **Ziel** ist es, dem Patienten **den Lippenkontakt bewusst zu machen und den Muskel sanft zu kräftigen**. Öffnen sich die Lippen während der häuslichen Tätigkeiten, wie z.B. Hausaufgaben, Klavierspiel, Fernsehen, Spielen, Computer, fällt der Spatel herunter/heraus, oder er löst sich langsam durch die Feuchtigkeit von den Lippen. Der Patient spürt es und kann die Lippen wieder schließen. Man kann diese Übung auch mit anderen Materialien durchführen (z.B. Lineal usw.).

Verhaltenstherapeutische Übung: Pfennigglas

Voraussetzung: Der Mundschluss kann vom Patienten hergestellt und gehalten werden.

Diese Übung stammt aus der Verhaltenstherapie, wobei mit positiver und negativer Verstärkung gearbeitet wird. Sie bietet bei »hartnäckigen« Fällen eine ergänzende Möglichkeit, wird jedoch nicht generell eingesetzt.

Während der Durchführung beobachtet der Patient sich selbst. Kinder und Jugendliche werden für eine bestimmte abgesprochene Zeit (z.B. am Anfang eine Stunde) vom Therapeuten oder Bezugspersonen zu Hause beobachtet. Es soll der Lippen- bzw. Mundschluss trainiert werden; ist er vorhanden, kommt ein bestimmter abgesprochener Geldbetrag in ein Glas. Immer wenn Eltern ihr Kind innerhalb der festgesetzten Zeit mit geschlossenen Lippen sehen, kommt der jeweilige Betrag in das Glas (positive Verstärkung).

Eine **Anforderungssteigerung** besteht darin, dass bei Verlust des Mundschlusses der abgesprochene Geldbetrag, der evtl. zuvor ins Glas hineinkam, wieder aus dem Behältnis herausgenommen wird (negative Verstärkung). Auch hier wird über einen gemeinsam abgestimmten Zeitraum »gearbeitet«. Die Übung kann bei Kindern und Jugendlichen motivationssteigernd wirken, besonders die positive Verstärkung.

Transferhilfen

Im Alltag (ohne konkrete Übungssituation) braucht der Patient Hilfen, um sich zu erinnern und die Verhaltensänderung zu integrieren und um überhaupt an die neuen Aufgaben zu denken. Dies gilt nicht nur für den Lippenschluss, sondern auch für die Zungenruhelage und das Schlucktraining. Die **Übersicht 8.7** fasst einige Erinnerungshilfen für den Mundschluss zusammen.

Es geht darum, Hilfsmittel für den häuslichen, schulischen und beruflichen Bereich zu erstellen. Bei Kindern ist es wichtig, die Eltern mit in die häuslichen Aufgaben einzubeziehen, um die bestmögliche individuelle Lernhilfe gemeinsam zu erarbeiten.

Abgrenzung und Ergänzung zur Grobmotorik

Plötzliche und kraftvolle Bewegungen der Arme nach vorne (vom Körper weg) stellen für die Beibehaltung der Ruhelage sowie des Lippenschlus-

---

Übersicht 8.7: Transferhilfen für den Mundschluss

Vorschläge:
- Stempel auf dem Handrücken.
- Einzelne Fingernägel lackieren.
- Aufkleber auf Schulmappe.
- Zettel mit Malerei oder Zungenzeichen in unterschiedliche Zimmer und an unterschiedlichen Stellen aufhängen (vgl. Kap. 8.2, »Zungenruhelage«).
- Zettel im Geschirrschrank aufhängen.
- Bunte Klebepunkte verteilen.

ses eine Anforderungssteigerung dar. Abweichungen vom neuen Muster werden provoziert, da eine besondere Anforderung an die Ruhelage der Zunge und den Mundschluss gestellt wird. Ruckartige Bewegungen vom Körper weg werden zu Therapiebeginn vermieden, da eine fehlerhafte Zungenruhelage eher »nach vorne« verlagert ist und diese Art der Bewegungen eine **Provokation** für die Vorverlagerung darstellt. Zur weiteren Festigung und Steigerung der Anforderung werden oben genannte Übungen jedoch eingesetzt.

Die Gesamtanforderung besteht während grobmotorischer Übungen in der Beibehaltung des Mundschlusses, der Nasenatmung und der Ruhelage.

In der **Übersicht 8.8** werden Übungsbeispiele aufgeführt, wie sie in der Therapie eingesetzt werden können.

Konkrete Absprachen schaffen ggf. Klarheit. Hier sollte man individuell klären, welche Übungsmöglichkeiten das Kind oder der Erwachsene in seinem Alltag hat, und Aufgaben gemeinsam festlegen. Der Fantasie sind keine Grenzen gesetzt.

Durch Eigenmotivation, Disziplin und Erinnerungshilfen werden im Alltag bei Erwachsenen kontinuierlich Fortschritte erzielt. Ablenkungs- und Konzentrationsübungen sind daher nicht so relevant.

In der **Übersicht 8.9** sind grobmotorische Übungen zum Transfer in den Alltag für die Therapie bei Erwachsene aufgeführt.

Ablenkungen zur Festigung und Transferhilfe

Ziel ist es, **unter besonderer Anforderung** die Nasenatmung beizubehalten bzw. zu festigen (**Übersicht 8.10**). Während der Patient sich auf eine bestimmte Aufgabe konzentriert, soll der Mundschluss beibehalten werden.

Gut geeignet sind außerdem Spiele zur Feinmotorik, da sie eine gute Verbindung des Trainings von Hand- und Mundgeschicklichkeit bieten (vgl. Kap. 8.6, »Orale Sensibilität«, Kap. 8.7, »Funktionsübungen«).

Die **Übersicht 8.11** enthält Spielideen zur Ablenkung bei der Einübung des Mundschlusses und der Nasenatmung für Erwachsene.

Übersicht 8.8: Ablenkungs- und Provokationsübungen im Bereich Grobmotorik für Kinder (Zungenruhelage und der Mundschluss werden beibehalten)

▶ Ringwurfspiel.
▶ Indiaka-Pfeile.
▶ Bälle durch Reifen werfen.
▶ Jeder hat einen kleinen Ball, und man wirft sich gleichzeitig zu.
▶ Parcours mit unterschiedlichen Anforderungen aufbauen (z.B. Stuhl, Tisch, mehrere Kegel, Reifen mit Ball auf Boden). Start und Ziel sind am Stuhl. Das Kind steigt auf den Stuhl, springt wieder herunter, krabbelt unter dem Tisch her, steigt oder überläuft die Kegel, hüpft in den Reifen, nimmt den Ball und prellt ihn gegen die Wand, fängt ihn auf, legt ihn zurück in den Reifen und hüpft bzw. läuft zum Ziel.

Übersicht 8.9: Transferhilfen für Erwachsene im Bereich Grobmotorik

▶ Ballabwehrübungen.
▶ Vorgegebene Körperbewegungsabfolgen behalten und imitieren.

Übersicht 8.10: Konzentrationsübungen zur Ablenkung für Kinder

▶ Puzzle
▶ Tangram
▶ Mikado
▶ Rechenspiele
▶ Bewegungsspiele mit dem Körper
▶ Fingerspiele
▶ Nachahmungsspiele

Übersicht 8.11: Konzentrationsübungen zur Ablenkung für Erwachsene
▶ Tangram
▶ Kurze Computerspiele
▶ Memory für Erwachsene
▶ Nachbau von geometrischen Figuren
▶ …TO BE Continued Match the edge game, Piatnik, Wien

Als Steigerung der Anforderung kann die Aufgabe unter Zeitdruck durchgeführt werden.

Die Phase der Generalisierung wird im Kap. 8.9, »Transfer«, beschrieben.

Ein dauerhafter Lippenschluss ist vom Patienten leichter zu halten, wenn die **organischen Voraussetzungen** vorhanden sind. Nur dann kann er ohne zusätzlichen Aufwand die neue Funktion der Nasenatmung und Haltung der Lippen einnehmen.

Vorsicht ▶ Bei frontoffenem Biss oder zu kurzer Oberlippe wird der M. mentalis (unerwünscht) häufig aktiviert, wenn der Mundschluss gehalten werden soll. Die Gefahr besteht, dass M. genioglossus, M. styloglossus und M. hyoglossus in eine Hyperfunktion gebracht werden. Auch Kiefergelenk und Kehlkopfbereich können unerwünscht beteiligt sein. Die Anbahnung des Mundschlusses muss in solchen Fällen in kontinuierlicher Absprache mit dem behandelnden Kieferorthopäden oder Zahnarzt abgestimmt werden.

Gegebenenfalls wird die logopädische Behandlung unterbrochen, um durch die kieferorthopädischen Maßnahmen günstigere Voraussetzungen zu erzielen. Alternativ kann in kürzeren Abständen wechselseitig gearbeitet werden.

Fazit ▶
▶ Die **Mundatmung** trägt erheblich zur Aufrechterhaltung des gestörten muskulären Gleichgewichts bei. Die **Nasenatmung** stellt einen weiteren Schritt zur Gesundung dar. Besteht der **Lippenschluss mit physiologischer Zungenruhelage**, ist es dem Patienten überhaupt nicht mehr möglich, durch den Mund zu atmen.
▶ Der **Weg zur Nasenatmung** geht über die Ruhelage der Zunge, da ein **dauerhafter Mundschluss** nur mit Einbeziehung weiterer Muskeln wie der Zunge und der Wangenmuskulatur möglich ist. Ebenso werden die Wahrnehmung, der Tonus und diverse Übungen eingesetzt, um den Mundschluss anzubahnen und zu stabilisieren.
▶ Die **organischen Voraussetzungen** bilden die Grundlage für die therapeutische Arbeit bzw. setzen ihr ggf. Grenzen (vgl. Kap. 2, »Mögliche Ursachen der orofazialen Dysfunktion«).

8.4 Gesamtkörperarbeit

Für die gesamtkörperliche Unterstützung der Patienten und um in der Myofunktionstherapie erfolgreich arbeiten zu können, müssen unbedingt der **Gesamtkörpertonus**, die **Körperhaltung**, die **Atmung** und die **Bewegungskoordination** in die Behandlung mit einbezogen werden.

8.4.1 Selbsterfahrung vor Therapiebeginn und allgemeine Hinweise

Durch Selbsterfahrung können Therapeuten Möglichkeiten entwickeln, die mit in die Patientenbehandlung einbezogen werden. Grundsätzliche Aspekte zur begleitenden Unterstützung von Mundmotorik und Schluckfunktion sind die Basis für die logopädische Arbeit. Allgemeine Prinzipien der gesamtkörperlichen Unterstützung sind in **Übersicht 8.12** aufgeführt.

Die folgenden Übungen sollten von der Therapeutin vor der Durchführung mit Patienten selbst versucht werden. Durch die Selbsterfahrung der Spannungsveränderung im orofazialen Bereich kann ihre Wirkungsweise auf den Körper »erprobt« werden, was die individuelle Auswahl der

Übersicht 8.12. Prinzipien für die gesamtkörperliche Unterstützung

▶ Für jeden Patienten **individuell** gesamtkörperliche Übungen auswählen.
▶ **Vor** jeder Lippen- oder Zungenübung steht die gesamtkörperliche Tonusregulierung.
▶ **Vor** jedem Schlucktraining wird tonusregulierend gearbeitet.
▶ Es wird in den Bereichen Haltungsaufbau, Tonusregulierung, Atmung und Koordination gearbeitet, um dann parallel taktil-stereognostische Übungen, mundmotorische Übungen und Übungen zum Schluckablauf durchführen.

Übungen für den einzelnen Patienten erleichtert (oder optimiert).

Beachte ▶ Ein Hauptbestandteil der myofunktionellen Therapie sind tonusregulierende Übungen.

Es geht folgerichtig nicht nur darum, einen bestimmten Muskel in seiner Funktion zu mobilisieren und zu kräftigen, sondern auch, einen Spannungszustand zu erreichen, der das Muskelsystem des Gesichtsbereiches hält und stabilisiert.

Übungsvorschläge

Haltungsaufbau. ▶ Haltungsaufbau im Sitzen und Stand z. B. nach I. Middendorf: Erklärung der Haltung, Aufrichtung der Wirbelsäule, Beckenarbeit, Bodenkontakt, Aufrichtung des Brustbeins, Korrektur der Kopfhaltung.

Tonusregulierung. ▶ Körperwahrnehmung und Eutonie in Anlehnung an G. Alexander, evtl. Entspannungstraining nach Jacobsen oder Middendorf, Schulterarbeit, allgemeine und spezielle (Gesichtsbereich) Lockerungsübungen im Gesichtsbereich nach Brügge und Mohs.

Atmung. ▶ Atemwahrnehmung in Ruhe und Aktivität, Mund- und Nasenraumerfahrung, Wahrnehmen der unterschiedlichen Atemräume, Atemräume vergrößern.

Beachte ▶ Die Feinspannungsübungen (vgl. Kap. 8.5, »Feinspannungsübungen«) sind ein Teilbereich der Körperübungen. Nur wenn der Gesamtkörper einen gesunden Tonus besitzt, kann er »gesund« reagieren. Im Rahmen der Myofunktionstherapie ist es notwendig, die Arbeit im orofazialen Bereich durch gesamtkörperliche Tonusregulierung vorzubereiten und begleitend zu integrieren.

In der Dyslalie-, Rhinophonie-, Palatophonie- und Stimmtherapie wird **bewegungsunterstützend** gearbeitet, um die entsprechenden Organe in ihrer Haltung, ihrem Tonus und ihrer Funktion zu beeinflussen oder zu unterstützen. Das gleiche Prinzip gilt für die Myofunktionstherapie.

Den meisten Patienten ist der Zusammenhang zwischen dem gesamtkörperlichen Bereich und dem Mundbereich nicht bewusst. Sie können daher schwer nachvollziehen, warum diese Übungen in der Myofunktionstherapie eingesetzt werden. Es ist sehr wichtig, die Patienten ausreichend zu informieren, damit für sie der Sinn der Therapie nachvollziehbar ist.

Oft zu beobachtende Phänomene sind das Zusammenbeißen der Zähne oder das Zusammenpressen des Mundes bei ungewohnten handwerklichen Tätigkeiten, z. B. Nagel in die Wand hauen, als Schulanfänger schreiben, schwere Taschen tragen.

In der ersten Behandlungsstunde kann man folgende **Übung** durchführen, um den **Zusammenhang zwischen Körper- und Mundfunktion** unmittelbar zu verdeutlichen. Dieses Beispiel demonstriert den Einfluss von Atmung und Zungenhaltung auf den Spannungszustand der Gesamtkörpermuskeln, und der Patient erfährt dabei diesen Zusammenhang:

Tipp ▼
▶ den rechten oder linken Arm heben, in Höhe der Schulter halten,

- der Mund ist geöffnet,
- die Ein- und Ausatmung geschieht über den Mund, Kiefer »hängt« leicht und die Zunge liegt auf dem Mundboden (Mundatmung),
- der Partner/die Partnerin versucht, den Arm herunterzudrücken und sollte den Widerstand, d. h. die Kraft des anderen, aufmerksam beobachten,
- die Person, die den Arm gehoben hat, sollte die ganze Zeit den Mund geöffnet lassen und Widerstand entgegensetzen.

Während des gesamten Vorgangs kann die Widerstandskraft im Arm des »Prüflings« gespürt werden. Der Widerstand im Arm ist gering.

Vergleich: Anschließend sollte die Übung im gleichen Ablauf wiederholt werden, allerdings mit dem Unterschied, dass die Zunge nun **gegen** den Gaumen gelegt bzw. gedrückt wird und der Mund geschlossen bleibt (Nasenatmung). Besteht die Nasenatmung und die korrekte Ruhelage der Zunge, kann durch diese physiologischen Verhältnisse mehr Spannung aufgebaut und der Widerstand erhöht werden. Die Kraft im Arm des Prüflings nimmt zu. Diese Übung unterstreicht einmal mehr die gesamtkörperlichen Zusammenhänge. Die dabei gewonnene Erfahrung ist beeindruckender als mancher verbaler Erklärungsversuch.

Die Funktionstherapie **sollte immer** mit der Gesamtkörperarbeit verbunden werden. Die Behandlung der Mundmotorik und das reine Schlucktraining reichen nicht aus, um die angestrebten Fähigkeiten anzubahnen und zu festigen.

Beachte ▶ Grundsätzlich sollte bei jedem Patienten genau differenziert werden, aus welchen Therapiebereichen (Bausteinen) des Konzeptes die Behandlung aufgebaut werden soll.

8.4.2 Haltung

Behandlungsziel
Die Körperhaltung im Sitzen und Stehen beeinflusst den Beckenstand, die Wirbelsäule und die Kopfhaltung. Durch eine **veränderte Kopfhaltung** können im intraoralen Bereich die Zungenlage und der Tonus beeinflusst werden.

Eine fehlerhafte **Sitzhaltung** beeinflusst die Zwerchfellaktivität und damit den Spannungszustand des gesamten Körpers.

Beachte ▶ Bei der Korrektur der Sitzhaltung sollte **nicht nur** auf die **Aufrichtung**, sondern auch auf die **Durchlässigkeit** der Muskulatur – d.h. die **Atemqualität** – geachtet werden.

Aspekte der Therapie
Die Sitzhaltung des Patienten wird während des Erstgespräches und in den darauf folgenden Stunden beobachtet. Die **muskuläre Verbindung von Hinterhaupt und Nackenregion zur Beckenregion** ist bekannt, sollte aber dem Patienten erklärt, durch Abbildungen verdeutlicht und am besten durch entsprechende Übungen »**erfahrbar**« gemacht werden.

Durch Kippen des Beckens in die Position, die die Wirbelsäulenaufrichtung unterstützt, erreicht man »**Zwerchfellfreiheit**«. Das **Zwerchfell** (Diaphragma), der Hauptatemmuskel, ist der größte Muskel des Körpers und trennt kuppelförmig den Bauchraum vom Brustraum. Er besteht aus verschiedenen Muskelpartien. Da der Bereich des Pars sternalis vom Schwertfortsatz, dem untersten Teil des Brustbeins ausgeht, der Pars costalis an der Innenfläche der Knorpel der 7. und 12. Rippe und der Pars lumbalis mit der Lendenwirbelsäule verbunden ist, sollte unbedingt eine **Haltungskorrektur** erfolgen. Hierdurch wird ein günstigerer Spannungszustand des Muskels erreicht, der dann andere Bewegungsmöglichkeiten innerhalb seines Systems ermöglicht.

Middendorf beispielsweise achtet bei ihrer Arbeit darauf, dass das Gewicht bei der Aufrichtung auf dem Hocker gelassen wird. Es geht darum, Gewicht abzugeben bei gleichzeitiger Haltungskorrektur bis hin zum Kopf (**Abb. 8.9**). Hier wird die Eigenwahrnehmung und Hinwendung zu körperlichen Vorgängen sensibilisiert.

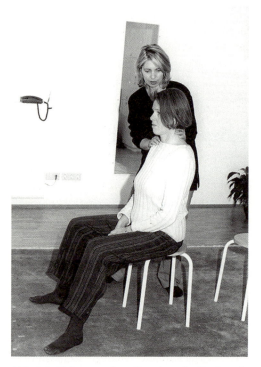

Abb. 8.9. Haltungsaufbau, Korrektur der Kopf- und Nackenhaltung

Beachte ▶ Bei der Haltungskorrektur geht es in erster Linie nicht um eine »gerade« Sitzhaltung, sondern um eine dem Patiententyp und den bekannten physiologischen Bedingungen angemessene »**Einrichtung« der Haltung**.

Jeder Myofunktionspatient kommt mit seiner »menschlichen Haltung« in die Therapie. Die Haltung sagt einiges über den Menschen aus, der vor uns steht oder sitzt. Von daher sollten in der Myofunktionstherapie nicht nur die Muskeln, sondern auch die **innere Haltung und die Persönlichkeit des Patienten** in unsere Arbeit einbezogen bzw. berücksichtigt werden. Durch dieses Wissen kann man mit dem jeweiligen Menschen, selbst wenn nicht direkt an seiner psychischen Haltung gearbeitet wird, sensibler und umfassender umgehen.

Beispiel ▶ Pubertierenden Mädchen kann man eine Sitzhaltung empfehlen, die der psychischen Entwicklungssituation angemessen erscheint. Die physiologische Sitzhaltung, die in der logopädischen Therapie angeboten wird, empfinden Jugendliche häufig als völlig unpassend für sich.

Eine Beispielhaltung können übereinander geschlagene Beine mit aufrechter Sitzhaltung (Zwerchfellfreiheit) sein. Die Hände werden dabei auf dem Knie oder Oberschenkel abgelegt.

Kompromisse sind unbedingt notwendig, da der Patient die »neue« Sitzhaltung nicht in seine Alltagssituation transferiert (übernimmt), wenn er sich unwohl fühlt. Diese missempfundene Situation kann zudem bewirken, dass sich Atmung und Tonus des Patienten verändern.

Beachte ▶ Eine erarbeitete physiologische Haltung ist nur dann effektiv, wenn der Patient sie annimmt, immer wieder ausprobiert und so alltäglich werden lässt. Voraussetzung dafür ist die Bereitschaft zur Einsicht und Veränderung.

8.4.3 Tonus

Behandlungsziel
In diesem Zusammenhang ist unter Tonus der **Spannungszustand der Gesamtkörpermuskulatur** zu verstehen. Einen ausgeglichenen Spannungszustand bezeichnet man als Eutonus.

Beachte ▶ Angestrebt wird der Ausgleich zwischen hypo- und hypertonem Zustand (vgl. Kap. 1, »Physiologie«). Der Muskeltonus wird durch den **vegetativen** und den **psychischen** Bereich sowie die **Atmung** und **Körperhaltung** beeinflusst. In der Myofunktionstherapie darf **keiner** dieser Aspekte übersehen werden.

Aspekte der Therapie
Myofunktionspatienten befinden sich häufig im **hypotonen Zustand**. Hier ist es äußerst wichtig zu unterscheiden, ob der **Gesamtkörpertonus** betroffen ist oder ob sich der Hypotonus mehr **auf den orofazialen Bereich beschränkt**.

Drei Patientengruppen sind in der Myofunktionstherapie zu untersuchen:
- Patienten mit Tendenz zu **hyperfunktionellem Gesamtkörpertonus,**
- Patienten mit Tendenz zu **hypofunktionellem Gesamtkörpertonus** und
- Patienten mit Tendenz zu **eutonischem Gesamtkörpertonus**

Patienten **mit gesamtkörperlichen Auffälligkeiten** gelingt der Transfer des Erlernten in den Alltag nur mit größter Anstrengung. Eine enge Zusammenarbeit mit dem behandelnden Physiotherapeuten ist daher günstig.

Die **im Nacken- und Kopfbereich hyperfunktionell reagierenden** Patienten fallen evtl. durch häufigere Kiefergelenksbeschwerden auf. Die Therapie ist so ausgerichtet, dass spannungsausgleichend im Gesichts- und Körperbereich gearbeitet wird. **Übersicht 8.13** zeigt einige Prinzipien in der Arbeit mit Myofunktionspatienten auf.

Beachte ▶ Bei **hyperfunktionellen Störungen** sollte im Gesichts- und Gesamtkörperbereich immer entspannend gearbeitet werden.

Übersicht 8.13: Prinzipien der Gesamtkörperarbeit
- Guten Bodenkontakt erarbeiten, um im Mundraum freier arbeiten zu können (z.B. mit Igelbällen, Eutonieholz oder Vorstellungshilfen).
- Eigenwahrnehmung des Körpers.
- Eigenwahrnehmung unterschiedlicher Spannungszustände von Körperregionen.
- Fuß- und Beinarbeit (**Abb. 8.10**).
- Unbedingt Nacken- und Schulterarbeit.
- Zuerst Feinspannungsübungen (vgl. Kap. 8.5, »Feinspannungsübungen«).
- Dehnübungen.
- Übungen auf dem Sitzball.
- Einsatz des Trampolins

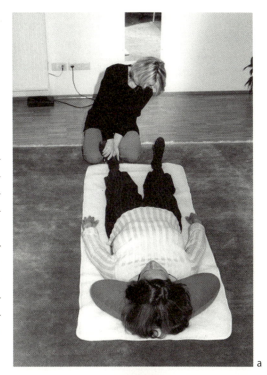

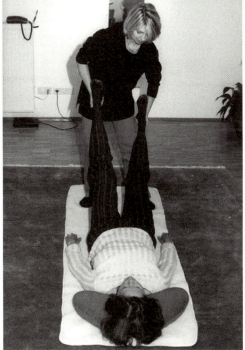

Abb. 8.10. **a** Fußmassage. **b** Beinarbeit

8.4.4 Atmung

Behandlungsziel
Bereits durch die vorangegangene Haltungskorrektur erfährt das Zwerchfell eine stimulierende Veränderung.

Beachte ▶ Zum einen geht es darum, **den Atemweg von der Mundatmung zur Nasenatmung hin zu führen** (vgl. Kap. 8.3, »Mundschluss/Nasenatmung«). Gleichzeitig sollte auf die **Qualität der Atmung** geachtet werden.

Die physiologische Sprech- und Ruheatmung bezeichnet man als **kostoabdominale Atmung** (Zwerchfell-, Flanken- und Brustatmungskomponenten).

Aspekte der Therapie
Aus einer **flachen thorakalen Atmung** kann sich eine **hypotone Haltung** entwickeln. Das Zwerchfell und die Atemhilfsmuskeln mit Stütz- und Streckmuskulatur kommen so in einen Hypotonus.

Hier ist unterstützend die Zusammenarbeit mit der Physiotherapie indiziert. Atemtherapeutische Arbeit aus der Stimmtherapie kann in die Myofunktionstherapie mit einfließen.

Da viele Patienten jahrelang gewohnheitsmäßig durch den Mund geatmet haben, sind sie durch die Umstellung des Atemsweges anfangs irritiert. Die Irritation kann den **Atemrhythmus beeinflussen** und eine paradoxe Atmung auslösen oder verstärken.

Tipp ▶ Es ist günstig, Übungen zur Atemwahrnehmung zunächst im Liegen anzubieten. Alternativ ist eine entspannte Sitz- oder Stehhaltung geeignet.

Besondere Beachtung finden der Bewegungsablauf, die evtl. veränderten Gefühle, die Wahrnehmung des völlig veränderten Atemweges. Patienten, die Mundatmer sind, müssen lernen, einen anderen Atemweg einzusetzen (vgl. Kap. 8.3, »Mundschluss/Nasenatmung«). Hinzu kommt die häufig zu beobachtende Hochatmung mit einem flachen Atemrhythmus. Übungen in Anlehnung an Gerda Alexander und Ilse Middendorf können gut angewendet werden.

Beachte ▶ Alle Übungen im Bereich Atmung haben das Ziel, die Atembewegung zu unterstützen und die Atmung mit der Haltung in Verbindung zu bringen.

Hier können alle Möglichkeiten und Übungen eingesetzt werden, die dem Patienten helfen, mit der Nasenatmung und damit verbundenen Veränderung der Atemqualität, des Atemrhythmuses und der Atemfrequenz umzugehen. Es geht nicht nur darum, die Lippen aufeinander zu legen und den Mundschluss zu trainieren. Vielmehr wird versucht, dem Patienten eine völlig neue Art und Weise der Atmung, Haltung und Spannung näher zu bringen. Wieder steht das Erspüren und Wahrnehmen an erster Stelle. **Atemtherapeutische Übungen** werden mit **tonusregulierenden Übungen kombiniert**.

Des Öfteren zeigen Patienten bei der Umstellung von der Mund- zur Nasenatmung Angst, zu wenig Luft zu bekommen. Eventuell fehlt das Vertrauen in den neuen Atemweg oder die Umstellung löst bei den Menschen eine emotionale Reaktion aus, z.B. können Tränen oder Beklemmungsgefühle beobachtet werden. Sobald ein Gefühl der Sicherheit entsteht, kann in der Sitzhaltung weitergearbeitet werden.

Vorsicht ▶
Sensibilität ist geboten, da Übungen aus der Körper- und Atemtherapie teilweise heftige emotionale Reaktionen beim Patienten auslösen können.

8.4.5 Bewegungskoordination

Behandlungsziel
Die motorischen Übungen im Mundbereich erfordern vom Patienten eine erhöhte Konzentrati-

on und Ansprechung (Ausdauer). Die Bewegungsdurchführung einer Aufgabe (z. B. in korrekter Sitzhaltung das Zungenmittelteil an den Gaumen saugen und wieder lösen) stellt verschiedene Anforderungen an das kinästhetische Empfinden des Patienten im Mund- und Gesamtkörperbereich (vgl. Kap. 8.6, »Orale Sensibilität«). Um eine mundmotorische Übung korrekt durchzuführen, muss **das Zusammenspiel von Zungen-, Lippen- und Wangenaktivität** untereinander abgestimmt sein und gezielt erfolgen, sonst erreicht der Patient die Zielübung nicht.

Beachte ▶ Die Koordination zwischen Motorik und Kinästhetik ist ein wichtiges Therapieziel.

Es gibt unter anderem dyspraktische Störungen, bei denen der Patient ineffektiv in seiner motorischen Planung ist. Unwillkürliche Zitterbewegungen des Zungenmuskels bei Aktion können Ausdruck eines mangelnden Trainings sein. **Wahrscheinlich** sind sie **kein** Hinweis auf sensorische Integrationsstörungen.

Aspekte der Therapie
Bei zwei gleichzeitig ablaufenden Handlungen bedarf es der **Bewegungsplanung**. Wenn der Patient Sicherheit in motorischen Bewegungsabläufen gewinnt, kann er sich auf sein Erinnerungsvermögen an die motorische Bewegungsführung verlassen. Bei den Funktionsübungen, besonders bei der Erlernung des neuen Schluckablaufs, muss der Patient wieder **neue Bewegungsvorgänge planen**, um zu lernen. Bettet sich die neue Fähigkeit in das Gehirn, wird es zu einer Fertigkeit. Erst dann braucht man nicht mehr motorisch planen, und es wird über Jahre zum **Automatismus**. Der Automatismus besteht, solange sich nichts Unvorhergesehenes ereignet. Beim Erlernen des Schluckens und der Zungenruhelage bedeutet das unter anderem, immer über einen sehr langen Zeitraum den gleichen Vorgang zu üben.

Entstehen im intraoralen Bereich Veränderungen, z. B. durch kieferorthopädische Maßnahmen, muss der Körper sich neu darauf einstellen.

Körperwahrnehmung und Bewegungsplanung stehen im engen Zusammenhang. Daher müssen bei den gesamten Funktionsübungen (vgl. Kap. 8.7, »Funktionsübungen«) und beim Schlucken (vgl. Kap. 8.8, »Schlucken«) diese wichtigen Aspekte in die logopädische Therapie mit einfließen. Des Weiteren muss das **Zusammenspiel zwischen Mund- und Körperbewegung** koordiniert werden.

Bei einer **Feinspannungsübung** (vgl. Kap. 8.5, »Feinspannungsübungen«) und gleichzeitiger **Zungenruhelageanbahnung** muss der Patient nicht nur auf seine spezielle Körperhaltung achten, sondern ebenfalls auf seine Zungen- bzw. seine Lippenhaltung Einfluss nehmen.

Bei dem Spiel »Packesel« werden kleine Holzstäbchen auf einen Esel gestapelt (Feinspannung, Pinzettengriff) und gleichzeitig werden die Zungenruhelage eingehalten und der Mundschluss beachtet. Äußerste **Koordination** und **Konzentration** sind geboten.

Eine unterstützende Begleitung können **kinesiologische Übungen** innerhalb der Therapie sein. Es wird unter anderem die Körpermitte überkreuzt; gleichmäßige Durchführungen, auch mit Musikbegleitung sind möglich.

Tipp ▶ Literaturempfehlungen:
▶ Die Sache mit dem X (Claudia Meyenburg)
▶ Bewegung, das Tor zum Lernen (Carla Hannaford)
▶ Brain-Gym (Grundlagenbuch) (G.E. Dennison, P.E. Dennison)
▶ Löwen gähnen niemals leise (Irmgard Heringer, Anna Heringer, Lene Mayer-Skumanz)

Beachte ▶ Die **Koordination unterschiedlicher körperlicher Bewegungsabläufe** ist ein Teilbereich der Ganzkörperarbeit und unterstützt die orofaziale Bewegungskoordination.

Die Ansätze von Kau- und Zungenmuskulatur liegen neben den Rückenmuskeln, die bis zum Becken hinunter verlaufen, d. h., es besteht eine muskuläre Verbindung zwischen Becken und Hinterhaupt. Somit braucht man therapeutische Förderungsmöglichkeiten, um auf bestehende Mängel einzugehen.

Beachte ▶ Krankengymnastische Therapien können begleitend zur logopädischen Arbeit umfassende, muskuläre Funktionsveränderungen bringen (vgl. Kap. 5, »Physiotherapeutische Aspekte in der Myofunktionstherapie«).

Es geht immer um einen **Spannungsausgleich**. Da der muskuläre Tonus eng mit der Atmung verknüpft ist, setzt der Therapeut Techniken ein, die die Atmung beeinflussen, um sie in einen physiologischen Ablauf zu führen (**Abb. 8.11**).

Bei der Koordination von Atmung und Bewegung im Funktionsbereich (Kap. 8.7, »Funktionsübungen«) spielt der Spannungszustand der Muskeln eine wesentliche Rolle. **Kompensationsbewegungen**, die bei Überforderung entstehen, müssen beobachtet und entlastet werden.

Beispiel ▶ Kompensationsbewegungen sind z.B.: Grimassieren bei Ansaugen der Zunge, Verkrampfen der Hände während der Mundmotorik, Vordrücken des Kopfes beim Ansaugen der Zunge oder Schlucken, Hochziehen der Schultern während der Feinspannungs- und Mundmotorikübung.

Beachte ▶ Kompensationsbewegungen weisen darauf hin, dass Spannungszustand, Atmung, Funktionsanforderung und Koordination nicht übereinstimmen.

Die Therapie setzt an bei der Differenzierung und Sensibilisierung der Eigenwahrnehmung bezüglich Tonus, Funktion und Atmung.

Bei vielen der schluckgestörten Kinder, Jugendlichen und Erwachsenen finden wir eine **fein- und grobmotorische Koordinationsstörung**. In diesem Fall dürfen keine isolierten mundmotorischen Übungen durchgeführt werden. Vielmehr muss die feine Koordination der Zungenfunktion gefördert und gleichzeitig mit feinmotorischen Aktivitäten die Gesamtkörperfunktion stabilisiert werden.

In **Abb. 8.12** sieht man zwei Patienten während der Parcoursarbeit, wobei der links abgebildete Patient keinen Lippenschluss hat; der rechts abgebildete Patient weist Mängel der Körperhaltung auf.

Fazit ▶
▶ Die **Gesamtkörperarbeit** dient als **Basis** zur Durchführung der Funktionsübungen und des Schluckens.
▶ Die **äußere und innere Haltung** des Patienten sollte in die Therapie mit einfließen und ggf. ver-

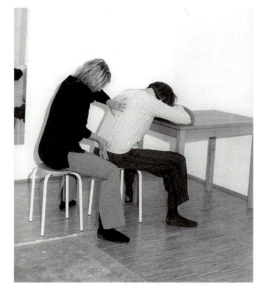

Abb. 8.11. Atemvertiefungsarbeit nach I. Middendorf

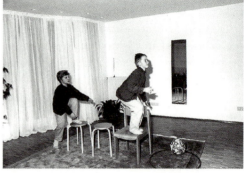

Abb. 8.12. Negativbeispiel für Kompensation

ändert werden. Auf die Kopfhaltung des Patienten reagieren die Zungenruhelage und der Mundschluss.
- Die **Tonusregulierung** beeinflusst Haltung und Atmung. Der orofaziale Bereich reagiert innerhalb des Körpersystems dementsprechend auf den jeweiligen Spannungszustand.
- Die **Atmung** nimmt unter anderem Einfluss auf die muskulären Spannungszustände, sodass ein differenziertes und ergänzendes Arbeiten in diesem Bereich unerlässlich ist.
- Die **Koordination von grobmotorischen zu feinmotorischen Abläufen** und das genaue Zusammenwirken innerhalb eines feinmotorischen Vorganges müssen in der logopädischen Therapie Anwendung finden.
- Durch die **Zusammenführung von Haltung, Tonusregulierung, Atmung und Koordination** werden grundlegende Voraussetzungen geschaffen, um zum physiologischen Bewegungsablauf des Schluckens zu gelangen. Wichtig ist das Zusammenspiel **aller** Bereiche.
- Es wird angestrebt, alle oder mehrere der Elemente in jede Therapiestunde zu integrieren.

8.5 Feinspannungsübungen

Die einzelnen Muskeln im Gesichtsbereich, die für den Schluckablauf hauptverantwortlich sind, stehen in engem Zusammenhang mit der Gesamtkörpermuskulatur (vgl. Kap. 8.4, »Gesamtkörperarbeit«). Die Feinspannung ergänzt die Arbeit im Bereich des Gesamtkörpertonus. Wenn **der Spannungszustand der Gesamtkörpermuskeln optimiert ist**, kann die Arbeit im Gesichtsbereich erfolgreich verlaufen.

8.5.1 Hinweise zur Feinspannung

Körperbewegung und feine Spannung. ▶ Die feine Spannung, die die orofaziale Muskulatur zur physiologischen Funktion braucht, kann man über die Veränderung der Gesamtkörperspannung erzielen. Bekannt ist dieser Zusammenhang aus der Rhinophonietherapie, in der mit grobmotorischen Körperübungen Velum- und Pharynxmuskulatur beeinflusst wird. Das Erlanger Konzept (nicht veröffentlicht, aus Fortbildungen bekannt) bietet im Bereich der Therapie von Lippen-Kiefer-Gaumenspalt-Patienten lautunterstützende Bewegungsmöglichkeiten. Auch in der Dyslaliebehandlung sind Konzepte der bewegungsunterstützenden Lautanbahnung bekannt. Die funktionale Stimmtherapie geht ebenfalls mit entsprechenden Körperbewegungen an die Stimmproblematik heran.

Durch die Bewegung und Haltung von Armen, Händen und Fingern spricht man bestimmte Regionen der Zunge, des Velums und des Kehlkopfes an, bzw. man bringt den Kehlkopf in eine andere Position. Die angesprochenen Regionen reagieren mit Bewegungs-, Lage- und feiner Tonusveränderung (s. auch **Übersicht 8.14**).

Dieses Prinzip findet man in der ganzheitlichen Myofunktionstherapie wieder.

Grundsätzliches. ▶ Es wird immer mit **Streckung** eines Beins und des entsprechenden Fußes, mit einem isoliert gestreckten Arm oder mit gestrecktem Arm und entsprechendem Finger gearbeitet. Der Einsatz des Pinzettengriffs ist ebenfalls möglich. Es sollten grundsätzlich Übungen zur Arm- und Fingeraktivität eingesetzt werden, da sie den oralen Bereich direkt ansprechen. Die

Übersicht 8.14: Verbindung der Extremitäten zum intraoralen Bereich
- Der Arm in Richtung nach vorne aktiviert die gesamte Zunge.
- Der Arm in Richtung nach vorne oben spricht den vorderen Zungenbereich an.
- Beide Arme seitlich nach oben setzen Impulse in den Zungenseitenrändern.
- Die Beinarbeit unterstützt Zungen- und Lippenspannung.

Beinarbeit sollte ebenfalls auch ergänzend durchgeführt werden.

Hausaufgabe. ▶ Die Hausaufgabe der Kinder und Jugendlichen beinhaltet jeweils eine Feinspannungsübung. Wenn von therapeutischer Seite kein Einwand besteht, sollten die Übungen zu Hause regelmäßig wiederholt werden. Dazu ist eine genaue Anleitung auch der Eltern nötig.

Einsatz der Übungen. ▶ Die Erfahrung zeigt, dass über zwei Drittel der gesamten Therapiestunden (ca. 10 Stunden) die Feinspannungsübungen regelmäßig eingesetzt werden sollten. Bei **völlig unkomplizierten** orofazialen Dysfunktionen setzt man die Übungen zur Feinspannung nur in den **ersten Therapiestunden** ein, um die Funktionsübungen und die Anbahnung der Zungenruhelage zu unterstützen. Bei dem **Großteil** der Myofunktionspatienten werden die Übungen zur Feinspannung **grundsätzlich integriert**. Bei Menschen, die zu einer **sehr starken Hyperfunktion** der oralen Muskulatur neigen, was eher selten der Fall ist, werden die Übungen nur bedingt in die Therapie aufgenommen.

Während der Übungen ist es immer äußerst wichtig, die Patienten genauestens wahrzunehmen.

Vorsicht ▶ Eine besondere Beobachtung gilt der **mitbeteiligten Muskulatur** (Schulter, Nacken, Hals- und Kopfhaltung). Die Patienten können sich durch diese Übungen noch stärker verspannen.

Ist dies der Fall, sollte die Anforderung der Übung reduziert werden. Reagiert der Patient weiterhin mit Kompensationsbewegungen, empfiehlt es sich, statt Feinspannungsübungen eutonisierende Übungen einzusetzen.

Man kann die Feinspannungsübungen generell mit der **Zungenruhelage und der Nasenatmung kombinieren** sowie in der Automatisierungsphase durchführen. Bei anfänglichen Übungen zur Feinspannung wird ohne den Einsatz der Zungenruhelage gearbeitet. Sobald der Patient über eine bis zwei Minuten die Ruhelage einhalten kann, sollten die Feinspannungsübungen mit der Zungenruhelage kombiniert werden, d.h. die Patienten sollen bei Übungsdurchführung die Zunge korrekt platzieren.

Beachte ▶ Generell werden diese Übungen in jeder Therapiestunde **vor der Durchführung der Mundmotorik und dem Schlucktraining** eingesetzt. Bei der Armführung nach vorne ist auf den Zungenvorstoß zu achten.

Auffälligkeiten. ▶ Eine Übung sollte sofort unterbrochen werden, sobald Auffälligkeiten sichtbar sind. Der Patient wird korrigiert – besser nicht verbal, also keine Erklärungen, sondern durch Führung (»Hand anlegen«) und Vorbild des Therapeuten. Geschieht keine Korrektur, entstehen weitere Fehlspannungen, die der Arbeit und dem Ziel entgegenwirken. Es soll eine annähernd eutonische Spannung erreicht werden. Sollten Mitbewegungen trotz aller Hilfestellungen auftreten, wird zunächst empfohlen, eine isolierte Haltungsarbeit durchzuführen. Zu diesem Zweck können z.B. der Physioball oder Yogaelemente eingesetzt werden.

Entonisierende Wirkung. ▶ Während der gesamten Übungen haben die Kinder (und hoffentlich auch die Therapeuten) viel Spaß. Die gelöste Stimmung in der Therapiesitzung trägt zur Eutonisierung bei – ein erwünschter Nebeneffekt. Auch für erwachsene Patienten kann der Einsatz von Feinspannungsübungen eine sinnvolle Unterstützung sein. Es werden ansonsten aus dem Bereich der Stimmtherapie Elemente zur Tonus- und Haltungsregulation angeboten (vgl. Kap. 8.4, »Gesamtkörperarbeit«).

8.5.2
Mögliche Ausgangskörperhaltungen bei Feinspannungsübungen

Im Folgenden werden verschiedene Möglichkeiten angeboten, wie im Stand und im Sitzen durch bestimmten Körpereinsatz versucht werden kann, die orofaziale Muskulatur in der korrekten Haltung und Aktivität zu unterstützen. Die **Variation von Spielsituationen unter Beibehaltung der Feinspannung** ermöglicht es dem Therapeuten, abwechslungsreich zu agieren.

Freie Beinarbeit im Stand-Fechterstellung. ▶ Bei den Feinspannungsübungen wird im Stand grundsätzlich in der Fechterstellung gearbeitet. In der **Abb. 8.13a** wird eine typische Fehlhaltung und in **Abb. 13b** die korrekte Haltung dargestellt.

Rechtshänder stellen das rechte Bein mit Fuß voran – der rechte Fuß zeigt nach vorne; das linke Bein steht in einer Linie hinter dem rechten Bein – der linke Fuß ist nach links gerichtet. In dieser Ausgangsposition ist das Körpergewicht gleichmäßig auf beiden Füssen verteilt.

Durch Lösen des linken Knies und ggf. eine Korrektur der Beckenhaltung wird eine **Aufrichtung der Wirbelsäule** erreicht, die während der Übung beibehalten wird. Dadurch kann eine unkomplizierte Gewichtsverlagerung – von vorn nach hinten oder seitlich – erfolgen. Der Oberkörper bleibt aufgerichtet, die Wirbelsäule erhält Bewegungsmöglichkeiten, sodass der Hauptatemmuskel, **das Zwerchfell, freien Bewegungsraum** hat. Der Oberkörper darf nie so angewinkelt werden, dass das Zwerchfell eingeengt wird. Das nach vorne stehende Bein wird zusammen mit dem Fuß in Streckung gebracht, und die Zehen berühren den Gegenstand, der über den Boden geführt wird.

Bei physiologischer Aufrichtung besteht eher die Chance, eine **gesunde, fließende Atmung**, die für die Tonusregulierung ausschlaggebend ist, zu erreichen.

Beachte ▶ Bei diesen Übungen ist immer darauf zu achten, dass keine Verspannungen und Kompensationsbewegungen auftreten, wie z.B. Schulter hochziehen, Kopfverlagerung, Halsüberstreckung oder Kippen des Oberkörpers nach hinten.

Vor den Feinspannungsübungen ist es bei einer Vielzahl von Kindern notwendig, den **Fuß- und**

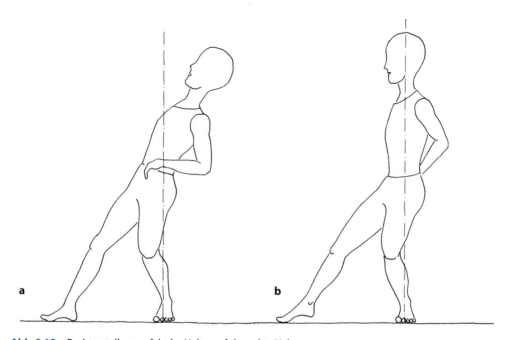

Abb. 8.13. Fechterstellung: **a** falsche Haltung, **b** korrekte Haltung

Bodenkontakt herzustellen bzw. zu intensivieren. Entsprechende therapeutische Maßnahmen können aus dem Bereich der Stimmtherapie entliehen werden.

Armarbeit im Stand am Tisch – Fechterstellung. ▶ Wird stehend am Tisch therapiert, geschieht das ebenfalls grundsätzlich in der **aufrechten Körperhaltung**, die bei der Beinarbeit im Stand beschrieben wurde. Die Fuß- und Beinstellung bleibt wie beschrieben; nur wird das nach vorne gerichtete Bein nicht gestreckt; **das hintere und das vordere Bein wird leicht angewinkelt** (leicht in die Knie gehen). Bei dieser Durchführung ebenfalls auf eine korrekte Beinstellung achten, obwohl in erster Linie der Arm, die Hand und die Finger eingesetzt werden. **Rechtshänder** halten die Hand so, dass der leicht angewinkelte Zeigefinger und die seitlich nach oben geöffnete Hand den jeweiligen Gegenstand über den Tisch führen. In **Abb. 8.14** wird die Fingerhaltung deutlich.

In der **Abb. 8.15** wird der Eindruck der Gesamtkörperhaltung vermittelt.

Beispiel ▶ Wird beispielsweise eine Murmel über den Tisch geführt, verlagert sich das Gewicht nach vorne auf das angewinkelte Bein, das Zwerchfell bleibt frei und die Aufrichtung in Brust- und Oberbauchbereich wird beibehalten; die Wirbelsäule hat Bewegungsspielraum. Es sollte unbedingt eine **fließende Bewegung** entstehen. Hilfreich kann es sein, die Konzentration auf das Kreuzbein zu legen und die Bewegung, ausgehend von der Körpermitte, in eine harmonische Gesamtkörperbewegung münden zu lassen. Der Oberkörper mit Arm darf nicht isoliert nach vorne geführt werden (Gefahr der Starrheit). Die **Weichheit der Gesamtbewegung** ist wichtig.

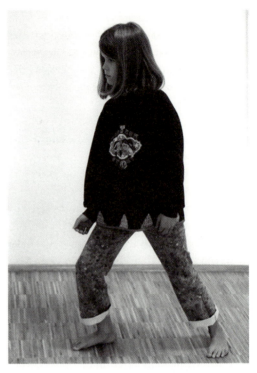

Abb. 8.15. Gesamtkörperhaltung bei Fechterstellung

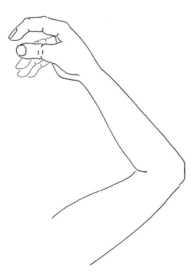

Abb. 8.14. Hand-Finger-Haltung mit angewinkeltem Arm

Freie Armarbeit im Stand – offene Hand. ▶ Der Arm, mit dem das Kind sicher ist, wird **in Schulterhöhe nach vorne gestreckt**. Auf die nach oben geöffnete Hand kann ein Gegenstand gelegt werden, den das Kind tragen bzw. balancieren muss. Je weiter der Gegenstand über die Handfläche hinausragt, umso größer ist die Hinwendung des Kindes zum Objekt und desto mehr Spannung wird aufgebaut.

Freie Armarbeit im Stand – geschlossene Hand. ▶ Die Hand des gestreckten Arms umschließt Balancestäbe unterschiedlicher Art. Einfache Gegenstände können mit dem gestreckten Arm getragen bzw. transportiert werden; hier ist die Anforderung geringer.

Arm- und Handarbeit. ▶ Hier werden alle Körperbewegungen, die das Zungenvorderteil zur Aktivierung unterstützen, eingesetzt (aus bewegungsunterstützender Lautanbahnung).

Seitliche Armarbeit. ▶ Mit den gleichen Grundsätzen wird mit beiden Armen seitlich gearbeitet, um die Zungenseitenränder zu aktivieren und den Tonus zu unterstützen.

Arbeit im Sitzen am Tisch. ▶ Die Arbeit im Sitzen erfordert einen **korrekten Sitzaufbau** (vgl. Kap. 8.4, »Gesamtkörperarbeit«). Die Füße haben guten Bodenkontakt und die Beckenbeteiligung bildet die Grundlage. Von dieser Basis ausgehend werden die Feinspannungsübungen am Tisch durchgeführt. Jetzt ist der Zeigefinger gestreckt, die Handöffnung nach unten gerichtet, der Arm angewinkelt. Während der Bewegung wird zielorientiert gearbeitet, indem Gegenstände mit dem Zeigefinger über den Tisch geführt werden oder mit Fingerfarbe gearbeitet wird. Dabei wird der Arm in die Streckung gebracht.

Arbeit am Boden – Fersensitz. ▶ Bevor die Sitzhaltung eingenommen wird, sollten die **Fußgelenke** gelockert, gelöst oder gedehnt werden. Am Boden wird vorzugsweise **im Fersensitz** gearbeitet. Dabei ruht das Gesäß auf den Fersen und der Oberkörper ist frei aufgerichtet. Die Schultern sind nicht hochgezogen. Der Nacken ist nicht überstreckt. Das Becken mit der aufgerichteten Wirbelsäule sowie dem frei beweglichen Zwerchfell befindet sich in der korrekten Position. Der Patient kann seitliche und nach vorn gerichtete Bewegungen ausführen. Bei bestimmten Übungen sollte ebenfalls auf den gestreckten Arm und die Fingerführung geachtet werden. Als Alterna-

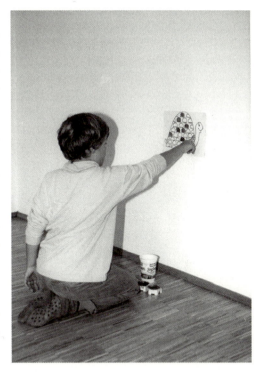

Abb. 8.16. Fersensitz mit korrekter Haltung

tive zum Fersensitz können Meditationsbänkchen oder Meditationskissen benutzt werden. In **Abb. 8.16** ist ein Kind im Fersensitz mit aufrechter Haltung bei einer Übung zu sehen.

8.5.3
Feinspannungsübungen für verschiedene Ausgangskörperhaltungen

In diesem Abschnitt werden Übungen für unterschiedliche Ausgangskörperpositionen aufgelistet, die **jederzeit modifiziert werden können**. Die Ausgangskörperhaltung für die jeweilige Übung ist in Kap. 8.5.2 beschrieben.

Frei im Raum durchgeführte Übungen mit gestrecktem Arm

Gegenstand balancieren. ▶ Gegenstände von einem Start zum Ziel balancieren. Man fängt am besten mit größeren (Holzklotz) oder schwereren Gegenständen an, die auf die flache Hand gelegt werden. Das Kind transportiert vom Start zum

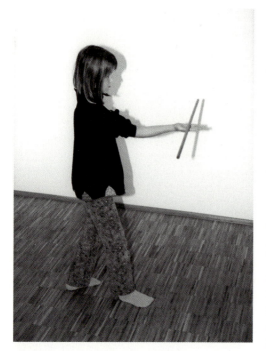

Abb. 8.17. Gegenstand balancieren

Ziel balancemäßig diesen Gegenstand. Die Gegenstände werden immer kleiner und leichter. Sie können an den Seiten der Hand überstehen (z.B. langer Stab und Lineal). Die Fingerfläche wird auch »verkleinert«, indem man später nur noch mit zwei Fingern balanciert (**Abb. 8.17**).

Balancierstab. ▶ Der Stab weist an einer Seite eine kleine Einmuldung auf, in die ein passender Ball gelegt und gehalten wird. Der Stab verlängert den gestreckten Arm. Zunächst geht der Patient frei im Raum umher; als Steigerung kann dann ein Weg vorgegeben werden, z.B. über ein auf dem Boden liegendes Seil oder in Form eines Hindernislaufs.

Luftballonspiel. ▶ Mit dem Zeigefinger wird ein Luftballon in die Höhe getippt. Zwischen der Spannung des Zeigefingers und des Zungenvorderteils besteht bei Aktivierung eine Verbindung, sodass das Zungenvorderteil direkt bewegungsunterstützend mobilisiert wird. Der Ballon sollte möglichst nicht immer aufgefangen, sondern zur Erhöhung der Körperspannung in der Luft gehalten werden.

Japan-Ball. ▶ Der Japan-Ball, ein bunter Papierball, wird aufgepustet und durch den Raum »transportiert«, ohne dass er »Beulen« bekommen darf. Oder er liegt auf dem Tisch; das Kind nimmt ihn vorsichtig zwischen die Finger/auf die Hand und legt ihn z.B. auf einem Stuhl ab. Der Therapeut hebt ihn ebenfalls vorsichtig auf und sucht sich wiederum eine Ablagemöglichkeit.

Aufhängen. ▶ Bei dieser Übung geschieht eine zusätzliche Spannungserhöhung durch die Kombination von gestrecktem Arm und Pinzettengriff. Eine Leine wird aufgespannt und Wäsche mit Klammern aufgehängt. Dabei sollen nur die Spitzen von Zeigefinger und Daumen einer Hand die Bewegung an der Klammer ausführen. Anstelle der Wäsche können buntes Papier oder Karten angeklammert werden. Entweder werden Haushaltsklammern oder ganz kleine Serviettenklammern benutzt, wodurch bei dieser Übung ein differenzierterer Spannungsaufbau erfolgt.

Langstab balancieren. ▶ Mit einer Hand wird ein langer Holzstab mit einer Vorrichtung am Ende gehalten, die an einer Seite eine Vertiefung und gegenüber an der gleichen Seite eine Erhöhung hat. So kann in einem Spieldurchgang in die Vertiefung eine Form hineingelegt werden; es gibt verschieden große, unterschiedliche Formen. Oder man nutzt den Stab mit der erhöhten Seite, auf die man Puppen und Ringe setzen kann. Diese transportiert man von einem Start zu einem Ziel. Zur Erhöhung der Anforderung kann ein Parcours von hintereinander stehenden Stühlen und Hockern aufgebaut werden. Das Kind balanciert über die Sitzflächen.

Übungen zur Aktivierung der Zungenseitenränder

Handkanten. ▶ Eine Kiste wird zwischen beide Hände genommen. Die Handkanten liegen nach unten auf dem Tisch. Die Kiste wird betont über den Tisch geführt. Die Handkanten sprechen die Zungenseitenränder an.

Wurfübung. ▶ In jeder Hand hält der Patient einen Korken, die Arme werden seitlich in Höhe der Schulter angewinkelt, sodass die Ellenbogen nach außen zeigen. Nun wird der Korken seitlich in den Raum geworfen. Dieser Vorgang wird mehrmals wiederholt.

Balancierübung. ▶ Mit seitlich über den Kopf gestrecktem Arm trägt das Kind Gegenstände auf seinen Handflächen. Die Handkanten zeigen nach außen.

Widerstandsübung. ▶ Das Kind winkelt die Arme seitlich an und die Handflächen schauen nach außen. Es drückt mit Kraft seitlich Gegenstände weg. Man kann zusätzlich mit Vorstellungshilfen arbeiten, indem das Kind z.B. imaginäre Schränke, Mauern usw. wegschiebt.

Übungen im Stehen mit gestrecktem Bein

Tipp ▶ Bei Übungen im Stehen mit gestrecktem Bein sollte auf folgende Aspekte geachtet werden:
- Wird die **Fechterstellung** eingehalten? Liegt das Hauptgewicht auf dem rückwärtigen Bein?
- Während der Streckung des vorderen Beins darf der **Oberkörper nicht nach hinten** genommen werden. Die aufrechte Haltung wird immer beibehalten.
- Das **hintere Bein** wird stets **nachgezogen**, sodass die aufrechte Haltung gewährleistet ist.
- Der Patient soll während der Durchführung **leicht in die Knie gehen**.
- Auf **Mitbewegungen**, z.B. im Gesichts-, Hand- und Armbereich, ist zu achten. Gegebenenfalls müssen sie korrigiert werden.
- Der **Oberkörper darf nicht nach hinten kippen** (Kreuzbein – Becken – Mittelpunkt) (vgl. Abb. 8.10 »Fechterstellung«).
- Das **Zwerchfell** bleibt frei.
- Eine **Kopfaufrichtung** ist bei Übungen mit weiter entferntem Ziel möglich; bei direkter Tätigkeit unterhalb des Körpers kann die aufrechte Kopfhaltung nicht beibehalten werden.
- Da die Versuchung für Kinder groß ist, den zu führenden Gegenstand (z.B. einen Ball) zu schießen, wird vom Therapeuten besonders betont, dass es sich um ein Schieben, ein Führen mit den Zehen handelt (**wie ein »rohes« Ei**).
- Der Kontakt der Zehen zu dem auf dem Boden liegenden Gegenstand darf nicht unterbrochen werden.

Ball – Seil. ▶ Auf dem Boden liegen zwei Seile parallel nebeneinander. Der Abstand der Seile beträgt etwa eine Fußbreite; der Seilabstand kann je nach Anforderung variiert werden. Ein kleiner Ball liegt an einem Ende der Seile (Start) vor dem Fuß des Patienten. Die Zehen berühren den Ball. Er wird nun vorsichtig zwischen den Seilen hindurchgeführt, wobei der Kontakt von Zehen und Ball nicht abbrechen soll. Vorher wird die Fechterstellung eingenommen, und nun wird der Ball mit dem Fuß und dem gestreckten Bein durch die Seile geführt. Die Seile dürfen möglichst nicht berührt werden. Das Kind hat Start und Ziel vor Augen.

Ball – Stangen oder Stöcke. ▶ Die Durchführung ist die gleiche wie bei der Übung »Ball – Seil«. Es werden hier nur die Seile ausgetauscht. Der kleine Ball kann ebenfalls durch andere Gegenstände ersetzt werden, z.B. Bauklotz, Auto, kleine Männchen usw.

Ball – Dose. ▶ Vom Fuß des Patienten (Start) wird ein kleiner Ball in die am Boden liegende Dose (Ziel) befördert. Der Patient führt die Übung in der vorgeschriebenen Haltung und bei korrektem Bewegungsablauf durch. (Achtung: Kein Fußballspiel!)

Bauklotzzug. ▶ Maximal drei Bauklötze liegen hintereinander auf dem Boden. Sie sollen vom Start ausgehend auf ein Ziel zugeschoben werden. Die Übung erfordert eine genaue Koordination, da es sich nicht um einen starren Gegenstand handelt, der über den Boden geführt wird. Dabei immer an die Fechterstellung und den fließenden Bewegungsablauf denken!

Bauklotz – Reifen. ▶ Es geht darum, einen Bauklotz mit dem Fuß um einen auf dem Boden liegenden Reifen herumzuführen, ohne diesen mit dem Bauklotz zu berühren. Ein Fuß steht im Innenkreis des Reifens. Dabei sollte der Patient immer in Fechterstellung und fließendem Bewegungsablauf verbleiben.

Ball – Reifen. ▶ Ein Reifen liegt auf dem Boden; innerhalb des Reifens liegt ein Ball. Dieser wird mit dem Fuß am Innenrand des Reifens entlanggeführt. Auch dabei sollte das Kind immer in Fechterstellung bleiben, und der Bewegungsablauf sollte fließend sein.

Übungen am Tisch stehend mit gestrecktem Arm

Murmelübung. ▶ Patient und Therapeut stehen sich am Tisch gegenüber. Der Patient hat einen Becher mit Murmeln neben sich. Der Therapeut hält einen Becher, den er am Tischrand entlangführt, um die Murmeln aufzufangen, die zielgerichtet vom Patienten in den vom Therapeuten gehaltenen Becher geführt werden. Die Handinnenfläche ist nach oben gerichtet, die Zeigefingeraußenkante führt angewinkelt die Murmel. Diese Übung kann auch unter »Zeitdruck« durchgeführt werden, um eine höhere oder niedrigere Anforderung zu stellen. Durch den seitlichen Zeigefinger-Murmel-Kontakt wird die Murmel zunächst mit gestrecktem Arm über einen Teil des Tisches geführt und läuft dann alleine. Wieder ist auf Haltung und Zwerchfellfreiheit zu achten (Fechterstellung; **Abb. 8.18**).

Auto – Tisch – Spiel. ▶ Hier wird ein Auto über den Tisch geführt. Mit Kreide kann vorher eine Strecke aufgemalt werden, die mit dem Auto »abgefahren« wird. Bei dieser Übung verliert der Finger den Kontakt mit dem Auto erst zum Schluss. Auf Zwerchfellfreiheit ist wieder besonders zu achten!

Gegenstand – »Löcherwand«. ▶ Murmeln oder kleine Autos werden in ein vorgegebenes Ziel hineingesteuert (Klapppappe mit Löchern, bestimmte Punktzahl). Sobald die Gegenstände in die Höhle hineingeführt sind, wird der Finger-Gegenstand-Kontakt unterbrochen. Durch den Wettbewerbscharakter ist diese Spielform für Kinder sehr ansprechend.

Übungen am Tisch sitzend

Tipp ▶ Der Patient sitzt aufrecht. Der Sitzaufbau ist durchgeführt. Die Armbewegung verläuft vom angewinkelten zum gestreckten Arm. Die Fingerspitze berührt den Gegenstand, und während der Führung wird der Arm gestreckt. Variation: Bei einigen Übungen wird der Gegenstand mit dem Pinzetten- oder Zangengriff geführt.

Muggelsteine. ▶ Muggelsteine werden in der beschriebenen Haltung von einem Partner zum anderen über den Tisch geführt. Die Muggelsteine können durch andere Dinge ersetzt werden (**Abb. 8.19**).

Blatt – Pipette. ▶ Ein Blatt mit unterschiedlich großen und farbigen Kreisen liegt vor dem Kind. Insgesamt sind die Kreise eher klein gehalten. Mehrere Becher mit unterschiedlich farbigem Wasser stehen neben dem Blatt. Die Farbe der

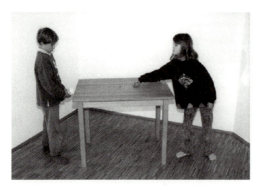

Abb. 8.18. Murmelübung

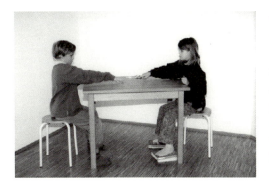

Abb. 8.19. Muggelsteinübung

Kreise und des Wassers stimmen überein. Mit einer Pipette taucht man in das Wasser. Der Patient drückt die Pipette, lässt dann los, und das Wasser wird aufgenommen. Anschließend wird ein kleiner oder entsprechend großer Tropfen in den jeweiligen Kreis gesetzt. Der Patient drückt hier wieder und dosiert genau die Menge des Wassers, d.h., die Intensität der Spannung differiert. Das **Zungenvorderteil** wird durch den Fingerpinzettengriff aktiviert.

Holzklotzübung. ▸ Nach dem Aufbau der Sitzhaltung befinden sich Patient und Therapeut nebeneinander oder gegenüber am Tisch. Sowohl bei Kindern als auch Erwachsenen ist unbedingt auf einen guten Bodenkontakt zu achten! Der Abstand vom Fuß zum Boden sollte bei Kindern mit Bücherstapeln, Hocker, Eutoniehölzer ausgeglichen werden. Sie halten mit den gestreckten Fingerspitzen einer oder beider Hände einen Holzklotz, den beide aufeinander zu bewegen. Eine Geschichte wie die folgende kann die Übung ergänzen.

Beispiel ▸ Zwei Tänzer/innen (=Klötze) treffen sich und tanzen dann zu Musik (Kassette) über den Tisch.

Der Kontakt der Klötze sollte, sobald sie sich getroffen haben, nicht unterbrochen werden (Spannungsaufbau der Zungenspitze). Das Summen einer Melodie unterstützt den Mundschluss. Hier sind eine relativ **hohe Spannung** und **Gleichgewichtskontrolle** sowie die **Einhaltung des Mundschlusses** erforderlich.

Schaf bekleben. ▸ Vor dem Kind liegt ein Bild mit einem Schaf. Der Therapeut hält eine Handpuppe, die wiederum Watte zwischen ihren Händen hält. Der Patient zieht nun ein Stückchen Watte mit den Fingerspitzen heraus. Hier erfolgt eine Bewegung, die aus dem Raum zum Körper hin durchgeführt wird – **ein hoher Spannungsaufbau für Zwerchfell und orofazialen Bereich**. Die **Hemmung des Zungenvorstoßes** wird unterstützt. Anschließend wird die Watte auf das Schaf geklebt. Das Kind drückt die Watte auf das Blatt, sodass mit diesem Druck wiederum Feinspannung erarbeitet wird. Der Ablauf wird so lange wiederholt, bis das Schaf völlig »wollig« ist.

Autos über den Tisch führen. ▸ Es wird nicht mehr der seitliche Fingerbereich genommen, sondern hier wird der Zeigefinger nach vorne geführt. Die jeweiligen Gegenstände werden dann mit der veränderten Fingerhaltung über den Tisch geführt.

Japan-Ball über den Tisch führen. ▸ Auch hier wird der Zeigefinger gestreckt und nach vorne geführt. Der Papierball wird, ohne ihn einzubeulen, über den Tisch geschoben.

Übungen am Boden – Fersensitz

Bild ausmalen. ▸ Ein vorgezeichnetes Bild, in unterschiedliche kleine Flächen aufgeteilt, »klebt« dem Patienten gegenüber an einer Wand in Schulterhöhe und eine Armlänge vom Patienten entfernt. Neben dem Kind steht Finger- oder Wasserfarbe, in die das Kind mit dem Finger hineintaucht und anschließend eine kleine Fläche des Bildes ausmalt. Die Übung kann im Wechsel mit dem Therapeuten durchgeführt werden. Achtung: Das Kind darf den Oberkörper nicht nach vorne beugen, da es sonst aus dem gesunden Spannungszustand herausgebracht wird. Der Arm darf nicht zu hoch gestreckt werden, um einer Überspannung des Schulter- und Nackenbereichs vorzubeugen.

Reifen – Ball. ▶ Das Kind sitzt neben einem kleinen Reifen und führt mit gestrecktem Arm einen Ball innerhalb des Kreises herum. Wichtig ist, den Reifen **seitlich** und nicht vor das Kind zu legen, um das Zwerchfell frei zu halten. **Variante:** Reifen mit Lauflinie. Dabei läuft der Ball auf einer Einmuldung des Reifens und muss vom Patienten in der Führung gehalten werden.

Wichtelübung. ▶ »Wichtel« aus Schafswolle werden in der Hand des Therapeuten gehalten; einer davon ist der Wichtelkönig und hat ein goldenes Band. Der Patient zieht. Der Therapeut hält für einen kurzen Augenblick mit einem gewissen Zug die Schafswolle fest. Diese Übung ist auch für Gruppen geeignet. Die Spannung kann durch entsprechende Wichtelgeschichten noch erhöht werden.

Papier – Klammern. ▶ Buntes Papier wird mit kleinen bunten Wäscheklammern (Pinzettengriff) umrandet. Anstelle der Klammern kann man auch Büroklammern nehmen (möglichst in ein Spiel integrieren). Die Klammern werden mit Pinzettengriff an das Papier geheftet, sodass ein bunter Rand entsteht.

Weitere Vorschläge zu Feinspannungsübungen

Im Handel erhältliche Spiele können ebenfalls zur Förderung der Feinspannung eingesetzt werden. In der **Übersicht 8.15** sind einige Spielideen aufgeführt.

Fazit ▶
- Die **Feinspannungsübungen** sind innerhalb der myofunktionellen Therapie ein hilfreicher und **notwendiger** Bestandteil der Behandlung. Sie gehören zur Arbeit der Tonus- und Haltungsregulierung.
- Nur durch eine **ausgeglichene Gesamtkörperhaltung** ist es möglich, im Gesichtsbereich spezielle Muskelbewegungen und deren Koordination auszuführen. Gesamtkörperbewegung und Tonus beeinflussen direkt die intraorale Muskulatur.

Übersicht 8.15: Im Handel erhältliche Feinspannungsspiele
- Stapelmännchen
- Packesel
- Äpfelchen-Spiel
- Jenga
- Balance
- Hoppla Elefant
- Affenspiel
- Eisbärenspiel
- Taktilo
- Pinguin-Spiel
- Geduldspiele

Durch die vorgestellten Übungen werden insbesondere für Kinder solche Grundlagen geschaffen.
- Für die **mundmotorischen Übungen**, die Ruhelage der Zunge und die Anbahnung des Schluckens ist eine zusätzliche muskuläre Feinspannung notwendig. Außerdem bewirkt sie eine Förderung des Körperbewusstseins für feindifferenzierte Spannungszustände.
- Feinspannungsübungen sind durchaus **motivationssteigernd** und sollen daher im Laufe der Behandlung immer wieder eingesetzt werden.

8.6 Orale Sensibilität

Die taktil-kinästhetische Wahrnehmung im Mundbereich, die der sensorischen Integration zugeordnet wird, ist von elementarer Bedeutung bei der korrekten Bildung von Bewegungs- und Lageempfindungen der Zunge und der Analyse von Bewegungsdurchführungen. Im Folgenden werden die Grundlagen der **sensorischen Integration** kurz dargestellt. Die logopädische Arbeit im Bereich der orofazialen Dysfunktionen wird durch Aspekte der Diagnose und der umfassenden therapeutischen Möglichkeiten auch im Bereich der sensorischen Integration unterstützt.

8.6.1
Sensorische Integration: kurzer Überblick

Elemente der sensorischen Integration
Das **taktil-kinästhetische System** ist das ausgedehnteste Sinnesorgan des Körpers. Die **Propriozeption** (Eigenwahrnehmung und Tiefensensibilität) und der Gleichgewichtssinn (**vestibuläres System**) sowie die Informationen aus den inneren Organen und Blutgefässen (**viszeraler Input**) stellen weitere Eckpfeiler der sensorischen Integration dar.

Das Nervensystem mit seinen Bahnen und das Gehirn bilden ein ebenso komplexes wie wunderbares System. Die sensorische Integration aller Wahrnehmungsbereiche ist die Voraussetzung für einen gesund funktionierenden Organismus und seinen Handlungen. Gleichermaßen verständlich und informativ kann man über die sensorische Integration bei A.J. Ayres (1984) nachlesen.

Die **Wahrnehmung im Mundbereich** wird schon im Mutterleib angebahnt. Die Reifung und Entwicklung kortikaler Gebiete wird durch die Frühanlage der Sinnesorgane in der Mundhöhle und das frühe fötale Schlucken gefördert.

Für den Säugling ist der Mund mit seinen Organen ein existenzieller Bereich der Überlebensmöglichkeit und zugleich auch ein Bereich, der Emotionalität vermittelt. Das Kind übt viele Male zahllose Bewegungen und Empfindungen, die das Gehirn aufnimmt, einordnet und entschlüsselt, sodass anschließend eine auf das Zielorgan gerichtete Reaktion erfolgen kann.

Alle **Tastinformationen** ziehen zum Hirnstamm. Von hier geht die Information über das ganze Gehirn. Tastimpulse, die die Hirnrinde erreichen, sind verantwortlich für wahrnehmbare Eindrücke und Empfindungen des menschlichen Bewusstseins. Die meisten Tastimpulse werden jedoch auf niedrigen Hirnniveaus verarbeitet, um Gefühlsäußerungen zu beeinflussen und Gefühlserregungen ihren Sinn zu geben und damit schnell zweckmäßige Bewegungen auszulösen.

Beachte ▶ Die Fähigkeit, korrekte Bewegungen zu planen und durchzuführen, hängt von der Exaktheit des Tastempfindens eines Kindes ab.
Der **taktile Wahrnehmungsbereich** muss daher **obligatorisch** in die Myofunktionstherapie **einbezogen** werden.

Erst ab etwa dem 2. Lebensjahr kann ein Kind lokalisieren, wo es berührt worden ist. Von da ab kann es auch seine Reaktionen willentlich in eine bestimmte Richtung lenken.

»Das Erlebnis seiner Haut ermöglicht ihm zu begreifen, wo sein Körper beginnt und wo er aufhört. Dieses gefühlserlebte Bewusstsein des Körpers ist wesentlich fundamentaler als das optische Wissen über seinen Körper.« (Ayres 1984, S. 31)

Die Verminderung taktil-kinästhetischer stereognostischer (Formerkennen im Mundbereich) Fähigkeiten kann eine Störung der Muskulatur des orofazialen Bereichs zur Folge haben.

Beachte ▶ Die Erkenntnisse aus der sensorischen Integration bedeuten für die Myofunktionstherapie, dass **taktile Erfahrungen** in der Behandlung **stimulieren**.

Homburg (1978) bezeichnet die Tastempfindlichkeit als **somatoviszerale Sensibilität**. Er versteht darunter die Berührungsempfindlichkeit, die Druckempfindlichkeit, den Vibrationssinn und den Sinn für Gliederstellung. Alles dient der Selbstwahrnehmung.

Die **orale Stereognose** beinhaltet den kinästhetischen Sinn (Empfindung der Bewegung), den propriozeptiven Sinn (Lageempfindung) und den taktilen Sinn (Berührungs- und Druckempfindung). Dahan (1981) beschreibt den Prozess der **Stereognose** in zwei Identifikationsphasen:
▶ die primäre Identifikation und Erkennung der Elementareigenschaften – Größe, Form, Konsistenz, Temperatur und Oberflächenbeschaffenheit des Gegenstandes;

▸ die sekundäre Identifikation und Verbindung der erkannten elementaren Eigenschaften mit früheren Erfahrungen.

Die Stereognosefähigkeit wächst bis zum Alter von 15 bis 16 Jahren an.

Beachte ▸ Die Qualität der **oralen sensorischen Fähigkeiten** steht in engstem Zusammenhang mit der Qualität der **oralen motorischen Fähigkeiten**.

Daraus ergibt sich die Konsequenz, in der Myofunktionstherapie sensorische und motorische Fähigkeiten zu verbinden.

8.6.2
Prüfung und Therapie der oralen Stereognose: Mund- und Handstimulation

Bevor mit gezielten Funktionsübungen (vgl. Kap. 8.7, »Funktionsübungen«) begonnen wird, muss die **Sensibilität im Mundbereich** geprüft und bei Bedarf gezielt gefördert werden. Von Seiten der Logopäden wird immer wieder auf die Bedeutung dieses Bereiches auch zur Behandlung kindlicher Sprachstörungen (z.B. Dyslalien) hingewiesen. Die **Übersicht 8.16** fasst einige Prüfkörper zusammen.

Bei der therapeutischen Behandlung ist zunächst auch ein manuelles Tasten denkbar, sodass (gut bei kleinen Kindern) Begriffe für die einzelnen Formen gemeinsam gesucht und festgelegt werden (**Abb. 8.20**), z.B. Krone, Stern, Zigarre, Bohne, Kasten, Mond, Reifen, Kreis.

Beispiel ▸ Ein siebenjähriger Junge mit bereits behandelter Sprachentwicklungsverzögerung (mit Wahrnehmungsstörung, Dyslalie etc.) und vorangehender Sprachtherapie stellte sich erneut zur Abklärung der Myofunktionstherapie vor. Das jahrelang bestandene Ankyloglosson hat kaum Zungenspitzenbeweglichkeit zugelassen, daher wurden wenige Tastmöglichkeiten entwickelt, obwohl eine zufrieden stellende Aussprache erreicht werden konnte. Vor Beginn der Myofunktionstherapie wurden mit Hilfe der angeleiteten Mutter Tast-, Schmeck- und Zungenübungen durchgeführt, die ohne größeren Aufwand (aber mit Disziplin!) in den Alltag integriert wurden. Vor 6 Monaten durchtrennte man das Ankyloglosson.

Neben einer ausführlichen Anamnese und Erhebung des Myofunktionsbefundes kann die Stereognose unter folgenden Gesichtspunkten geprüft werden (vgl. Abschnitt »Prüfung der taktilen Fähigkeit«).

Prüfung der taktilen Fähigkeit

Man unterscheidet die drei Bereiche der manuellen, oralen und kombinierten Identifikation.

Übersicht 8.16: Zur Prüfung der oralen Stereognose geeignet

▸ **Plastikfigurenkörper** (ca. 0–1 cm) zur oralen Stereognoseprüfung an Nylonfäden (nicht verschluckbar und desinfizierbar; zu bestellen bei: Advanced Orthodontics Näpflein GmbH, Postfach 200128, 40099 Düsseldorf) (**Abb. 8.20**).
▸ **Arbeitsblatt** mit allen aufgezeichneten Formen.
▸ **Acht Pappfiguren** (ca. 1,5–2 cm) zur manuellen Prüfung und dementsprechend identische Vorlagen.

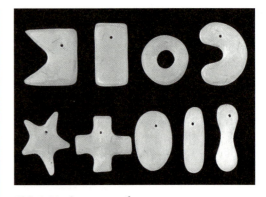

Abb. 8.20. Stereognoseformen

Manuelle Identifizierung. ▶ Bei geschlossenen Augen werden einzelne Pappformen mit den Fingern ertastet und benannt.

Orale Identifizierung. ▶ Der Patient schließt die Augen. Ein Plastikkörper nach dem anderen wird zur Befunderhebung auf die Zunge gelegt.

Mit Hilfe des Gaumens wird die Form ertastet und anschließend auf einer Abbildung gezeigt. Es sollte **ohne** Unterstützung der **Lippen** getastet werden. Anschließend kann der ertastete Prüfkörper gezeigt werden.

Kombinierte Identifizierung. ▶ Die Augen des Patienten sind geschlossen. Ein Plastikkörper wird auf die Zunge gelegt. Der Patient wird aufgefordert, die Plastikform oral analog zur manuellen Betastung zu identifizieren.

Zur **Diagnostik** setzt man die **orale Überprüfung** ein, um Aussagen über die taktil-stereognostischen Fähigkeiten treffen zu können.

Falls der Patient zuerst die Formen manuell ertastet und dann oral identifiziert, muss bedacht werden, dass die **manuell ertasteten Informationen** bereits **zentral gespeichert werden**. Die kortikalen Gebiete weisen einen Zusammenhang zwischen der Hand und dem Mund auf.

Bewusst wird darauf verzichtet, konkretere Tastanweisungen zu geben (z. B. spüre mit der Zungenspitze oder dem Gaumen). Das **spontane Tast-, Such- und Bewegungsverhalten der Zunge, der Lippen und der Zähne** ist von diagnostischer Bedeutung.

In dem oben genannten Beispiel konnte der Patient die Testkörper kaum mit der Zunge anheben, sondern eher durch Lippen-, Zahn- und mittleren Gaumenkontakt »identifizieren«. Er brauchte für die oralen Testkörper wesentlich mehr Zeit als für die manuellen. Daher sind der Einsatz und die Förderung der taktilen Wahrnehmung im Orofazial- und Handbereich notwendig.

Übungen zur Mundstimulation

Der Patient kann durch taktil-stereognostische Übungen lernen, seinen Mund, einen der sensibelsten Bereiche des Körpers, deutlicher wahrzunehmen.

Naschraten. ▶ Verschiedene Nahrungsmittel, Kornpops, Brause, Salzstangen, Oblaten usw., werden in kleinen Mengen auf einem Teller verteilt, mit der Zungenspitze (bereits Zungenfunktionstraining) aufgenommen, um den jeweiligen Geschmack und die Konsistenz kennen zu lernen. Oder ein Mitspieler bzw. der Therapeut gibt dem Gegenüber bei geschlossenen Augen ein Nahrungsmittel auf die Zunge. Der Patient versucht, den Geschmack zu identifizieren. Er erfährt auf taktil-stereognostischer Ebene weitere Informationen

Vorsicht ▶ Vorsicht bei einer bekannten Nahrungsmittelallergie!

Gestanzte Möhren. ▶ Mit scharfen Metallbackformen kann man aus Möhren verschiedene Formen ausstanzen, die auf der Zunge liegend erkannt werden sollen. Die analogen Gegenstände oder Abbildungen liegen vor dem Patienten und sollen zugeordnet werden.

Nudelraten. ▶ Aus verschiedenen Nudelsorten kann sowohl manuell als auch oral ein Tastspiel durchgeführt werden. Eine Nudelform nach der anderen wird dem Kind bei geschlossenen Augen auf die Zunge gelegt mit der Anweisung, sie zu ertasten. Die entsprechenden Nudelformen liegen vor dem Kind. Es ordnet sie zu.

Thermale Reize. ▶ Die Sensibilität wird durch thermale Reize gefördert.

Eisbehandlung. Sie kann extra- und intraoral durchgeführt werden. Mit Eis darf nie direkt an der Haut gearbeitet werden. Es kann in Plastik oder Gummi verpackt werden; um Kühlelemente können dünne Baumwolltücher gewickelt werden. Das Eis wird mit streichenden, tupfenden oder drückenden Bewegungen im Wangen-, Lippen-, Zungen- und Gaumenbereich eingesetzt.

Wärmebehandlung. Ein Plastikröhrchen, das man in medizinischen Fachgeschäften bekommen kann, wird mit warmem Wasser gefüllt, und es werden die gleichen Behandlungsschritte wie bei der Eisbehandlung durchgeführt.

Eine weitere Möglichkeit ist die Erstellung eines Thermalmemorys. Jeweils zwei Röhrchen werden mit gleicher Wassertemperatur befüllt und dann vom Patienten über den orofazialen Bereich identifiziert und anschließend zugeordnet.

Intermittierende Reize. ▸ Sie können durch eine elektrische Zahnbürste gesetzt werden. Es wird mit der Borstenseite und/oder mit der Rückseite der Zahnbürste gearbeitet. Die entsprechenden Mund- und Gesichtspartien werden behandelt.

Weitere Materialien und Gegenstände. ▸ Jedes Material bzw. alle Gegenstände können bei diesen Übungen eingesetzt werden, die den Patienten nicht verunsichern. Dazu gehören Pinsel jeder Art, unterschiedliche Stoffe, Holz-, Metall- oder Plastikgegenstände. Es wird angemessen und sorgsam gearbeitet.

Riechübungen. ▸ Sie steigern ebenfalls die Wahrnehmung des orofazialen Sinnes. Ätherische Öle, Gewürze usw. können benutzt werden. Diese Übung unterstützt darüber hinaus die **Nasenatmung**.

Beachte ▸ Vor der Durchführung der Behandlung ist zu beachten, ob der Patient eine **Hypo- oder Hypersensibilität im intra- oder extraoralen Bereich** aufweist. Dementsprechend wird der Kontaktdruck variiert. Es können auch **wechselnde Empfindlichkeiten** bestehen. Sie sind abhängig von der Stimmungslage bzw. Tagesverfassung des Patienten.

Einige der genannten Therapiemöglichkeiten sind bekannt aus der logopädischen Mund- und Esstherapie und können in die Myofunktionsbehandlung übernommen werden. Die taktilen Fördermöglichkeiten finden ebenfalls Anwendung in der Behandlung von Lippen-Kiefer-Gaumenspalt-Patienten, bei Patienten nach operativen Eingriffen im Mund- und Gesichtsbereich und bei neurologischen Erkrankungen. Die Anregung der Hand- und Mundsensibilität sollte zu Beginn der Therapie auf jeden Fall regelmäßig stattfinden.

Übungen zur Handstimulation

Taktile Empfindungen werden überwiegend über die Hände vermittelt und stehen mit dem oralen Bereich in Verbindung. In der Hirnrinde werden in ausgedehnten Bezirken die Empfindungen, die über die Hände vermittelt werden, verarbeitet. Wie einleitend schon erwähnt, werden Informationen, die über den oralen Bereich ankommen, ebenfalls zur Hirnrinde geleitet. Dies hat therapeutische Konsequenzen. Es kann nur dann sinnvoll gearbeitet werden, wenn diese Schnittstelle berücksichtigt wird und neben den Übungen zur Steigerung der Sensorik im oralen Bereich auch Übungen zur Handstimulation durchgeführt werden.

Beachte ▸ Bei orofazialen Dysfunktionen müssen die Bereiche der oralen Wahrnehmung und der taktil-kinästhetischen Handwahrnehmung parallel in die Therapie integriert werden.

«Ohne ausreichende taktile Stimulierung des Körpers tendiert das Nervensystem dazu, aus dem ‚Gleichgewicht' zu kommen.» (Ayres 1984, S. 47)

Bei Rechtshändern ist die linke Hand für Berührungsreize empfindlicher, und in der linken Hand werden Gegenstände besser erkannt.

Naturmaterialien tasten. ▸ Ein Kasten mit unterschiedlichen Steinen, Kastanien, Eicheln, Muscheln, trockenen Erbsen, Holzstöckchen usw. steht vor dem Patienten. Der Patient wird aufgefordert, mit voller **innerer Konzentration** jedes einzelne Teil exakt zu ertasten. Nur wenn dieser Schritt geleistet wird, ist eine Übertragung in den orofazialen Bereich bei gleichzeitiger Qualitätssteigerung möglich. Bei der Tastempfindung und Bewegung der Finger entsteht Bewegungs- und Spannungsaufbau von Zunge und Lippen. Je nach

Intensität des Fingerdrucks reagiert die Zunge adäquat mit Widerstand.

Tast-Memory-Gegenstände. ▶ Ein Satz des Tast-Memorys ist sichtbar. Die Gegenstände des zweiten Satzes werden dem Patienten einzeln, nacheinander und für ihn nicht sichtbar in die Hand gegeben. Nach dem Ertasten und Erkennen soll er jeweils auf das sichtbare Pendant verweisen.

Tast-Memory®. ▶ In zweifacher Ausführung wird auf einheitlichem Untergrund (z.B. Marmeladendeckel) durch das Bekleben mit unterschiedlichen Materialien (Kork, Schleifpapier unterschiedlicher Stärke, verschiedenste Stoffe u.Ä.) ein Spiel erstellt. Analog zur Durchführung des Tast-Memory-Gegenstände wird dann ertastet.

Tast-Domino®. ▶ Die Steine werden ertastet und anschließend aneinander gelegt (im Handel erhältlich; Abb. 8.21).

Taktilo®. ▶ Kleine Holzgegenstände werden zu entsprechenden Abbildungen geordnet (Spielanleitung).

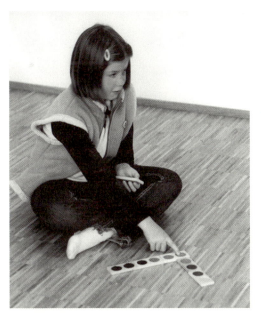

Abb. 8.21. Tast-Domino

Temperatur zuordnen. ▶ In je zwei Glas- oder Plastikröhrchen wird Wasser mit unterschiedlicher Temperatur eingefüllt. Die Aufgabe besteht darin, die Röhrchen mit gleicher Temperatur durch Erfühlen einander zuzuordnen.

Tipp ▶ Während des Sitzens am Tisch oder auf dem Boden sollte der Therapeut unbedingt auf das Zwerchfell und den Flankenbereich sowie die Haltung von Kopf- und Nacken achten.

8.6.3
Sensibilität und Bewegung

Eine **klare Aufschlüsselung der Reize** und dementsprechend eindeutige Empfindungen lassen bei einer gesunden Motorik zielgerichtete, kontrollierte Bewegungen zu.

Durch konsequenten **therapeutischen Einsatz taktiler Wahrnehmungsförderung** verkürzt sich die motorische Übungszeit. Häusliche Fehler bei motorischen Übungen werden erheblich reduziert, da die Eigenwahrnehmung gesteigert wird.

Beachte ▶ Es gilt das Prinzip: Sensibilität vor Funktion und vor Schlucken.
Dem Patienten fallen durch die verbesserte Wahrnehmung gezielte und feindifferenzierte Zungen- und Lippenbewegungen leichter. Die Zungenruhelage wird zeitlich früher und länger eingehalten.

Vorsicht ▶ Wird auf die orale Sensibilität nicht geachtet, kann es zu falschen Angewohnheiten während der Therapie kommen. Dies kann fatale Folgen für das orofaziale Muskelgleichgewicht nach sich ziehen.

Bei der Erarbeitung der **Zungenruhelage** ist eine häufige Fehlerquelle die falsche Positionierung des Zungenvorderteils. Die Zunge wird in dem Bestreben, auf keinen Fall die Schneidezähne zu berühren, zu weit nach hinten gelegt. Dies führt zu Mundbodenverspannung, Nacken- und Kiefergelenksbeschwerden.

Beachte ▶ Die Wahrnehmung ist so zu schulen, dass Bewegung und Positionseinhaltung der Muskulatur mit Eigenkontrolle erfolgen.

Fließende Bewegungen ergeben sich unter anderem durch das Zusammenspiel von Wahrnehmung, Lageempfindung und Tonus. Zur Weiterführung der Stimulation von Hand und Mund können verschiedene Therapiebereiche verknüpft werden.

Fazit ▶
- Die Tastempfindungsinformationen der Hände stehen in Verbindung mit den Informationen des oralen Bereichs. Erst bei ausreichender taktil-kinästhetischer Wahrnehmung sollte mit den Training der Zungenruhelage und den Funktionsübungen begonnen werden.
- Die parallel verlaufende Behandlung von **taktil-stereognostischer Wahrnehmung** und **Mundmotorik** ist eine weitere Möglichkeit innerhalb der Myofunktionstherapie.
- Die Anregung oder Förderung der **oralen Sensibilität** fließt **kontinuierlich** in die logopädische Therapie bei orofazialen Dysfunktionen mit ein.

8.7 Funktionsübungen

> Die Funktionsübungen sind ein wichtiger Bestandteil der myofunktionellen Therapie zur **Kräftigung und Förderung der Beweglichkeit der am Schluckakt beteiligten orofazialen Muskulatur** (besonders der Lippen, der Zunge, der Wangen). Körperhaltung und Körpertonus sind von entscheidender Bedeutung (vgl. Kap. 8.4, »Gesamtkörperarbeit«, vgl. Kap. 8.5, »Feinspannungsübungen«), d.h., es sollte nie ein isoliertes Muskeltraining erfolgen. Vielmehr ist das gesamte orofaziale System durch Atmung, Tonus und Haltung mit anzusprechen.

8.7.1 Hinweise zur Therapieplanung: Mundmotorik in Verbindung mit anderen Bereichen

Zeitlich sollte vor den Funktionsübungen in der Therapiestunde **immer** ein **grob- und feinmotorisches Angebot** stehen sowie **Übungen zur tonusregulierenden Haltung** im Stand und/oder Sitz (vgl. Kap. 8.4, »Gesamtkörperarbeit«, vgl. Kap. 8.5, »Feinspannungsübungen«).

Des Weiteren ist es unbedingt notwendig, auf die kinästhetischen Fähigkeiten des Patienten zu achten. Die **Steigerung des taktil-kinästhetischen Empfindens** ist ein Eckpfeiler der mundmotorischen Therapie (vgl. Kap. 8.6, »Orale Sensibilität«). Durchgängig wird mit visueller Kontrolle (Spiegel) gearbeitet.

Durch **Sensibilitäts- und Tonusübungen (Feinspannung)** findet eine muskuläre Entlastung im oberen Körperbereich statt, sodass im Anschluss isolierte Muskelfunktionsübungen präziser und effektiver durchgeführt werden können.

Die Mundmotorik hängt mit der Feinmotorik eng zusammen. Daher unterstützt die gleichzeitige **Förderung der Handgeschicklichkeit** die feinmotorischen Fähigkeiten des Mundes.

Für Kinder werden die Übungen als Spielideen in Verbindung mit der Motorik angeboten. Einige Beispiele dazu sind in der **Übersicht 8.17** vorgeschlagen.

8.7.2 Hinweise zur Durchführung

In der Sitzung führt der Therapeut die jeweiligen Übungen **gemeinsam** mit dem Patienten durch. Auch Therapeuten sollten Überanstrengungen bei mundmotorischen Übungen vermeiden.

Beachte ▶ Jeder Therapeut, der mit der Myofunktionstherapie arbeitet, sollte vorab die Übungen sowohl an sich als auch an Kollegen erprobt haben, um Eigenerfahrungen zu sammeln und die Wirkung von Übungen auf andere zu erproben, bevor er sie mit

Übersicht 8.17: Spiele zur Übung der Mundmotorik
- Zettel mit mundmotorischen Übungen neben ein gelegtes Seil legen, über Seil balancieren, nachgucken und üben.
- Übungen auf Karten schreiben, ziehen lassen, abpusten, abwürfeln, etc.
- Spiele, z. B. Stapelmännchen o. ä., einsetzen, jedes Mal eine mundmotorische Übung durchführen.
- Symbole für jede Übung auswalzen.

dem Patienten durchführt (vgl. Kap. 8.4, »Gesamtkörperarbeit«).

Kiefergelenkssymptome

Treten beim Patienten Symptome wie häufiges Kiefergelenksknacken, Kieferklemme oder Druck im Kiefergelenksbereich auf, ist dringend abzuklären, ob sie durch die Funktionsübungen mit bedingt sind. Häufig liegen andere Ursachen vor, z. B. Okklusionsstörungen, die durch die Funktionsübungen sichtbar und fühlbar werden. In derartigen Fällen ist unbedingt ein Spezialist für Kiefergelenksbeschwerden aufzusuchen, um gemeinsam die weitere Behandlung festzulegen. Im Einzelfall ist **interdisziplinär** zu entscheiden, ob eine kieferorthopädische oder physiotherapeutische Maßnahme vor der Myofunktionstherapie angezeigt ist.

Haltungsaufbau

Mundmotorische Übungen werden in physiologischer Sitzhaltung durchgeführt. Für viele Patienten ist der Einsatz des Physioballes effektiv, auf dem der Haltungsaufbau leichter fällt. Der Patient verlagert sein Körpergewicht, wodurch sich eine ausgewogene Muskelbalance einstellt. Ansonsten wird auf dem Stimmhocker gearbeitet. Der Artikulationsspiegel kann eingesetzt werden. Jedoch ist der **Wandspiegel** wesentlich besser, da hier die Gesamtkörperhaltung beobachtet werden kann. Es soll bei Haltungskorrektur auf eine fließende Atmung geachtet werden. Um die Bewegungsdurchführung im orofazialen Bereich des Patienten genauer zu beobachten, kniet der Therapeut vor dem Patienten, der so in seiner gewohnten Haltung bleiben kann. Der Kopf des Patienten darf bei Kontrolle des Therapeuten nicht nach hinten überstreckt werden.

Innerhalb des Sitzaufbaus kommt der Kopfhaltung, insbesondere während der Funktionsübungen, eine besondere Bedeutung zu. Denn häufig wird der Kopf bei anstrengenden Übungen überstreckt, oder es kommt zu unerwünschten Mitbewegungen der Extremitäten (Kompensationsbewegung).

Übungsdurchführung

Die Übungen sollten **langsam** und **präzise** durchgeführt werden. Insgesamt sind die **mehrfache** Wiederholung einer Übung und **häusliches** Training wichtig.

Beachte ▶ Es gilt das Prinzip: Qualität vor Quantität.

Gibt es von Seiten des Patienten Schwierigkeiten bei der Übungsdurchführung, muss der Therapeut sich auf die individuellen Möglichkeiten des Patienten einstellen. Von dieser Basis aus werden Bewegungen aufgebaut, die zur eigentlichen Zielübung führen. Patient und Therapeut gehen gemeinsam die Übung durch, sodass sich der Therapeut mit dem Patienten an die Zielübung heranarbeitet. Manchmal wird die Zielübung erst nach mehreren Zwischenschritten erreicht. Hier sind therapeutisches Einfühlungsvermögen und detaillierte Beobachtung von Wichtigkeit.

Bei Kindern ist eine interessante Gestaltung durch grob- und feinmotorische Spiele unterstützend einzusetzen. Der Bewegungsdrang der Kinder sollte aufgenommen werden. Sowohl für die Kinder als auch für den Therapeuten ist die **Freude** an der wiederholten Durchführung eher gegeben, wenn möglichst viel Körperbewegung mit einbezogen wird. Dies führt zur **Motivationssteigerung** und verbindet an dieser Stelle wieder die verschiedenen Therapiebereiche wie Feinmotorik, Grobmotorik und Körperkoordination.

Die folgenden **Grundsätze** tragen zur Klarheit und Präzision innerhalb der logopädischen Arbeit bei.

Tipp ▼
- Immer auf Weiterführung der Atmung sowie auf Kopf- und auf Körperhaltung achten.
- Alle Übungen anfangs vor dem Wandspiegel durchführen.
- Die Anschaulichkeit mit Bildern präzisieren.
- Der Therapeut gilt als Vorbild, somit erfolgt Imitationslernen.
- Sich bei Durchführungsschwierigkeiten bei einer mundmotorischen Übung schrittweise an die Zielbewegung herantasten.

In den nächsten Abschnitten werden Funktionsübungen für die Lippen, die Zungenspitze und das Zungenmittelteil sowie Saugübungen zur Muskelkräftigung und Koordination vorgeschlagen.

8.7.3 Mundmotorische Übungen zur Lippenfunktion

Schnute-Grinsen (1)

Anweisung. ▶ Die Lippen im Wechsel einmal ganz breit ziehen, einmal ganz weit nach vorne stülpen. Dies mehrmals hintereinander durchführen, wobei die Lippen leicht aufeinander liegen. **Variante:** Die Zähne bleiben sichtbar.

Ziel. ▶ Stärkung des M. orbicularis oris und M. buccinators. Schulung des kinästhetischen Eindrucks bzgl. Lippenschluss, Wangenempfindung und Zahnstellung.

Hinweise zur korrekten Durchführung und Fehlermöglichkeiten
- Die Übungen langsam, präzise und mehrfach durchführen.
- Die Lippen sollten breit genug gezogen werden, um auch die Wangenmuskulatur zu erreichen.
- Unbedingt auf Weiterfluss der Atmung achten.
- Die Kopfhaltung ggf. korrigieren und auf die Körperhaltung achten.
- Der Unterkiefer darf nicht kompensatorisch mit nach vorne geführt werden.

Vorsicht ▶ Bei Progeniepatienten ist diese Übung eher problematisch, da hier das Unterkieferwachstum provoziert wird.

Fischmund (2)

Anweisung. ▶ Die Lippen vorstülpen und bei geschlossenen Zahnreihen rund formen, im Wechsel öffnen und schließen.

Ziel. ▶ Stärkung und Bewegungsschulung des M. orbicularis oris.

Hinweise zur korrekten Durchführung und Fehlermöglichkeiten
- Darauf achten, dass **keine** Unterkiefervorschubbewegung zugelassen wird, weil sonst bei regelmäßigem Training die Gelenkbelastung zu groß ist.
- Evtl. nur minimale Öffnungsbewegung des Mundes bei gesunder Okklusion möglich.
- Das Kiefergelenk sollte beweglich bleiben (minimale Mitführung des Unterkiefers).
- Kein fester Aufbiss, auf Weiterfluss der Atmung achten, Kopfhaltung ggf. korrigieren und auf Körperhaltung achten.

Lippenversteck (3)

Anweisung. ▶ Im Wechsel die Lippen zwischen die Zahnreihen einziehen und nach außen rund formen.

Ziel. ▶ Förderung der Bewegungsempfindung, des Lippen- und Zahnkontaktes. Stärkung des M. orbicularis oris und angrenzender Muskulatur.

Hinweise zur korrekten Durchführung und Fehlermöglichkeiten
- Wird nur die Unterlippe eingezogen, z.B. bei verkürzter und immobiler Oberlippe, sollten Übung 4, 6, 9, 11 vorangestellt werden.
- Übung bewusst und langsam durchführen.
- Auf Weiterfluss der Atmung sowie auf Kopf- und Körperhaltung achten.

Lippenwechsel hinter Frontzähne (4)

Anweisung. ▶ Die Oberlippe so weit wie möglich hinter die unteren Zähne ziehen, danach die Unterlippe hinter die oberen Zähne ziehen.

Ziel. ▶ Förderung der Lippengeschicklichkeit. Kinästhetische Schulung des Lippen- und Zahnkontaktes.

Hinweise zur korrekten Durchführung und Fehlermöglichkeiten
- Nicht bei einem Lippenhabit und Kiefergelenksknacken durchführen.
- Nicht bei Lippenreizungen einsetzen; gelingt oft nicht bei Unterkieferrücklage, verkürzter Oberlippe und frontoffenem Biss.
- Spiegelkontrolle oft wichtig bei Koordinationsproblemen (welche Lippe wird eingesetzt?)
- Auf Weiterfluss der Atmung sowie auf Körperhaltung und Kopfhaltung achten; kompensatorische Mitbewegungen beobachten und verringern (siehe Kap. 8.6 »Orale Sensibilität« und Kap. 8.4.3 »Tonus«).

Lippenreiben (5)

Anweisung. ▶ Wie Übung (4), jedoch Kontaktpunkte der Zähne auf Ober- bzw. Unterlippe setzen. Mit den unteren Zähnen an der Oberlippe reiben; mit den oberen Zähnen an der Unterlippe reiben – einmal seitlich von links nach rechts und umgekehrt – einmal von außen nach innen. Die Lippen sind leicht eingezogen.

Ziel. ▶ Siehe Übung 4.

Hinweise zur korrekten Durchführung und Fehlermöglichkeiten
Siehe Übung 4.

Stifthaltung (6)

Anweisung. ▶ Einen Stift auf die Oberlippe legen, diesen mit der Oberlippe festhalten, dabei liegt der Stift zwischen Nase und Oberlippe, verschiedene Stiftumfänge ausprobieren.
Steigerung: Beim Halten des Stiftes Kopf- und Körperbewegung einsetzen oder dabei artikulieren.

Ziel. ▶ Stärkung des M. orbicularis oris und angrenzender Muskulatur, besonders effektiv bei inaktiver Oberlippe, gut bei inkomplettem Mundschluss (bei Lippen-Kiefer-Gaumen-Spalten erschwert); auf Weiterfluss der Atmung sowie Kopf- und Körperhaltung achten.

Hinweise zur korrekten Durchführung und Fehlermöglichkeiten
- Der Kopf soll aufrecht bleiben.
- Wiederholtes Üben nötig, um Stift halten zu können.
- Unterkiefer nicht vorschieben.
- Mitbeteiligung des M. mentalis unvermeidbar, jedoch nicht »überaktivieren«; bei Lippenspalte durch Narbenbildung erschwert.

Stäbchenhaltung (7)

Anweisung. ▶ Mit der Ober- und Unterlippe ein dünnes Stäbchen festhalten. Der Therapeut zieht das Stäbchen mit den Fingern nach vorne weg. Der Patient hält dagegen.

Ziel. ▶ Gezielte, eher feinere Spannung der Ober- und Unterlippe. Dabei Druckverstärkung auf die Zahnreihen, Wahrnehmungsförderung bei eingeschränkt beweglicher Oberlippe.

Hinweise zur korrekten Durchführung und Fehlermöglichkeiten
- Von Seiten des Therapeuten Fingerspitzengefühl bei dem Einsatz der angewandten Kraft!

- Liegt ein unausgewogenes Verhältnis zwischen Ober- und Unterlippe vor, ist genau abzuwägen, welche Muskelpartie mit dieser Übung trainiert werden sollte.
- Auf Gesamtkörperhaltung und auf Weiterführung der Atmung achten.

Kussgeräusch (8)

Anweisung. ▶ Mit vorgestülpten, geschlossenen Lippen ein saugendes Geräusch in die Luft geben. Dieses sollte möglichst laut sein, evtl. anfangs an die Handinnenfläche ansaugen.

Ziel. ▶ Spannung und Stärkung des M. orbicularis oris und des M. buccinators.

Hinweise zur korrekten Durchführung und Fehlermöglichkeiten
- Übung mehrfach und mit lang anhaltendem Geräusch durchführen, um muskulären Effekt zu erzielen.
- Zur Motivation der Kinder Lippen schminken und Kussabdrücke setzen lassen.

Aufzug (9)

Anweisung. ▶ Ein Gegenstand (z.B. Bonbon, Spatel u.ä.) wird am Ende eines 20 cm langen Fadens befestigt; das andere Ende des Fadens wird in den Mund genommen und mit Hilfe der Lippen (und der Zunge) in den Mund befördert; auch mit entrollten Lakritzschnecken möglich.

Ziel. ▶ Förderung der Lippengeschicklichkeit und Lippenkraft.

Hinweise zur korrekten Durchführung und Fehlermöglichkeiten
- Auf Gesamtkörperhaltung des Patienten achten.
- Das Gewicht des angebundenen Objekts bestimmt den Grad der Schwere, beliebig steigerbar; Zunge dient nur der Fixierung des Fadens im Mund. Die Arbeit (das Heraufziehen des Fadens) muss von den Lippen geleistet werden.
- Achtung vor Verschlucken.

Wettziehen (10)

Anweisung. ▶ Zwei Knöpfe (ca. 2-Stück groß und glatt) werden mit einem Zwirnfaden (ca. 60 cm lang) verbunden; jeder der Personen nimmt einen Knopf zwischen Zähne und Lippen. Bei der Übung müssen sich die Partner unbedingt auf gleicher Höhe befinden. Bei Beginn der Durchführung schrittweises Vorgehen: Zunächst ist der Knopf zwischen Zahnreihen (Front) und Lippen zu nehmen, dann zu spannen und erst dann kräftig zu ziehen. Durch gezieltes Führen des Fadens kann die Ober- oder Unterlippe einzeln trainiert werden (**Abb. 8.22**).

Ziel. ▶ Kräftigung des M. orbicularis oris.

Hinweise zur korrekten Durchführung und Fehlermöglichkeiten
- Je nach orofazialen Verhältnissen Knopfgröße anpassen bzw. variieren.
- Anatomische Verhältnisse der Patienten berücksichtigen; bei gewissen Zahnstellungsanomalien, z.B. bei frontoffenem Biss ist eine Aktivität des M. mentalis nicht auszuschließen – Übung trotzdem durchführen.
- Übung **nicht bei Progenie** und bei Unterkiefervorschub (Pseudoprogenie) durchführen!

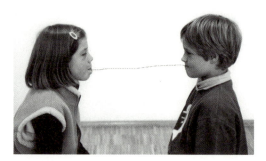

Abb. 8.22. Wettziehen

Lippenmassage (11)

Anweisung – passive Übung. ▶ Lippenmassage: Die gesamte Oberlippe bis zum Nasensteg zwischen Daumen und Zeigefinger nehmen, massieren und abschließend nach unten ziehen, um durch die Berührung den Lippenschluss zu forcieren.

Ziel. ▶ Förderung der taktil-kinästhetischen Empfindung und Durchblutung der Oberlippe; durch die Streckung wird der Mundschluss erleichtert (daher als Vorübung zum Lippenschluss, z.B. bei verkürzter Oberlippe, gut geeignet).

Hinweise zur korrekten Durchführung und Fehlermöglichkeiten
▶ Die Übung sollte unbedingt in der Therapiesitzung demonstriert und geübt werden, da häufig spontan vom Patienten ungeeignete Handgriffe verwendet werden.
▶ Wichtig ist es, die Streckung zum Mundschluss hin durchzuführen. Also den Nasen-Lippen-Steg zu den Lippen hinzuschieben.
▶ Eine langsame, dehnende Bewegung wählen (die Lippe ist anschließend evtl. etwas gerötet – vergeht wieder!).
▶ Daumen und Zeigefinger unter den Nasensteg legen.

8.7.4 Mundmotorische Übungen zur Zungenvorderteilfunktion

Zigarre (1)

Anweisung. ▶ Die Zunge weit herausstrecken und spitzen. Darauf achten, dass die Zunge eine **waagerechte** Lage einnimmt und weder Unterlippe noch obere Zahnreihe berührt. (Zur Veranschaulichung wird diese Übung »Zigarre« genannt, denn die Zungenform soll so aussehen!)

Ziel. ▶ Kräftigung der Zungenlängsmuskulatur (M. transversus).

Hinweise zur korrekten Durchführung und Fehlermöglichkeiten
▶ Unbedingt vor Übungsbeginn den korrekten Sitzaufbau inklusive Kopfhaltung erarbeiten, da der Kopf oft in den Nacken überstreckt wird. Dies tritt häufig als kompensatorische Reaktion bei hypotoner Zungenmuskulatur auf.
▶ Bei geringem Mundöffnungsgrad aufpassen, damit die Kiefergelenke nicht überstrapaziert werden. Ansonsten aber auf weit geöffneten Mund achten, damit die Zunge ohne Kontakt zur Unterlippe bzw. zu Zähnen herausgestreckt werden kann.
▶ Bevor kompensatorische Mitbewegungen und/oder Mundbodenverspannungen auftreten, nimmt man eher den Zahnkontakt in Kauf.
▶ Diese Übung ist oft frustrierend für die Patienten, da hier eine gezielte Spannung und Kraft in der Zunge erforderlich ist; daher steht diese Übung am Anfang des Zungenfunktionsübungsteils, damit sie häufig geübt wird (über mehrere Wochen) und sich somit die Längsmuskulatur stärken kann.

Zungenplatte (2)

Anweisung. ▶ Die Zunge ganz **langsam** aus dem Mund führen. Sie soll für einige Sekunden **flach** und **breit** gehalten werden. Anschließend langsam in den Mund zurückführen.

Ziel. ▶ Kräftigung der Zungenquermuskulatur.

Hinweise zur korrekten Durchführung und Fehlermöglichkeiten
Siehe Übung 1.

Zungenflug (3)

Anweisung. ▶ Die Zunge außerhalb des Mundraumes abwechselnd breit und spitz werden lassen.

Ziel. ▶ Spannung, Kräftigung und Geschicklichkeit der Zunge, Training der Binnenmuskeln.

Hinweise zur korrekten Durchführung und Fehlermöglichkeiten
- Die Zunge soll während dieser Übungssequenz mindestens fünf- bis zehnmal gespannt werden mit dem Endziel einer deutlichen Zungenformveränderung.
- Zu Beginn sind nur minimale Bewegungsunterschiede zu beobachten. Falls die Übungen 1 bis 3 den Patienten überfordern, mit Übung 4 weiterarbeiten, um zu einem späteren Zeitpunkt die ersten drei Übungen wieder aufzunehmen.
- Falls kein Störungsbewusstsein und wenig Motivation bestehen, sind diese drei Übungen gut geeignet zur Verdeutlichung der Zungenschwäche und Dringlichkeit der myofunktionellen Therapie.
- **Vorstellungshilfe:** Zungenseitenränder berühren die Handinnenfläche, die an den Mundwinkeln hochgehalten werden.

Zungenkreisen (4)

Anweisung. ▶ Bei weit herausgestreckter Zunge soll die Zungenspitze in einer langsamen, kreisenden Bewegung bei weit geöffnetem Mund über die Lippen fahren. Diese Bewegung abwechselnd rechts und links herum durchführen.

Ziel. ▶ Kinästhetische Schulung bezüglich Kontakt Lippenrot und der Zungenspitze, **nicht** des gesamtes Zungenvorderteils. Mitbeteiligung des Mundbodens, Dehnung des Zungenbändchens, Streckung und Spannung der Zungenlängsmuskulatur.

Hinweise zur korrekten Durchführung und Fehlermöglichkeiten
- Häufig wird der Mund nicht weit genug geöffnet, sodass die Zunge sich nur wenig streckt.
- Wenn die Koordination von Mundöffnung und Zungenbeweglichkeit gestört ist, werden beide Bewegungsabläufe getrennt geübt: Erst den Mund ohne Verkrampfung öffnen; im zweiten Schritt die Zungenspitze an Lippenrot und wie beschrieben bewegen.
- Ganz wichtig sind mehrfache langsame, bewusste Durchführungen, um den Lippenkontakt zu spüren und die Bewegungsrichtung wahrzunehmen.
- Gut zu kombinieren mit der nachfolgenden Übung.
- Stets Körperhaltung, Atmung und Kopfhaltung beobachten! Auf Kiefergelenksknacken achten!
- Abwandlung für **Kinder:** auch als »Lippenableckübung« geeignet. Das Lippenrot mit Brause, Nutella, u. Ä. betupfen; die Zungenspitze soll es finden, abholen.

Zungenwinker (5)

Anweisung. ▶ Das Zungenvorderteil wird fest zwischen die Lippen genommen. Die Zungenspitze wird im Wechsel nach oben und unten bewegt.

Ziel. ▶ Kontrolle und Geschicklichkeit des Zungenvorderteils. Stärkung des M. orbicularis oris. Koordinationstraining zwischen einer Halte- und Bewegungsfunktion der Zunge.

Hinweise zur korrekten Durchführung und Fehlermöglichkeiten
- Lippenspannung darf nicht nachlassen.
- Posteriore Mitführung des Unterkiefers darf auf keinen Fall eintreten.
- Die Zunge muss so weit herausgeführt werden, dass sich nicht nur die Zungenspitze, sondern das gesamte Zungenvorderteil bewegt.

Zungenzähneputz außen (6a)

Anweisung. ▶ Bei geöffnetem Mund mit dem Zungenvorderteil über die gesamte Zahnreihe fahren. Einmal über die Außenseite der oberen Zähne und unteren Zähne (zwischen Lippeninnenseite und Zahnaußenseite).

Ziel. ▶ Förderung der allgemeinen Zungenbeweglichkeit; Schulung des kinästhetischen Empfindens des Raumes zwischen Zahnreihen und Wangentaschen bzw. des Lippengewebes; evtl. Dehnung des

Lippenbändchens. **Nach** dieser Übung entsteht eine Entspannung des Mundbodens und Rachenraumes.

Hinweise zur korrekten Durchführung und Fehlermöglichkeiten

- Die Nasenatmung ist, wie bei 6b, eine unbedingte Notwendigkeit; die Nasendurchgängigkeit muss ausreichend sein; diese Übung unterstützt den Einsatz und das Bewusstsein zur Nasenatmung.

Zungenzähneputz außen (6b)

Variationen für Kinder.

Anweisung. ▶ Hier handelt es sich um die gleiche Übung wie bei 6a; nur liegen die Lippen bei dieser Übung aufeinander.

Zungenzähneputz innen (7a)

Anweisung. ▶ Mit dem Zungenvorderteil an der Innenseite der Zähne entlangfahren, einmal an den oberen und einmal an den unteren Zähnereihen. Die Lippen liegen aufeinander.

Ziel. ▶ Bewusste Förderung der feineren Zungenbeweglichkeit; Schulung des gezielten Zungen-Mundinnenraum-Kontaktes. Schulung der Kinästhetik.

Hinweise zur korrekten Durchführung und Fehlermöglichkeiten

- Eine sehr gut geeignete Übung bei Sigmatismus interdentalis/addentalis, da die Zungensensibilität und ihre Beweglichkeit intraoral gefördert werden.
- Bei hartnäckigen interdentalen oder tiefen Zungenruhelagen ist die Bewegungsrichtung der Zunge an die oberen Zähne besonders wichtig; die Bewegung der Zunge im Unterkiefer fällt häufig schwer – häufig rutscht die Zunge interdental, dementsprechend muss korrigiert werden.

Zungenzähneputz innen (7b)

Variation für Kinder.

Anweisung. ▶ Die gleiche Übung wie 7a, jedoch mit geöffneten Zahnreihen.

Zungendiagonale (8)

Anweisung. ▶ Bei weit geöffnetem Mund mit der Zungenspitze die Backenzähne berühren; erst rechts und links oben, dann rechts und links unten; anschließend diagonale Durchführung (von rechts oben nach links unten, von links oben nach rechts unten).

Ziel. ▶ Streckung und Kräftigung der Zungenlängsmuskulatur; gezielte Bewegungsempfindung für die Bukkalflächen der Molaren im Kontakt zur Zungenspitze.

Hinweise zur korrekten Durchführung und Fehlermöglichkeiten

- Da es häufig zu Unterkiefermitbewegungen kommt, ist genau darauf zu achten, dass der Unterkiefer die Bewegungen nicht anführt; sondern höchstens mitbewegt wird.
- Oft anfangs keine präzisen und gezielten Bewegungen zu den Backenzähnen durchführbar. Die diagonale Führung ist häufig erschwert.
- Langsame Bewegungen sind wichtig, gute Konzentration, nicht Luft anhalten!

Drei-Punkt-Zungenübung (9)

Anweisung. ▶ Mit der Zungenspitze zuerst von unten die Oberlippe, dann die Schneidezähne, dann die Ruhelagestelle punktuell berühren. Dieses in langsamen Bewegungen mehrfach wiederholen; dann das Tempo steigern. Danach die Übungen in umgekehrter Reihenfolge durchführen (**Abb. 8.23**).

Ziel. ▶ Geschicklichkeit des Zungenvorderteils; kinästhetische Schulung des Kontaktes der Zunge mit der Oberlippe, der Zahnfront und der Ruhelagestelle. Gezielte Oberlippenbeweglichkeit, Koordinationstraining in drei orofazialen Bereichen, Förderung der Zungenlängsmuskulatur.

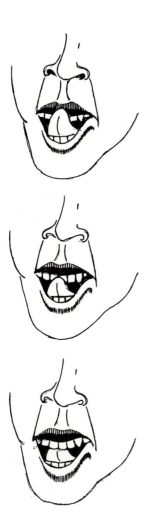

Abb. 8.23. Drei-Punkt-Zungenübung

Hinweise zur korrekten Durchführung und Fehlermöglichkeiten
- Weite Mundöffnung erleichtert den Aufbau von gezielter Spannung in der Zunge, damit sie bewusst geführt werden kann.
- Die oberen Frontzähne dürfen während der **ersten** Bewegung nicht sichtbar sein.
- Es sollen tippende, kurze Zungenspitzenbewegungen sein. Darauf achten, dass die Patienten statt der angestrebten Berührung der Ruhelagestellung nicht die oberen Frontzähne antippen.

- **Steigerung:** Berührungspunkte werden nummeriert, die die Therapeutin in beliebiger Reihenfolge nennt; der Patient tippt möglichst schnell an die betreffende Stelle. Es können auch parallel grobmotorische Bewegungen eingesetzt werden.
- **Für Kinder:** Zahlen auf dem Würfel werden den einzelnen Berührungspunkten zugeordnet; nach dem Würfeln führt das Kind die entsprechende Bewegung aus.

Eichhornkeckern (10)

Anweisung. ▶ Schnalzen mit dem Zungenvorderteil, wobei ein kurzes, saugendes Geräusch entsteht.

Ziel. ▶ Zungenseitenränder liegen an den Backenzähnen; dadurch ist ein Üben des seitlichen »Abdichtens« (wie beim physiologischen Schlucken) möglich. Spannungsaufbau des Zungenmittelteils. Bewusstmachen der Ruhelagestelle, Geschicklichkeit und palatinal gerichtete Kraft des Zungenvorderteils, kinästhetische Schulung der Gesamtheit der Zunge sowie der einzelnen Teile (Zungenvorderteil, Zungenmittelteil, Zungenseitenränder).

Hinweise zur korrekten Durchführung und Fehlermöglichkeiten
- Häufig wird spontan mit der ganzen Zunge geschnalzt (vgl. Zungenmittelteilübung 1) und nicht nur mit dem Zungenvorderteil. Es soll kein Kontakt zu den Oberkieferfrontzähnen entstehen.
- **Variation:** Geschwindigkeit steigern. Tippstelle palatinal, bzw. dental millimeterweise variieren.
- **Hilfestellung:** Zunächst Zungenspitze mit Spatel antippen, mit Brause sensibilisieren oder ein /t/ artikulieren. Um Verspannungen vorzubeugen, aber auch, um die Zungenbewegung rhythmisch zu unterstützen, ist es günstig, bei dieser Übung auf dem Physioball zu sitzen.

Zungenwiderstand (11)

Anweisung. ▶ Zunge herausstrecken und das Zungenvorderteil gegen einen Spatel drücken. Den Spatel hält man fest in der Hand und übt einen Gegendruck auf die Zunge aus. Das Zungenvorderteil soll den Spatel nach vorne schieben (sagittale Richtung); zunächst mit wenig Druck, dann mitgesteigert.

Ziel. ▶ Kräftigung der Längs- und Quermuskulatur.

Hinweise zur korrekten Durchführung und Fehlermöglichkeiten
- **Annähernd eutone** Haltung (Bodenkontakt einnehmen!), dabei besonders auf die Kopfhaltung achten, damit der Druck gegen die Zunge nicht von anderen Muskelgruppen kompensiert wird.
- Die Zunge soll keinen Kontakt zur Unterlippe halten.
- Der Patient muss **langsam** ein Gefühl für den Spannungsaufbau und die Drucksteigerung entwickeln.
- Anfänglich hält der Therapeut den Spatel, später der Patient selber.

Zahnzählen (12)

Anweisung. ▶ Mit Zungenspitze Zähne zählen bei **weit geöffnetem Mund**; die Schnitt- bzw. Kaufläche jedes Zahnes mit der Zungenspitze berühren. Zunächst die Oberkieferzähne, dann die Unterkieferzähne »abzählen« (jeweils vom oberen Frontzahn ausgehend). Nach jeder Zahnberührung soll die Zunge zum Mundboden zurückgezogen werden.

Ziel. ▶ Streckung der Zungenlängsmuskulatur. Schulung des kinästhetischen Empfindens. Training der Zungenmotorik. Dehnung des Zungenbändchens.

Hinweise zur korrekten Durchführung und Fehlermöglichkeiten
- Zungen-Zahn-Kontakt ist im Unterkiefer nicht so präzise wie im Oberkiefer möglich. Es werden hier mehrere Zähne berührt.
- Auf Mundöffnung und auf Vermeidung der Unterkiefermitführung achten.
- Auf Kopf-Nacken-Körper-Haltung achten.

Zahnzählen oben/unten (13)

Anweisung. ▶ Zähne zählen im Wechsel **von oben nach unten** bei weit geöffneten Mund (s. Übung 12).

Ziel. ▶ Siehe Übung 12.

Hinweise zur korrekten Durchführung und Fehlermöglichkeiten
- Die Mundöffnung sollte so weit sein, dass die Zungenspitze gezielt von oben nach unten bewegt werden kann.
- Bei verkürztem Frenulum ist die Übung nur begrenzt, bei Ankyloglosson evtl. gar nicht möglich, wobei Dehnungsversuche, individuell abgestimmt, durchgeführt werden können.

Zungenspitzmerkübung (14)

Anweisung. ▶ Zur Unterstützung der taktilen Identifizierung bei geschlossen Augen mit einem Stäbchen an einer Stelle auf die Lippen einen kurzen Druck ausüben und jeweils im Anschluss mit der Zungenspitze diese Druckstelle wieder finden. Die anzutippenden Stellen variieren.

Ziel. ▶ Fein differenzierte Zungenspitzenbeweglichkeit. Gute Schulung des komplexen Zusammenhangs von Sensibilisierung und Bewegung, bezüglich Lippen- und Zungenkontakten.

Hinweise zur korrekten Durchführung und Fehlermöglichkeiten
- **Steigerung:** Zunächst nur eine, dann bis zu drei Punkten nacheinander mit dem Stäbchen auf den Lippen berühren, die von der Zungenspitze hintereinander gefunden werden.
- Temposteigerung, Überschreitung der Lippenrot-weiß-Grenze.
- Auf Atmungsweiterführung achten!

Gaumenübung (15)

Anweisung. ► Bei weit geöffnetem Mund Zungenspitze an den vorderen Teil des Gaumens direkt hinter die Oberkieferzähne bringen; von diesem Punkt aus die Zungenspitze nach hinten an den Gaumen führen.

Ziel. ► Zungenspitzenbeweglichkeit. Schulung des kinästhetischen Empfindens bzgl. Hart- und Weichgaumen; Verstärkung von fein differenziertem Tastverhalten des intraoralen Bereichs; Spannungsaufbau der gesamten Zunge. Training der Zungenlängsmuskulatur.

Hinweise zur korrekten Durchführung und Fehlermöglichkeiten
► Auf Weiterführung der Atmung und auf Kopf- und Körperhaltung achten. Die Beweglichkeitsgrenze der Kiefergelenke ist zu beachten.
► **Variation, bei interdentalen Sigmatismen:** Die beschriebene Übung in umgekehrter Richtungsfolge, bei hörbarer Ausatmung bis zur korrekten S-Bildung durchführen.

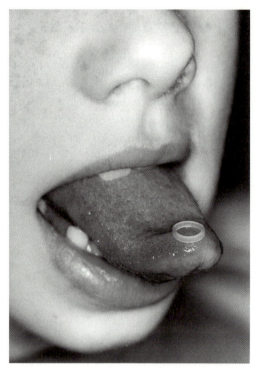

Abb. 8.24. Gummiring auf Zungenspitze

Ein-Gummiring-Übung (16)

Anweisung. ► Einen Gummiring bündig auf die Zungenspitze legen; die Zunge langsam und gleichmäßig aus dem Mund heraus- und hereinführen, wobei die Streckung beibehalten und ein Kontakt zu den Lippen ausgeschlossen wird. Der Gummiring darf nicht verrutschen (**Abb. 8.24**).

Ziel. ► Förderung der Zungenlängsmuskulatur; gezieltes Beweglichkeitstraining der Zunge; kinästhetische Schulung des orofazialen Bereichs.

Hinweise zur korrekten Durchführung und Fehlermöglichkeiten
► Auf Weiterführung der Atmung und auf Kopf- und Körperhaltung achten!
► **1. Variation:** Zunge nach rechts und links, Zungenvorderteil nach oben und unten bewegen.
► **2. Variation:** Zungenspitze mit Gummiring auch an Gaumenfalten tippen lassen und anschließend die Ruhelage einnehmen und Mund schließen.

Gefängnisübung (17)

Anweisung. ► Der Gummiring wird um die Zungenspitze, später um das gesamte Zungenvorderteil gelegt (»Zunge im Gefängnis«). Die Zunge soll sich nun »befreien«, möglichst bei geöffnetem Mund.

Ziel. ► Förderung der Sensibilität und der Durchblutung der Zungenseitenränder. Training der Zungenlängsmuskulatur (Zunge muss sich intraoral strecken und spannen, um den Ring wieder abzustreifen). Gezielte Beweglichkeitsschulung, differenzierte Förderung der Mundraumwahrnehmung (Lippen, Zahnkontakt, Zungenvorderteil).

Hinweise zur korrekten Durchführung und Fehlermöglichkeiten
- Diese Übung vorsichtig anleiten, zunächst evtl. mit einem Fädchen an dem Gummiring. (Dann kann der Therapeut den Ring halten und abziehen, falls der Patient es nicht schafft, die Zunge eigenständig zu »befreien«.)
- Häufig wird der Ring durch die Zähne abgestreift; es sollte aber ein Lösen des Gummiringes nur durch Formveränderung der Zunge erfolgen.

Vorsicht ▶ **Kinder** sollten diese Übung **nicht ohne Aufsicht** durchführen, da die Gefahr besteht, dass der Ring sich in die Zunge einschneidet und im vorderen Teil ein Blutstau entsteht. Daher ist eine ausführliche Anleitung der Eltern nötig!

8.7.5 Mundmotorische Übungen zur Zungenmittelteilfunktion

Ansaugübung – offener Mund (1)

Anweisung. ▶ Die Zunge an den gesamten Gaumen ansaugen; bei Loslösung entsteht ein schnalzendes Geräusch; Mund ist geöffnet, obere und untere Zahnreihen stehen auseinander. Für Kinder die bildliche Vorstellung eines galoppierenden Pferdes, das allmählich langsamer wird, bis es sich ausruht. Jetzt liegt die Zunge am Gaumen.

Ziel. ▶ Training der gesamten Zungenbinnenmuskulatur; dieses gezielte Funktionstraining schafft die Voraussetzungen für den korrekten Schluckablauf.

Hinweise zur korrekten Durchführung und Fehlermöglichkeiten
- Bei Problemen mit der Saugtechnik empfiehlt sich ein Wiederholung von Übungen aus den Bereichen Körperhaltung, Tonus, orale Sensibilität.
- Ohne korrektes Ansaugen kommt man nicht zum Schlucken.
- Übung möglichst langsam durchführen.
- Bei übermäßiger Kiefermitbewegung wird die Übung unterbrochen; Schwierigkeitsgrad der Übung steigt durch Temporeduzierung.
- Auf Weiterführung der Atmung und auf Nacken- und Kopfhaltung und deren Tonus achten.

Knallübung (2)

Anweisung. ▶ Die Zunge kräftig ansaugen und sie dann mit lautem Knall ablösen.

Ziel. ▶ Siehe Übung 1.

Hinweise zur korrekten Durchführung und Fehlermöglichkeiten
Siehe Übung 1.

Ablöseübung (3)

Anweisung. ▶ Die Zunge kräftig an den Gaumen saugen, mit dem hinteren Zungenteil beginnend, wird diese geräuschlos abgelöst und auf dem Mundboden abgelegt.

Ziel. ▶ Spannungswechsel der Muskeln und kontrollierte Bewegung der Zunge.

Hinweise zur korrekten Durchführung und Fehlermöglichkeiten
- Falsche Anspannung der Nackenmuskulatur, unerwünschte Kopfbewegungen und die Stockung der Atemführung vermeiden.
- Beim Lösen der Zunge die Körperhaltung beibehalten und weder im Becken noch im Zwerchfellbereich abknicken.
- Vom hinteren Zungenteil lösen.

Flugübung (4)

Anweisung. ▶ Die Zunge bei geöffnetem Mund kräftig ansaugen; dann das Mittelteil mit den Zungenseitenrändern entspannen, wobei das Zungenvorderteil an den Gaumenfalten (Ruhelage) bleibt.

Ziel. ▶ Training der Längs- und Quermuskulatur der Zunge mit gleichzeitiger Koordination der Binnenmuskulatur.

Hinweise zur korrekten Durchführung und Fehlermöglichkeiten
- Bei anfänglicher Gesamtablösung der Zunge folgende Trainingsschritte wählen:
  - nur Zungenvorderteil an die Gaumenfalten bringen,
  - Mittelteil ansaugen.

Auch hier ist auf fließende Atmung und die Vermeidung von kompensatorischen Mitbewegungen zu achten. Dieses so oft im Wechsel wiederholen, bis die fließende Zielbewegung entsteht.

Zungenkieferschluss (5)

Anweisung. ▶ Die Zunge mit weit geöffnetem Mund ansaugen; sie angesaugt lassen, während der Kiefer sich schließt und wieder öffnet; langsam durchführen.

Ziel. ▶ Kräftigung der Zungenmuskeln; Kontrolle über die Zunge gewinnen bei zusätzlicher Bewegung des Kiefers; Koordinationsverbesserung.

Hinweise zur korrekten Durchführung und Fehlermöglichkeiten
- Bei dieser Übung darf keine rotierende Bewegung entstehen; Unterkiefer darf nicht nach vorne geführt werden und die Nasenatmung soll bewusst wahrgenommen werden.
- Bei Kiefergelenksknacken Mundöffnung verkleinern, bei Weiterbestehen des Geräusches Übung **unbedingt** abbrechen.

Vorsicht ▶ Kontraindikation: Anamnestisch bekanntes Kiefergelenksknacken oder Bruxismus.

Für Kinder: Der »Kieferwackler« oder der »Kieferöffner«: Die Zunge klebt am Gaumen, der Mund geht auf und zu, immer wieder Kontrolle, ob sie da noch ist.

Zungenkieferbewegung (6)

Anweisung. ▶ Die Zunge mit weit geöffnetem Mund an den Gaumen ansaugen; sie angesaugt lassen, während der Kiefer **vorsichtig** seitlich nach rechts und links bewegt wird. Wenn der Kiefer von einer zur anderen Seite gebracht wird, immer mittig kurz stoppen.

Ziel. ▶ Siehe Übung 5.

Hinweise zur korrekten Durchführung und Fehlermöglichkeiten
Siehe Übung 5.

Ansaugübung – geschlossener Mund (7)

Anweisung. ▶ Die Zunge liegt auf dem Mundboden; die Lippen sind breit geöffnet; die Backenzähne werden geschlossen, und die Zunge wird aus dieser Position an den Gaumen gesaugt. Anschließend werden die Zahnreihen geöffnet und die Zunge am Gaumen sichtbar. Die Zunge, die auf dem Mundboden liegt, mit geschlossenen Zahnreihen ansaugen usw.

Ziel. ▶ Kontrolle über die Zunge gewinnen und die Muskulatur bei differenzierter gezielter Bewegung, die vom Mundboden ausgeht, kräftigen.

Hinweise zur korrekten Durchführung und Fehlermöglichkeiten
- Auf Weiterführung der Atmung sowie auf Kopf- und auf Körperhaltung achten!

Lappenübung (8)

Anweisung. ▶ Zunge mit weit geöffnetem Mund ansaugen und sie dabei am Gaumen nach rechts und links verschieben; hierbei immer Kontakt mit Gaumen und Backenzähnen halten. Der Unterkiefer bleibt möglichst ruhig.

Ziel. ▶ Zungenkontrolle und Stärkung der Muskulatur vom Mundboden ausgehend, differenzierte Bewegung; Tonusaufbau.

Hinweise zur korrekten Durchführung und Fehlermöglichkeiten
▶ Auf fließende Atmung und die Vermeidung von kompensatorischen Mitbewegungen achten.

Ansaugübung mit einem Gummiring (9a)

Anweisung. ▶ Mit einem Gummiring auf dem Zungenvorderteil die gesamte Zunge an den Gaumen saugen; der Mund ist geöffnet.

Ziel. ▶ Zungenkontrolle und Stärkung der Muskulatur, Tonusaufbau, Koordinationssteigerung, Förderung der Sensibilität.

Hinweise zur korrekten Durchführung und Fehlermöglichkeiten
▶ Langsame und behutsame Ansaugbewegung, da die Gummiringe sonst verrutschen; auf Atmung und Körperspannung achten.
▶ Nach dem Lösen wird die Zunge herausgestreckt, um die Lage des Gummirings zu kontrollieren.

Ansaugübung mit zwei Gummiringen (9b)

Anweisung. ▶ Mit einem Gummiring auf dem Zungenvorderteil und mit einem zweiten Ring auf dem Zungenmittelteil die gesamte Zunge an den Gaumen saugen; Mund ist geöffnet.

Ziel. ▶ Siehe Übung 9a.

Hinweise zur korrekten Durchführung und Fehlermöglichkeiten
Siehe Übung 9a.

Zungenkippen (10)

Anweisung. ▶ Bei geschlossenem Mund das Zungenmittelteil zwischen die Zähne und Lippen bringen, im Wechsel von oben nach unten bewegen.

Ziel. ▶ Beweglichkeit des Zungenvorderteils. Sensibilisierung des orofazialen Bereichs.

Hinweise zur korrekten Durchführung und Fehlermöglichkeiten
▶ Kompensatorische Mitbewegungen vermeiden.

8.7.6 Grundsätzliche Hinweise zu den Übungen bei geöffnetem Mund

Gelingen die Ansaugübungen, zeigt sich ein langes, meist helles **Zungenbändchen**.

Das **Zungenvorderteil** sollte an den Gaumenfalten (Ruhelagebereich) liegen. Die Zunge darf **keinen** Kontakt mit den Eckzähnen und Frontzähnen haben und darf **nicht verrutschen**.

Das **Mittelteil der Zunge** wird mittig an den Gaumen gesaugt, und die **Zungenseitenränder** liegen an den Backenzähnen an. Durch diesen Kontakt wird die Zunge stabilisiert.

Beachte ▶ Die Zungenseitenränder haben eine große Bedeutung. Selbst bei leichter Lösung des Zungenvorderteils und des Mittelteiles fixieren die Seitenränder die Zungenposition.

Die Kraftausrichtung soll selbstverständlich gegen den Gaumen erfolgen. Daher braucht man die Zungenmittelteilaktivität.

Bei **angewachsenen** oder **verkürzten Zungenbändchen** sollte man sich auf die anatomischen Verhältnisse einstellen. Kann man nach einigen Therapiesitzungen keinen Gaumenkontakt herstellen, sollte die Therapie unterbrochen werden, und eine Zungenbändchenlösung sollte erfolgen.

Der **Zungenrücken** wird nicht gesondert trainiert. Er hebt sich, um den velopharyngealen Abschluss zu bilden.

Man kann durch Erklärung des Schluckablaufs auf den Bereich eingehen. Es werden Laute der dritten Artikulationszone gesprochen, und der Patient spürt diesen Bereich bewusst. Durch diese Vorübung kann es während des Schlucktrainings leichter fallen, den velopharyngealen Kontakt zu spüren.

Im Allgemeinen braucht man keine Übungen, um den **Zungenrücken** zu trainieren, außer bei

Gaumensegelfunktionsstörungen. Die **Gaumensegelfunktionsübungen** spielen bei klassischen Myofunktionspatienten mit Zahnstellungsanomalien eine ganz geringe Rolle. Bei funktionell oder organisch bedingten Rhinophonien, Dysarthrien und Dysphagien spielen sie jedoch eine bedeutende Rolle; darauf kann hier nicht näher eingegangen werden.

8.7.7 Saugübungen

Viele Kinder konnten in frühen Lebensjahren ihr **Saugbedürfnis nicht ausreichend befriedigen**. Entweder wurden sie nicht gestillt, der Flaschensauger entsprach nicht den physiologischen Verhältnissen, oder es wurde schnell zugefüttert. Diese Kinder können, müssen aber nicht später ein **Nachholbedürfnis** entwickeln, das sich in lang andauernden Habits wie Daumenlutschen, Schnullergebrauch oder Zungennuckeln äußert. In diesen Fällen kann **therapeutisch eingesetztes (gezieltes) Saugen** dazu führen, dass der emotionale und funktionale Nachholbedarf gestillt wird, sodass die Habits leichter aufgegeben werden können. Diese Übungen können auch bei Problemen der oralen Stereognose und zur Kräftigung der im Folgenden genannten Muskulatur eingesetzt werden.

Anweisung. ▶ Verwendet wird ein spezieller, großer Sauger wie der »Maxi-Trainer« von NUK (Gr. 4).

Den Patienten wird erklärt, dass es sich hier um ein **Trainingsgerät** handelt und **nicht** um einen »**Schnuller**«, der im Mund verbleiben darf. Im Folgenden wird das **Vorgehen bei Kindern** geschildert. Diese Übungen werden auch bei Erwachsenen eingesetzt.

Durchführung. ▶ Das Kind darf den Sauger in den Mund nehmen und selber am Ring ziehen. Wenn dies akzeptiert wird, nimmt der Therapeut (der dem Kind auf Augenhöhe gegenübersitzt) den Ring seinerseits und zieht **rhythmisch** am Sauger, wobei das Kind diesen mit den Mundmuskeln festhalten muss (**Abb. 8.25**). Es können kleine Gedichte oder Liedchen gesungen werden, um die Aufmerksamkeit des Kindes zu erhalten. Der Therapeut macht immer in dem Moment die Saugbewegung vor, in dem diese vom Kind erwartet wird.

Die **Abb. 8.26** stellt das Vorgehen bei Saugübungen schematisch dar.

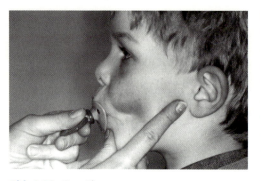

Abb. 8.25. Saugübung

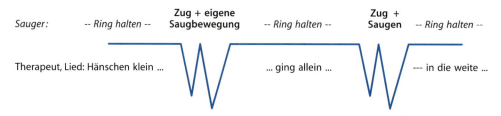

Abb. 8.26. Vorgehen bei den Saugübungen, schematisch dargestellt

Ziel. ▶ Mehrere (bis zu ca. 20) effiziente Saugbewegungen des Kindes erreichen, wobei die Mm. buccinator und orbicularis oris sowie die Zungenmuskulatur stimuliert werden. Bei schweren orofazialen Dyskinesien ist bereits ein (!) kräftiges Saugen des Kindes als Erfolg zu werten.

▶ **Variation:** Anstatt der sprachlichen Begleitung in Form von Reimen kann auch gezählt werden (-1- saugen -2- saugen -3- saugen etc.). Dies bietet sich bei älteren Kindern oder Erwachsenen an. Die Anzahl der korrekten Saugbewegungen sollte vermerkt und kontinuierlich gesteigert werden.
▶ **Elternanleitung:** Bei kleinen Kindern werden die Übungen in Anwesenheit ihrer Eltern eingeübt, um das häusliche Arbeiten korrekt einzuleiten. Dabei machen die Eltern Selbsterfahrungen mit den angewandten, vom Therapeuten vermittelten korrekten Saugbewegungen.
▶ **Weiterführung:** Die Übungen sollten täglich, z.B. vor dem Einschlafritual durchgeführt werden. Ältere Kinder und Erwachsene machen die Übungen selbstständig und protokollieren evtl. die Erfolge.

Hinweise zur korrekten Durchführung und Fehlermöglichkeiten

▶ Das Kind lehnt den Sauger ab und weigert sich, ihn in den Mund zu nehmen: »Saugergeschmack« ggf. verbessern (in Apfelsaft, Milch o.ä. eintunken).
▶ Bei einer **Hypersensibilität** (im Mundbereich), sind die Saugübungen gut geeignet, um ein ausgewogenes Verhältnis im Mundbereich anzustreben. Dabei müssen evtl. andere Übungen vorgeschaltet werden (z.B. abpinseln, eincremen, 3-Punkt Griff).
  ▶ Zunächst andere Übungen zur **oralen Stereognose** versuchen (vgl. Kap. 8.6, »Orale Sensibilität«).
  ▶ Die **Hemmschwelle** reduzieren, unter Einbeziehung einer Handpuppe beim Saugen oder das Kind sieht dem Therapeuten zu.

▶ Sauger (nach ausführlicher Elternanleitung) mit nach Hause geben, damit das Kind sich an ihn gewöhnt.

Vorsicht ▶ Es ist Wert darauf zu legen, dass der Sauger **niemals** als **Schnuller missbraucht** wird.

▶ Sind **Körperhaltung**- und -**spannung** so **hypoton**, dass der Sauger nicht gehalten werden kann: erst **Tonusregulierung, Bodenkontakt und Haltungsarbeit,** dann in annähernd eutoner Sitzhaltung erneut versuchen. Mit der freien Hand den Kopf des Kindes stützen, evtl. den **3-Punkt-Griff** (Abb. 8.27) einsetzen, damit der Sauger besser gehalten wird und der Kopf nicht nach unten »ausweicht«.

Beachte ▶ Diese Übungen sind kein Ersatz für die intensive **Zuwendung der Bezugspersonen,** die das Kind in der »Abgewöhnphase« eines lieb gewonnenen Habits braucht!

Die Übungen werden **zusätzlich** zu den genannten Funktionsübungen eingesetzt, ersetzen aber die übrigen Elemente der Myofunktionstherapie nicht.

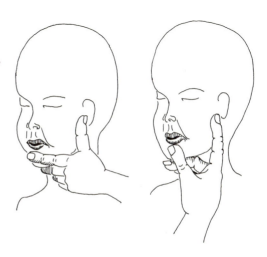

Abb. 8.27. 3-Punkt-Griff

Fazit ▶

- Die Funktionsübungen sind entstanden aus der Empirie (praktischer Erfahrung), verstehen sich als **Anregungen**, die selbstverständlich variiert, verändert bzw. ergänzt werden können.
- Die Übungen sind nicht als ein isoliertes Programm anzusehen, sondern sie sind eine **spezielle Auswahl** mit gesamtkörperlicher Arbeit als Basis. Die Auswahl der Übungen für den individuellen Einsatz ist abhängig vom jeweiligen Patienten.
- Die **Integration der sensorischen Bereiche** ist eine optimale Voraussetzung, um den Bewegungsablauf des Schluckens anzubahnen und zu festigen.
- Die Saugübungen können in den Funktionsteil der Behandlung mit einfließen, insbesondere bei hartnäckigen Habits, offenen Bissen und hypotoner Mundmuskulatur. Wichtig ist die Akzeptanz des Übungssaugers beim Patienten und eine korrekte Handhabung des Therapeuten. **Gezieltes Saugen** wirkt sich intensiv auf die Zungenruhelage und den Muskeltonus aus.
- Zeigt sich während der Diagnostik, dass der Patient seine Zunge gut an den Gaumen ansaugen kann, beschränkt sich die Phase der Funktionsübungen auf einen kurzen Zeitraum. Im entgegengesetzten Fall (keine Ansaugbewegung möglich; Zunge insgesamt breit und hypoton) müssen die Übungen intensiv und wiederholt durchgeführt werden.
- Bei guter Motivation und korrekter allgemeiner Durchführung, jedoch Unsicherheiten in der Zungen- und Lippenpräzision werden die Übungen trotzdem weiter trainiert.
- Der **häusliche, regelmäßige Übungseinsatz** gestaltet den Therapieerfolg maßgeblich mit. Die Therapiedauer wird sehr stark von der Konsequenz und Disziplin des einzelnen Patienten und des Elternhauses beeinflusst.

8.8 Schlucken

Bevor das Schlucktraining beginnt, ist die **Vorbereitungsphase** mit den bereits erwähnten Therapiebereichen wichtig. Die Dauer der Vorbereitungsphase sowie die Inhalte des Schlucktrainings sind abhängig vom individuellen Befund. Im Folgenden werden **grundsätzliche Hinweise** zum Schlucken und zur Therapie gegeben, und die **Abfolge des Schlucktrainings, Fehlerquellen** und das **nächtliche Schlucken** werden vorgestellt.

8.8.1 Grundsätzliche Hinweise zum Schlucken

Mit der **Anbahnung des Schluckablaufs** kann begonnen werden, wenn

- eine vorwiegende Nasenatmung und damit der Mundschluss für eine gewisse Zeitdauer erreicht ist,
- eine differenzierte Körper- und Mundraumwahrnehmung besteht,
- eine aufrechte, physiologische Sitz- und Kopfhaltung, zumindest während der Übungssituation, eingehalten werden kann,
- ein physiologischer Tonus zu beobachten ist und die Lippenfunktion, Zungenvorderteil- und Zungenmittelteilfunktion beherrscht werden,
- das Zungenmittelteil an den Gaumen gesaugt werden kann, sodass der intraorale Druck, der für den Schluckakt benötigt wird, aufgebaut werden kann.

Der Mensch schluckt im Wachzustand durchschnittlich zweimal pro Minute, im Schlaf einmal pro Minute. Innerhalb von 24 Stunden wird ca. 2.000-mal geschluckt. Dadurch entsteht ein Druck von ca. ein bis drei Kilogramm; multipliziert man den Mittelwert von 2 kg mit 2.000 Schluckraten, so kommt man auf 4.000 kg. (4 t). Diese kontinuierliche Zungenkraft kann sich bei Fehlplatzierung auf die Zahnstellung, die Kieferform und den Zahndurchbruch negativ auswirken.

Beachte ▶ In der Zahnmedizin gilt der Grundsatz: Weichgewebe verdrängt und formt Hartgewebe.

In der **Übersicht 8.18** werden die **Aufgaben des Schluckens** aufgezeigt.

Über das Schlucken mit seinen muskulären Vorgängen gibt es eine Reihe von Untersuchungen, über die man bei Hahn (1988) und bei Schalch (1999) ausführlich nachlesen kann.

Die **Übersicht 8.19** listet die **vier Phasenbereiche des Schluckes** auf.

Der **Schluckablauf** kann nur in der oralen Phase **willkürlich beeinflusst** und verändert werden; anschließend läuft er **reflektorisch** ab und ist nicht mehr willentlich steuerbar.

Der Schluckakt erfordert **eine genaue Abstimmung der Bewegungsabläufe** in Koordination zu den einzelnen Schluckphasen. Hierfür sind **fünf Hirnnervenpaare**, wie in **Übersicht 8.20** sichtbar, verantwortlich.

Das Schlucken kann durch Hemmung des Atemzentrums (Medulla oblongata) durchgeführt werden; wird das Schluckzentrum gehemmt, kann geatmet werden (**reziproke Funktion**).

8.8.2
Fallbeispiel

Das folgende Patientenbeispiel soll verdeutlichen, welche **Behandlungsschritte vor dem eigentlichen Schlucktraining** erforderlich sein können.

Beispiel ▶ Ein neunjähriger adipöser Junge mit ausgeprägter orofazialer Dysfunktion bei frontoffenem Biss und lückiger Front wird vor der kieferorthopädischen Behandlung zur logopädischen Behandlung vorgestellt. Es liegen ein inkompletter Mundschluss bei interlabialer Zungenlage, ein infantiles Schluckmuster, eine interdentale bis interlabiale Zungenruhelage sowie eine Sigmatismus interdentalis vor.

Übersicht 8.18: Die Aufgaben des Schluckens
▶ Die Atemwege schützen.
▶ Aufnahme und Transport von Nahrung.
▶ Den Speichel befördern.

Übersicht 8.19: Der Vorgang des Schluckens
▶ Kauphase (orale Vorbereitungsphase).
▶ Orale Phase.
▶ Pharyngeale Phase.
▶ Ösophageale Phase.

Übersicht 8.20: Die fünf Hirnnervenpaare
▶ N. trigeminus V
▶ N. facialis VII
▶ N. glossopharnygeus IX
▶ N. vagus X
▶ N. hypoglossus XII

Nach zwei Einzelbehandlungen wird Thoralf mit zwei anderen Jungen (innerhalb einer Gruppenbehandlung) weitertherapiert. Parallel wird Thoralf eine **Physiotherapie** zur Verbesserung der Gesamtkörperspannung und Haltungsschulung empfohlen. Der Junge hat noch 4 Geschwister, von daher ist die Mutter mit Terminen ausgelastet; statt einer Physiotherapie werden ein Fußball- und ein Schwimmkursus begonnen, die er selbstständig besuchen kann.

In den ersten Sitzungen werden neben Grob- und Feinspannungsübungen der Mundschluss und die korrekte Zungenruhelage angebahnt, gefestigt und **häusliche Übungen** aufgegeben. Durch den Einsatz von Physioball, Eutoniehölzern, Hindernisläufen und rhythmischen Elementen wird die Bewegungsförderung beispielsweise mit Lippenschlusstraining und Ruhelage der Zunge verbunden. Parallel dazu werden Lippenfunktionsübungen, Zungenvorderteil- und Zungenmittelteiltraining (vgl. Kap. 8.7, »Funktionsübungen«) durchgeführt, immer von einer eutonen Haltung ausgehend. In der 9. Therapiestunde beginnt das **Schlucktraining**. Durch die Gesamtkörperarbeit, die taktil-stereognostische Wahrnehmungsförderung und das Muskelfunktionstraining sind die notwendigen Voraussetzungen zum Schlucktraining gegeben.

Durch diese Strategie wird das Schlucktraining effizienter (zeitlich) verkürzt, da auf **geschulte Wahrnehmungs- und Spannungsverhältnisse** aufgebaut werden kann. Der Patient erzielt schnell Erfolgserlebnisse, und die einzelnen »Bausteine« der Myofunktionstherapie können zusammengefügt werden. Kann der Patient in eutoner Sitz- oder Stehhaltung bereits das Zungenmittelteil an den Gaumen saugen, ist der Schritt zum korrekten Schlucken nicht mehr groß.

8.8.3
Abfolge des Schlucktrainings

Vorbereitung
Zur Förderung der **Einsicht** und der **Motivation** wird dem Patienten der Ablauf des Schlucktrainings wie in **Übersicht 8.21** genau erklärt:

In diesem Therapiestadium ist es wichtig für den Therapeuten, sich der Bereitschaft zur disziplinierten häuslichen Mitarbeit zu versichern und eine genaue schrittweise Durchführung einzuhalten. Zur Motivationssteigerung können der korrekte Schluckablauf und seine Bedeutung für die Zahnstellung mit ansprechendem Bild- oder Informationsmaterial verdeutlicht werden.

Sobald der Patient sensorische und mundmotorische Sicherheit erlangt hat, beginnt das **Schlucken von Speichel.** Dann folgt das **Schlucken von Flüssigkeit** und abschließend das **Schlucken fester Nahrung.**

Die bestehenden Engramme, d.h. die gespeicherten Bewegungsabläufe im Gehirn, werden nur durch den regelmäßigen Input verändert.

Tipp ▶ Das Vier-Schritte-Schema mit seiner Modifikationsmöglichkeit bietet dem Patienten eine klare Struktur, die er bei jedem wiederholten Schluck einübt. Zur Neukonditionierung alter Muster ist dieser Vorgang mit den schon beschriebenen unterstützenden Therapieaspekten notwendig.

Schlucken von Speichel
Die Anbahnung des neuen Schluckablaufs sollte **in korrekter Sitz- und Kopfhaltung** anfangs vor dem Spiegel (Gesamtkörperkontrolle) erfolgen. Der **Spiegel** wird generell **zur visuellen Kontrolle** eingesetzt; es sei denn, der Patient akzeptiert ihn nicht und zeigt sich durch ihn verunsichert.

Im Verlauf dieses Therapieabschnittes wird besonderer Wert auf den **taktil-kinästhetischen Bereich** gelegt. Durch diese Wahrnehmung übernimmt der Patient die Lage- und Funktionskontrolle der Zunge und der Lippen (vgl. Kap. 8.6, »Orale Sensibilität«).

Da die **taktil-kinästhetische Wahrnehmung Vorrang** hat, wird die **visuelle Kontrolle** durch den Spiegel im nächsten Zug schrittweise **abgebaut.**

Die Schluckbewegung läuft in vier Schritten ab.

Die vier Schritte des Schlucktrainings: Worauf ist zu achten?

Einführungsübung. ▶ Als Einführung sollte die Zunge mit geöffneten Lippen komplett an den Gaumen gesaugt werden. Dies ist die Einführungsübung, die beherrscht werden sollte, bevor die weiteren Schritte des Schluckablaufs geübt werden. In der **Übersicht 8.22** werden **drei Möglichkeiten der Schluckanbahnung** vorgestellt.

Tipp ▶ Der Unterkiefer darf bei der Schluckbewegung nicht nach vorne geschoben werden. Mitbewegungen von Kopf, Schultern oder Extremitäten sind zu vermeiden.

Nach mehrmaliger Wiederholung entsteht zunehmend Sicherheit, und die unerwünschten Mitbewegungen reduzieren sich. Falls dies nicht geschieht, müsste verstärkt an der Ursache der entsprechenden Unsicherheiten gearbeitet werden.

Kontrolle. ▶ Patient und Therapeut brauchen zu Beginn die Möglichkeiten einer Kontrolle, da nicht jede Dysgnathie dem Therapeuten und Patienten Einblick in den intraoralen Bereich bei geschlossenen Zahnreihen (z.B. Deckbiss) gewährt. Die Zunge kann mit blauer Paste (Methylenblau

Übersicht 8.21: Wichtige Bedingungen des Schlucktrainings
- Anfangs **langsamer Bewegungsablauf** des Schluckvorgangs; bei mehr Sicherheit **Temposteigerung** des Schluckvorgangs, sodass er fließender durchgeführt wird.
- **Immer die gleiche** Bewegungsabfolge einhalten.
- Mit dem Schlucken von Speichel beginnen; dann Flüssigkeit und später feste Nahrung. Berücksichtigen, dass einige Patienten zunächst die feste Nahrung bevorzugen, daher ist die **Reihenfolge individuell abzustimmen**.
- Die **jeweils zu schluckende Menge** ist bei Einführung von Flüssigkeit wie auch bei fester Nahrung **sehr gering** zu halten; die Größe der Schluckmenge richtet sich nach taktil-kinästhetischer und mundmotorischer Sicherheit des Patienten.
- Die **häusliche Mitarbeit** nimmt einen großen Teil der Therapie ein.

o. Ä.) eingestrichen werden; nach einem Schluckversuch wird der Gaumenabdruck beurteilt. Des Weiteren kann man die Payne-Technik einsetzen (vgl. Kap. 7, »Diagnostik«).

Fehlerquellen. ▶ Während der ersten Schluckversuche können verschiedene typische **Auffälligkeiten** (Übersicht 8.23) beobachtet werden.

Bestehende Auffälligkeiten **müssen** vom Therapeuten registriert werden, um Hilfestellung zu geben. Diese erfolgt individuell, wobei die Bereiche Gesamtkörperarbeit, orale Sensibilität sowie Feinspannungs- und Funktionsübungen zum Tragen kommen.

Häusliche Übungen. ▶ Hat der Patient nach therapeutischen Korrekturhinweisen (und Hilfestellung) Sicherheit in der Durchführung des Schluckens von Speichel erlangt, hat er dies **regelmäßig zu Hause zu üben**. Es werden **klare Vereinbarungen** (Absprachen) getroffen, zu welchen Zeitpunkten im Tagesablauf und wie oft (Häufigkeit) hintereinander das Speichelschlucken trainiert wird.

Die **Häufigkeit** und die **Anzahl** der Schluckvorgänge hängen von der Sicherheit des Patienten ab. Bei unsicherer Durchführung sollten täglich nur **wenige** Schluckversuche unternommen werden, da die Gefahr der Einübung falscher Schluckmuster besteht. Hier gilt es, zu Hause nur eher selten zu üben, um sich an die Zielbewegung heranzuarbeiten.

Übersicht 8.22: Ablauf des Schlucktrainings in vier Schritten

1. Variante
- Zunge ansaugen bei geschlossenem oder leicht geöffnetem Mund.
- Zahnreihe schließen – Backenzähne aufeinander beißen.
- Lippen geöffnet lassen und breit ziehen.
- Schlucken.

2. Variante
- Zungenruhelage einnehmen.
- Zähne schließen – Lippen offen (lassen!).
- Zungenmittelteil ansaugen und aufs Schlucken warten!

3. Variante
- Zunge ansaugen bei geschlossenen Lippen.
- Mund öffnen.
- Kiefer bleibt geöffnet, um die Zungenlage zu kontrollieren.
- Schlucken.

Beachte ▶ Der korrekte Ablauf muss sicher sein, bevor er effektiv geübt werden kann. Beim Üben gilt der Grundsatz: Qualität vor Quantität.

Hilfsmittel. ▶ Durch die Therapie von Tonus, Sensorik und Motorik entsteht eine umfassende Basis, um den Schluckablauf durchführen zu können. In manchen Fällen braucht man aber weitere Hilfsmittel, um den Bewegungsablauf während

Übersicht 8.23: Schluckversuche und Fehlerquellen

- Bei **zu hastigem Ablauf** der Durchführung verrutscht die Zunge und reagiert nach gewohntem unphysiologischem Muster.
- Beobachtet man Veränderungen des Körpertonus und eine Veränderung des Atemrhythmus (z.B. kompensatorisches Anspannen der Halsmuskulatur), besteht ein noch **unzureichendes taktil-kinästhetisches Empfinden**.
- Ist die Zungenmuskulatur noch nicht genügend aufgebaut, **fehlt die Haltekraft**; die Zunge löst sich vom Gaumen.
- Die Lippen werden, wie gewohnt, während des Schluckens geschlossen, aber es setzt der bekannte unphysiologische Zungenvorschub ein; die **Zungenposition** kann **noch nicht kontrolliert gehalten** werden.
- Die **Zunge** wird während des Schluckens **nicht korrekt angesaugt**, sodass sich das Zungenmittelteil löst und interdental in Richtung Frontzähne schiebt, wobei sich das Zungenvorderteil krampfhaft im Bereich des oberen Alveolarkammes hält, oft mit Frontzahnkontakt einhergehend.
- Der **Kopf überstreckt sich** in den Nackenbereich während des Schluckvorgangs (vgl. Kap. 8.4, »Gesamtkörperarbeit«).
- Der **Kopf** wird beim gleichzeitigen Schlucken **nach unten genommen**, »Kopfnicken«.
- Die **Schultern** werden **hochgezogen**.
- Die **Extremitäten verspannen sich** (z.B. geballte Faust, Verkrampfung der Finger, Fuß drückt gegen den Boden usw.).

---

des Schluckens **taktil zu unterstützen**. Förderlich ist der Einsatz von kleinen Gummiringen, Brausepulver, Oblatenstückchen usw.

Falls Hilfsmittel (z.B. Gummiringe) bei **intraoraler Hyposensibilität** oder **anatomischen Missverhältnissen** (z.B. bei sehr hoher Gaumenform) eingesetzt werden, wird mit ein bis zwei Gummiringen auf der Zunge gearbeitet. Ein Hinweis zur Platzierung und Bearbeitung ist im Kap. 8.7, »Funktionsübungen«, zu finden.

Die Gummis dürfen während des Schluckens nicht auf der Zunge verrutschen, sondern sollen an derselben Stelle liegen bleiben.

Beachte ▶ Bei einer geschulten Kinästhetik und erreichter guter Zungenfunktion kann während des Schluckens in den Übungen auf »Fremdkörper« auf der Zunge verzichtet werden.

Lippenschluss. ▶ Die Lippen bleiben während des Speichelschluckens in den ersten Therapiestunden geöffnet. Sobald Therapeut und Patient während des Schluckvorgangs Sicherheit wahrnehmen, werden die **Lippen** beim Schlucktraining **schrittweise** wieder **geschlossen**.

Weiteres Vorgehen. ▶ Das Speichelschlucken wird über einen Zeitraum von 3–10 Therapiestunden kontrolliert, da der Mensch 2-mal pro Minute schluckt und dieser Bereich einen wichtigen Faktor bei der Übertragung des Schluckvorgangs in den Alltag darstellt (vgl. Kap. 8.2, »Zungenruhelage«).

Zeigt der Patient in den Behandlungen, aber auch anhand der häuslichen Protokollverläufe, dass er das korrekte Speichelschlucken unter Konzentration beherrscht, kann zum nächsten Schritt, dem **Schlucken von fester bzw. flüssiger Nahrung**, übergegangen werden.

Man kann anfangs generell mit dem Schlucken von Flüssigkeit beginnen. Sobald ein Patient mit dem Schlucken von fester Nahrung besser zurechtkommt, stellt man sich auf den Patienten ein; man arbeitet dann zuerst mit fester Nahrung und bietet ihm anschließend die Flüssigkeit an.

Eine Alternative zu diesem Vorgehen ist die »Probestunde«. Es ist auch möglich, in einer Sitzung beides auszuprobieren. Fällt dem Patienten »flüssiges« Schlucken leichter (weil es z.B. besser runterrutscht«) wird mit dem Training von Flüssigkeiten begonnen. Kann der Patient spontan besser »festes« Schlucken (weil er es z. B. besser einspeicheln und/oder auf der Zunge platzieren kann), wird damit fortgefahren.

Schlucken von Flüssigkeit
Begonnen wird generell mit einer **ganz geringen Menge** an Flüssigkeit. Der Patient nippt an dem Glas Wasser. Die zu schluckende Wassermenge ist ein wenig mehr als die bereits geübte Speichelmenge.

Tipp ▶ Verwendet wird ein dünnrandiges Glas mit durchsichtig klarem Boden, damit die Zungenaktivität durch den Glasboden kontrolliert werden kann. Bei Kindern kann man evtl. die Menge mit einem Teelöffel abfüllen lassen.

Mundposition. ▶ Der Patient saugt mit geschlossenen Lippen das Wasser auf die Zunge an den Gaumen, um den erforderlichen Unterdruck zu erzeugen. Die Zungenseitenränder müssen an dem Backenzahnbereich abschließen, und der Mund wird geöffnet.

In dieser Mundposition wird der Kopf nach vorne unten geführt, um den Abschluss der Zungenseitenränder zu prüfen; das Wasser soll oben auf der Zunge verbleiben.

Einübung. ▶ Das Wasser läuft hinaus, wenn kein Zungen-Backenzahn-Abschluss besteht. Die »Kopfüberkontrolle« wird nur zur **Einführung** des Schluckens von Flüssigkeit eingesetzt (Fortbildung von A. Kittel).

Die Lippen bleiben über einen langen Zeitraum während des Schluckens von Flüssigkeit geöffnet. Dies dient zur **Lagekontrolle der Zunge** und erschwert den Zungenvorschub; die Zunge orientiert sich sonst in Richtung Lippen, aber bei Öffnung und Breitstellung wird dieser Mechanismus unterbrochen. Erst wenn Flüssigkeit **und** feste Nahrung sicher geschluckt werden können, werden die Lippen (sukzessive) geschlossen.

Kontrolle. ▶ Generell wird der Patient spontan, ohne Vorankündigung kontrolliert. Dies wird zu Beginn der Stunden abgesprochen. Es geschieht durch Abziehen der Unterlippe durch den Therapeuten; durch schnelles Zeigenlassen der Zungenlage; durch Beobachtung von extraoralen Veränderungen (z. B. Lippenmitbewegung, M.-mentalis-Einsatz, Tonusabflachung der Wangenmuskeln).

Die Durchführung **regelmäßiger Hausaufgaben** ist eine unbedingte Voraussetzung, um den »neuen« Bewegungsablauf, die veränderte Sensorik und den Tonus einzuüben.

Weiteres Vorgehen. ▶ Sobald der Patient eine annähernd »normale« Menge an Flüssigkeit schlucken kann (z. B. 10 Schlucke), setzt man mit dem Schlucken fester Nahrung ein.

Die **Steigerung** der richtig zu schluckenden Menge im **Alltag** des Patienten erfolgt **individuell** nach Erfolg, den jeweiligen Möglichkeiten und häuslichen Protokollergebnissen. Die stufenweise Vergrößerung der zu schluckenden Menge und die Glasanzahl von Flüssigkeit wird allmählich gesteigert. Damit beginnt bereits der Transfer in den Alltag (vgl. Kap. 8.9, »Transfer«).

In der **Übersicht 8.24** werden **Variationen zum Schlucken von Flüssigkeit** angeboten. Entscheidet man sich für eine Form des Schluckens, muss man diese **unbedingt** beibehalten.

Schlucken von fester Nahrung
Hier gilt der gleiche Ablauf nach den vier Schritten wie schon in Abschnitt »Schlucken von Speichel« beschrieben. Der gesamte Bewegungsablauf wiederholt sich bei jedem Schluckvorgang.

Die zu schluckende Menge muss anfangs unbedingt gering gehalten werden. **Wie** der korrekte Schluckablauf sich zeigt, ist u. a. abhängig von der Nahrungsmenge.

Beachte ▶ Je weniger Menge zu Beginn geschluckt wird, umso leichter ist die Kontrolle über den Bewegungsablauf.

Mundposition und Einübung. ▶ Nach Zerkleinerung der Nahrung wird die Zunge mit geschlos-

Übersicht 8.24: Schlucken von Flüssigkeit

1. Variante – geöffneter Kiefer – Kontrollmöglichkeiten
▶ Die Flüssigkeit läuft auf die Zunge.
▶ Mit geschlossenen Lippen wird die Zunge an den Gaumen und die Molaren gesaugt.
▶ Lippen werden geöffnet und Zunge verbleibt in Position.
▶ Zähne und Kiefer werden geöffnet.
▶ Die Flüssigkeit wird geschluckt.

2. Variante – nach erarbeiteter Sicherheit.
▶ Die Flüssigkeit läuft auf die Zunge.
▶ Mit geschlossenen Lippen wird die Zunge mit Flüssigkeit an den Gaumen und die Molaren gesaugt.
▶ Die Lippen werden geöffnet und Zunge verbleibt in Position.
▶ Der Kiefer bleibt geschlossen.
▶ Die Flüssigkeit wird geschluckt.
▶ Erst bei **völligem** Sicherheitsgewinn wird mit **geschlossenen** Lippen geschluckt.

3. Variante – schnelles Schlucken von Flüssigkeit
▶ Das Zungenvorderteil befindet sich im Bereich der Gaumenfalten.
▶ Die Zungenseitenränder liegen an den Molaren.
▶ Die Flüssigkeit läuft in den Mund, Lippen umschließen das Glas.
▶ Die Zungenseitenränder lösen sich von den Molaren.
▶ Das Zungenvorderteil liegt an den Gaumenfalten.
▶ Die Flüssigkeit wird seitlich über die Zungenseitenränder auf die Zunge gesaugt.
▶ Die Seitenränder der Zunge legen sich wieder an die Molaren.
▶ Es wird geschluckt.
▶ Schlucken ohne Absetzen des Glases.

4. Variante – schnelles Schlucken von Flüssigkeit (»Stöpselübung«)
▶ Sehr wichtig ist es, sich zu vergewissern, ob der Patient **schnelles Trinken** beherrscht. Dem Patienten erklären, dass die Zunge bei jedem Schluck am Gaumen abdichten muss (wie ein »Stöpsel in der Badewanne«), da sonst Flüssigkeit herausläuft.
▶ Die **Zungenseitenränder** halten den Kontakt zu den lingualen Flächen der Prämolaren und Molaren, lediglich das **Zungenvorderteil** senkt sich im Moment der Flüssigkeitsaufnahme, um sich sofort anschließend beim Schluckakt wieder zum Gaumen zu heben.
▶ Durch mehrmaliges Unterbrechen seitens des Therapeuten kann der Patient, während er trinkt, **Rückmeldung über die Zungenlage** geben. Der Therapeut kann versuchen, bei geöffneten Lippen, den intraoralen Bereich einzusehen (z.B. bei jedem 3. oder 4. Schluck stoppen!).
▶ Schlucken ohne Absetzen des Glases.

senen Lippen an den Gaumen gesaugt. Der Kiefer wird geöffnet. Diese Position hält der Patient einen Augenblick. Dann schluckt er, ohne den Kiefer wieder zu schließen. Anfangs schlucken alle Patienten einige Male nach diesem Muster. Die Zungenkontrolle kann man auf diese Weise gut einüben, und die visuelle Beobachtung ist ohne Kieferschluss unkompliziert. Dies birgt aber die Gefahr von Fehlspannungen des Mundbodens, der Hals- und Nackenmuskulatur. Außerdem wird die Kau- und Wangenmuskulatur hierbei nicht eingesetzt. In **Übersicht 8.25** werden Möglichkeiten angeboten, wie der Schluckablauf bei fester Nahrung durchgeführt werden kann.

Verzögerung des Schluckreflexes. ▶ Falls der willentliche Schluckbeginn nicht durchgeführt werden kann, warten Patient und Therapeut auf den einsetzenden Reflex. Unterstützung kann der Therapeut geben, indem er am Kinn über den Mundboden Richtung Kehlkopf streicht. Nach dem Schlucken kann sich der Therapeut den geöffneten Mund zeigen lassen, um kurz zu kontrollieren, ob alles komplett geschluckt wurde. Diese Kontrolle geschieht **nur** zu Beginn der Schluckphase zur festen Nahrung.

Weiteres Vorgehen. ▶ Das korrekte Schlucken wird über mehrere Wochen durchgeführt. Die

Übersicht 8.25: Schlucken von fester Nahrung

1. Variante (»Kugelübung«)
- ▶ Einführungsübung, um das Formen des Speisebolus und das korrekte Hinunterschlucken zu verdeutlichen: Aus dem Kaugut (gut geeignet sind Salzstangen) wird mit wenig Speichel, aber viel Zungenmotilität eine kleine Kugel geformt, die zunächst auf der Zungenmitte platziert und gezeigt wird. Dieses erfordert viel **Zungengeschick** und eine differenzierte **Wahrnehmung der Zungenbereiche**. Die Kugel wird angesaugt und geschluckt, anschließend ist die Zunge »leer«.
- ▶ Sehr eindrucksvoll ist es, die Kugel nach dem alten Schluckmuster zu befördern, also **z. B. interdental zu pressen**: Die Kugel wird zermahlen, ein Teil zwischen die Zähne gepresst und die Zunge zeigt noch Speisereste. (Nur einmal als Negativ-Beispiel zur Abschreckung durchführen.)

2. Variante – Speiseschlucken bei anfänglichen Unsicherheiten
- ▶ Die Speise wird zerkleinert.
- ▶ Die Speise wird mit geschlossenen Lippen auf die Zunge an den Gaumen gesaugt.
- ▶ Die Lippen werden geöffnet.
- ▶ Der Kiefer geöffnet.
- ▶ Es wird geschluckt.

3. Variante
- ▶ Die Speise wird zerkleinert.
- ▶ Die Speise wird mit geschlossenen Lippen auf die Zunge an den Gaumen gesaugt.
- ▶ Die Lippen werden geöffnet.
- ▶ Der Kiefer wird geschlossen.
- ▶ Die Molaren beißen aufeinander (M.-masseter-Einsatz).
- ▶ Es wird geschluckt.

Schlucken und M.-masseter-Einsatz laufen bei optimalem Schluckablauf parallel ab. Der M.-masseter-Einsatz wird vom Therapeuten durch Palpation kontrolliert. Bei Sicherheit der Schluckdurchführung werden die Lippen geschlossen.

---

zu schluckende Nahrungsmenge wird vergrößert, und dies wird schrittweise gesteigert bis zur Einnahme ganzer Mahlzeiten. Die Lippen bleiben geöffnet. Erst bei vollständiger Sicherheit werden die Lippen während des Schluckens geschlossen. Diese Schritte gehören zu den Transferübungen (vgl. Kap. 8.9, »Transfer«).

Beachte ▶ Protokolle unterstützen die Erinnerung an die Hausaufgaben und die Übertragung in den Alltag (**Abb. 8.28**).

Beispiel ▶ Fallbeispiel: Patient in der 8. Behandlung

Er beherrscht die korrekte Zungenruhelage; es liegen eine geschulte Körper- und Mundraumwahrnehmung und eine vorwiegende Nasenatmung vor. Er beherrscht das Speichelschlucken. Das Schlucken einer halben Mahlzeit täglich ist unter Konzentration möglich; einzelne Schlucke flüssiger Nahrung (Mineralwasser) sind mit visueller Kontrolle und Hilfestellung des Therapeuten bereits durchführbar. Durch das tägliche Protokollführen wird der schrittweise Transfer in den Alltag versucht.

In **Tabelle 8.1** wird eine mögliche zeitliche Einteilung des Schlucktrainings vorgeschlagen.

8.8.4
Einsatz von M. masseter und M. temporalis

Beim physiologischen Schluckablauf wird auf den **korrekten Einsatz von Zunge, Lippen- und Wangenmuskulatur und deren Druckverhältnisse** geachtet. Während des Schluckens müssen die Molaren (Backenzähne) kurz aufeinander gebissen werden, sodass es zur Kontraktion des M. masseter (Kaumuskel) und M. temporalis (Schläfenmuskel) kommt.

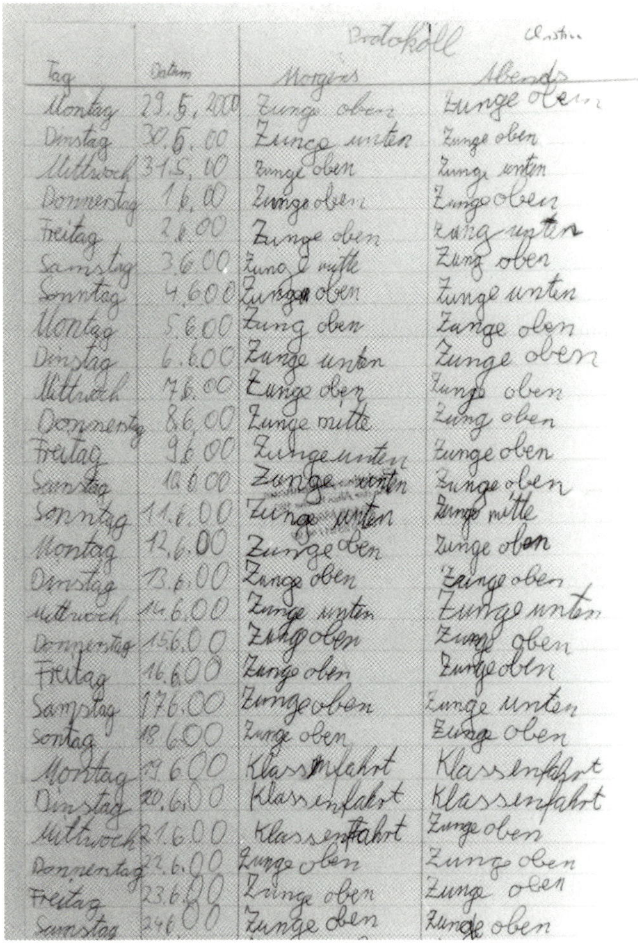

Protokoll

Tag	Datum	Morgens	Abends
Montag	29.5.2000	Zunge oben	Zunge oben
Dinstag	30.5.00	Zunge unten	Zunge oben
Mittwoch	31.5.00	Zunge oben	Zunge unten
Donnerstag	1.6.00	Zunge oben	Zunge oben
Freitag	2.6.00	Zunge oben	Zunge unten
Samstag	3.6.00	Zunge mitte	Zung oben
Sonntag	4.6.00	Zunge oben	Zunge unten
Montag	5.6.00	Zung oben	Zunge oben
Dinstag	6.6.00	Zunge unten	Zunge oben
Mittwoch	7.6.00	Zunge oben	Zunge oben
Donnerstag	8.6.00	Zunge mitte	Zung oben
Freitag	9.6.00	Zunge unten	Zunge oben
Samstag	10.6.00	Zunge unten	Zunge oben
Sonntag	11.6.00	Zunge unten	Zunge mitte
Montag	12.6.00	Zunge oben	Zunge oben
Dinstag	13.6.00	Zunge oben	Zunge oben
Mittwoch	14.6.00	Zunge unten	Zunge unten
Donnerstag	15.6.00	Zunge oben	Zunge oben
Freitag	16.6.00	Zunge oben	Zunge oben
Samstag	17.6.00	Zunge oben	Zunge unten
Sontag	18.6.00	Zunge oben	Zunge oben
Montag	19.6.00	Klassenfahrt	Klassenfahrt
Dinstag	20.6.00	Klassenfahrt	Klassenfahrt
Mittwoch	21.6.00	Klassenfahrt	Zunge oben
Donnerstag	22.6.00	Zunge oben	Zunge oben
Freitag	23.6.00	Zunge oben	Zunge oben
Samstag	24.6.00	Zunge oben	Zunge oben

Abb. 8.28. Protokollbeispiele

Tabelle 8.1. Vorschlag zum zeitlichen Ablauf des Schluck- und Ruhelagetrainings als Teilbereiche der Therapiesitzungen

Sitzungs-Nr.	Art	Durchführung
Ca. 5 – 15	Speichel	Offene Lippen
		Geschlossene Lippen
Ca. 8 – 15	Flüssige Nahrung	Offene Lippen
		Geschlossene Lippen
Ca. 10 – 15	Feste Nahrung	Offene Lippen
		Geschlossene Lippen
Ca. 15	Nachtschlucken	

Tipp ▶ Der Therapeut kann den Muskeleinsatz des M. masseters prüfen, indem er die Hände flächig an die Kieferwinkel und die Wange legt und den Patienten schlucken lässt. Der M. temporalis wird ebenfalls während des Schluckens durch Palpation des Schläfenbereichs erspürt (vgl. Kap. 7, »Diagnostik«).

Beachte ▶ Es muss immer auf die Okklusion (Verschluss der Zähne zueinander) geachtet werden.

Durch eine fehlerhafte Okklusion ist häufig **kein** Gegenbiss möglich, also keine Kontraktion zu ertasten. Der nur **einseitig spürbare** M. masseter oder M. temporalis kann auf unphysiologische Bissverhältnisse hinweisen; Kontakte der Molaren sind dann nur einseitig möglich.

Einübung. ▶ Fast alle Patienten mit orofazialer Dysfunktion setzen diese Muskeln nicht ein. Zunächst wird der Patient angeleitet, mit aufeinander gebissenen Zähnen **den Muskeleinsatz zu spüren.** Er legt seine Hände an die entsprechenden Stellen.

Dann werden die Zähne im Wechsel mehrmals hintereinander zusammengebissen und gelöst. **Die Anspannung und die Entspannung** werden wahrgenommen.

Wenn es dem Patienten möglich ist, die Muskeln einzusetzen, überträgt man diese Fähigkeit in den **Bewegungsablauf des Schluckens.** Der gesamte Schluckvorgang wird bei weitgehender Sicherheit **mit geschlossenen Lippen** durchgeführt:
▶ Die Zunge liegt am Gaumen ohne Frontzahnkontakt mit Abschluss der Zungenseitenränder an den oberen Backenzähnen.
▶ Die Backenzähne werden **kurz** aufeinander gebissen, dadurch entsteht die Kontraktion der Mm. masseter und temporalis.
▶ Die Lippen sind geschlossen.

Jeder einzelne Schritt wird gleichzeitig eingesetzt, sodass ein parallel ablaufender Vorgang beim Verzehr von fester Nahrung und einzelnen Schlücken Flüssigkeit sowie beim Schlucken von Speichel entsteht. Trinkt man Flüssigkeit **ohne** abzusetzen, werden die Zähne **nicht** aufeinander gebissen.

Begleitende Maßnahmen. ▶ Bei **ständigem Einsatz** des M. masseter, d.h. auch während der Ruhephasen, arbeitet man **spannungssenkend.** In die logopädische Therapie gehören Wahrnehmungsübungen, Kieferlockerungsübungen, Ausstreichübungen und Gesichtsmassagen, unter anderem in Anlehnung an I. Middendorf. Der psychische Bereich des Patienten sollte einbezogen und beachtet werden, um den offensichtlichen Druck entsprechend einfühlsam anzusprechen.

Der Patient sollte immer in eine annähernd eutone Haltung gebracht werden. Eine physiologische Beweglichkeit des Kiefergelenks ist Voraussetzung, um effektiv arbeiten zu können.

8.8.5
Therapeutische Grundsätze bei der Schluckanbahnung

In der **Übersicht 8.26** sind wichtige Hinweise zur Durchführung der Schluckkontrollen zusammengefasst.

8.8.6
Nachtschlucken

Nachts schluckt der Mensch ca. einmal in der Minute. Dies ist ein völlig unbewusster Vorgang. Mit dem Nachtschlucken innerhalb der Therapie kann erst begonnen werden, wenn tagsüber über einige Stunden die **korrekte Zungenruhelageposition eingehalten** werden kann. Die richtige Ruhelage muss nicht kontinuierlich über Stunden eingehalten werden, sondern sie kann über den Tag verteilt eingesetzt werden.

Kieferorthopädische Geräte. ▶ Wird vom Patienten ein intraoral getragenes kieferorthopädisches Gerät benutzt, kann die Einübung des Nachtschluckens problematisch werden. Es muss abgewogen werden, ob zu einem späteren Zeitpunkt weitergearbeitet wird oder das Gerät so modifiziert werden kann, dass ein Kompromiss akzeptabel ist (vgl. Kap. 4, »Kieferorthopädie und Logopädie«).

Übersicht 8.26: Therapeutische Grundsätze

▶ Der Therapeut »kniet« vor dem Patienten, damit dieser bei Kontrolle der Schluckvorgänge seine **Kopfhaltung nicht verändert**.
▶ Während der Therapiesitzungen zum Schlucktraining achtet der Therapeut auf **Gesamtkörperhaltung**, **Tonus**, **Feinspannung** und **Sensorik**. Die **Zungenruhelage** und das **Speichelschlucken** werden geprüft und wiederholt. Speziell ausgesuchte **Funktionsübungen** finden parallel ihren Einsatz, sobald Unsicherheiten der Motorik auftreten.
▶ Beim Einsatz von flüssiger und fester Nahrung soll ein **harmonischer Ablauf** entstehen.
▶ Die **Arbeit zu Hause** ist unbedingt erforderlich!
▶ Vereinbarungen mit Patienten sollen **von beiden Seiten eingehalten** werden.
▶ **Häusliche Protokolle** sind unbedingt notwendig!
▶ Ein **wiederholter Input** muss sein!
▶ **Klare Absprachen:** Wie oft täglich und welche Mengen.
▶ Die zu schluckende Menge muss gesteigert und ggf. die Konsistenz (z. B. flüssig, weich, fest) **variiert** werden.
▶ Der Therapeut muss absolut sicher sein, dass Zungenkraft und Aktivität in Richtung Gaumen und Rachen gelenkt werden.

Eigenkontrolle des Patienten. ▶ Um das unphysiologische Schlucken auch nachts zu beeinflussen, wird folgendermaßen vorgegangen. Vor dem Einschlafen im Bett liegend, nimmt der Patient die korrekte Zungenposition ein; dann wird mehrmals richtig hintereinander Speichel geschluckt. Während der Einschlafphase soll vom Patienten möglichst häufig die Position der Zunge beachtet werden. Die orale Sensibilität ist dafür Voraussetzung.

D. Garliner schlägt die **Autosuggestion** vor. »Heute Nacht schlucke ich immer richtig.« Dies sagt oder denkt sich der Patient mehrmals hintereinander. Der ganze Vorgang wird fünfmal im Liegen durchgeführt. Denn die Wahrnehmung des Schluckens im Liegen ist eine andere als die in der Sitzhaltung.

Möglichst **direkt nach dem Aufwachen** beobachtet der Patient seine Zungenlage. Er hält sie in einem Protokoll fest. Durch diese Strategie wird die Umkonditionierung unterstützt. Die nächtliche Ruhelageveränderung der Zunge kann nur parallel zur Beobachtung tagsüber erfolgen. Dies zieht sich häufig über Monate hin, sodass die Eigenarbeit des Patienten notwendig ist. Der Transfer mit den erforderlichen Kontrollen erfolgt in dem darauf folgenden Jahr.

Erinnerungshilfen. ▶ Die Erinnerungshilfen sind ähnlich, wie die schon beschriebenen bei Nasenatmung und Ruhelage. Die **Erinnerungszettel**, die gleich als Protokoll genommen werden können, liegen am Wecker, kleben an der Wand neben dem Bett oder liegen auf dem Boden, sodass der Patient morgens, wenn er aufsteht, gleich darauf tritt. Im Badezimmer werden an unterschiedlichen Stellen oder auf der Kleidung Zettel platziert.

Mitarbeit der Eltern. ▶ Eltern können ihr Kind unterstützen, indem sie es erinnern und den gemeinsamen Plan, der mit dem Therapeuten abgesprochen ist, einhalten. Beim morgendlichen Wecken können die Eltern das Kind fragen, wo die Zunge liegt. Regelmäßige Telefonate von Seiten der Eltern werden sehr befürwortet! Hier werden der Behandlungsstand und die jeweilige Patientenproblematik besprochen.

Trotz Eigenverantwortung der Patienten ist die Unterstützung der Eltern dringend erforderlich! Ein hohes Maß an Disziplin muss in das Leben des Patienten und seiner Familie integriert werden, sonst verzögert sich der Therapieerfolg oder bleibt ganz aus.

Da der Therapeut sich auf die Aussagen und Protokolle des Patienten verlassen muss, ist seine

Einschätzung während der Kontaktzeit mit dem Patienten ausschlaggebend, um therapeutische Aussagen und Ziele zu treffen.

Fazit ▶
- ▶ Das Schlucken darf nicht losgelöst von Tonus, Haltung, Sensorik und Motorik erarbeitet werden. Es besteht ein **enger Zusammenhang** zwischen zu **schluckender Menge** und dem **korrekten Schluckablauf.**
- ▶ Um eine Umkonditionierung von pathologischen Bewegungsabläufen zu erreichen, ist eine **kontinuierliche, disziplinierte Einhaltung von neuen, physiologischen Bewegungsmustern** unumgänglich und notwendig.
- ▶ Das gesamte orofaziale Muskelsystem wirkt während des Schluckablaufs auf das dentale und knöcherne Gewebe.
- ▶ Das Schlucken von Nahrung, Flüssigkeit und Speichel sowie das Nachtschlucken werden in den letzten logopädischen Stunden **parallel** therapiert.
- ▶ Der **Transfer des Schluckens** ist eine Notwendigkeit.

8.9
Transfer

In den letzten Stunden der logopädischen Therapiesitzungen setzt eine besondere Transferphase ein, um die **Übernahme des Erlernten in den Alltag** zu gewährleisten. Es bedarf besonderer Aufmerksamkeit, alle neu erarbeiteten Myofunktionsmuster mit gleicher Gewichtung **parallel zu trainieren und zu automatisieren**: Lippenschluss, Ruhelage, Nachtschlucken, Speichelschlucken, feste und flüssige Nahrung schlucken. Dieser Therapieabschnitt stellt in der Myofunktionstherapie eine **absolute Notwendigkeit** dar, um Rückfällen vorzubeugen.

8.9.1
Grundsätzliche Durchführung

Flüssigkeit

Wenn der Patient Flüssigkeit in normaler Schluckmenge fehlerfrei mit offenen Lippen zu sich nehmen kann, wird die neue Fähigkeit in die

Tabelle 8.2. Steigerung der Schluckmenge

Flüssigkeit	Feste Nahrung
▶ Einzelschlücke mit geringen Mengen	▶ Einzelne Bissen, evtl. erst einzelne Löffel weicher Nahrung essen
▶ Mehrere Einzelschlücke mit Unterbrechungen (Stopps)	▶ Mehrere Schlucke mit Bolusformung und Unterbrechung (Stopps)
▶ Nach jedem 3. Schluck innehalten und Zungenlage zeigen lassen	▶ Nach jedem 3. Bissen schlucken und zeigen lassen
▶ 1/4 Becher korrekt schlucken	▶ 1/4 einer Mahlzeit korrekt schlucken
▶ 1/3 Becher korrekt schlucken	▶ 1/3 einer Mahlzeit korrekt schlucken
▶ 1/2 Becher korrekt schlucken	▶ 1/2 einer Mahlzeit korrekt schlucken
▶ 1 Becher korrekt schlucken	▶ 1 Mahlzeit korrekt schlucken
▶ Die Hälfte aller Flüssigkeit korrekt schlucken	▶ Die Hälfte aller Mahlzeit korrekt schlucken
▶ Alles an Flüssigkeit korrekt trinken	▶ Alles an fester Nahrung korrekt schlucken

Alltagssituation mit hineingenommen. Bei der Einübung des Schluckens von Flüssigkeit wird die Anzahl der Schluckvorgänge, also der Flüssigkeitsmenge und der täglich zu trinkenden Behältnisse schrittweise erhöht (**Tabelle 8.2**). Der Patient übernimmt sein verändertes korrigiertes Schluckmuster so ebenfalls Schritt für Schritt in den Alltag, bis er schließlich die gesamte zu schluckende Flüssigkeit auf die neue, korrekte Weise trinkt.

Tipp ▶ Vorschlag: Übungsschritte bei Flüssigkeit:
- Vom mehrmals täglichen Üben **Schluck für Schluck** mit offenen Lippen hin zu einer bestimmten, abgesprochenen Menge **pro Glas** kommen.
- Dann die **Anzahl der Gläser**, die pro Tag getrunken werden, festlegen.
- Nimmt die Sicherheit der Zungenkontrolle und des Schluckablaufes zu, werden die **Lippen** während des Schluckens **geschlossen**.
- Der entsprechende Übungsschritt wird in der Übungsphase im Alltag eingesetzt.

Feste Nahrung

Die gleiche Vorgehensweise findet während des Schluckens von Nahrung Anwendung. Anfangs werden einzelne Bissen korrekt geschluckt. Die Anforderung wird von anfänglich zählbaren Schluckvorgängen über ein Viertel einer Mahlzeit, die Hälfte einer Mahlzeit, bis hin zur ganzen Mahlzeit gesteigert, bis die täglichen Mahlzeiten komplett auf die erlernte Weise zu sich genommen werden (**Tabelle 8.2**).

Zungenruhelage, Nachtschlucken, Speichelschlucken

Die Ruhelage, das Speichelschlucken und das Nachtschlucken müssen unbedingt über **einen ein- bis eineinhalbjährigen Zeitraum kontrolliert** werden. Dies gilt für die überwiegende Mehrzahl der Patienten! Die Kontrolle des Schluckens von Flüssigkeit und fester Nahrung erfolgt parallel zum Speichel- und Nachtschlucken und zur Ruhelage der Zunge.

Beachte ▶ Eine neu erlernte Bewegung kann nur dann automatisch abgerufen werden, wenn sie als **neues Engramm** in die zentrale Hirnstruktur eingeprägt wurde. Dazu muss über **einen langen Zeitraum** bei **gleich bleibender Kontinuität** der neue motorische Muskelablauf trainiert werden.

Begleitung und Kontrollen

Die **Zeitabstände der logopädischen Kontrollen** richten sich nach dem **Ergebnis der Therapiekontrollen** und den jeweiligen **häuslichen Protokollen** der Patienten. Nach Abschluss der wöchentlichen Myofunktionstherapie können Kontrollen nach 2, 4 und 6 Wochen sowie nach 6 und 12 Monaten sinnvoll sein.

Dies ist unbedingt bei der Aufklärung der Patienten, im Erstgespräch und der Stundenplanung zu berücksichtigen. Die Patienten halten **kontinuierlich Kontakt zum Therapeuten**, indem sie dem Logopäden schriftlich oder telefonisch Rückkopelung geben. Die alten und neuen Beobachtungs- und Durchführungsaufgaben werden abgesprochen. Die Einsicht, dass es »wichtig« ist, Zungenlage und Schlucken zu verändern, wirkt auf manche Patienten nur für den Augenblick des Gesprächs. **Individuelle** und immer wieder **neu differenzierte Beobachtungsprotokolle** müssen über verschiedene Zeiträume geführt werden. Die einzelnen häuslichen Aufgaben, die vom Patienten durchgeführt bzw. beobachtet werden sollen, richten sich nach seinen speziellen Schwächen oder Unsicherheiten.

Eine zugewandte, konsequente und klare Haltung des Therapeuten vermittelt den Patienten ebenso wie die intensive Beratung die **Wichtigkeit eines langen Kontrollzeitraumes**.

Es kann vorkommen, dass
- während der Kontrollphase wieder eine kontinuierliche Behandlung aufgenommen werden muss, um die Motivation zu stärken, oder
- durch mangelnden Übungseinsatz von Seiten des Patienten eine zeitweise Wiederholung erforderlich ist.

Beachte ▶ Die Myofunktionstherapie ist nur dann erfolgreich, wenn der Automatismus des Schluckens und der Zungenlageveränderung einsetzt. Die **häusliche Arbeit** ist ein entscheidender Beitrag, der zur Veränderung der Engrammbildung führt.

Dieser Prozess **muss** vom Therapeuten wie auch bei Kindern vom Elternhaus **kontinuierlich** begleitet werden.

Unter lerntheoretischen Aspekten muss der Patient **Konsequenzen** erfahren, um neue Verhaltensweisen zu übernehmen. Diese Konsequenzen sollen nach Möglichkeit positiver Art sein.

Tipp ▶ Möglichkeit einer Absprache zwischen Patient und Therapeut:
Innerhalb einer Stunde erfolgen zwanzig Kontrollen durch z. B. die Mutter bezüglich Zungenruhelage und Lippenschluss. Bei jeder korrekten Beobachtung bekommt das Kind einen Token. Falls es die Aufgabe die ganze Woche schafft, wird eine gemeinsame schöne Aktivität durchgeführt: Es bekommt seine Lieblingsmahlzeit, eine Sonne wird auf einen Kalender gemalt usw.

Eltern brauchen das **Gespräch** mit dem Therapeuten, da sie ansonsten den **Therapieprozess** nicht nachvollziehen können. Daher besteht ein regelmäßiger Austausch zwischen Therapeut und Eltern. In den Alltag der Patienten muss die Myofunktionstherapie mit persönlich aktivem Einsatz integriert werden; ein häufig nicht leichtes Unterfangen für alle Beteiligten. Von daher ist ein kleinschrittiges, aber über einen langen Zeitraum durchzuführendes Vorankommen wesentlich.

Wenn die **Automatisierung nicht gelingt**, können folgende Gründe dafür verantwortlich sein:
- **Keine** Übernahme der **Verantwortung** von Seiten des Patienten und der Bezugspersonen.
- **Mangelnde** motivierende **Haltung des Therapeuten** bezüglich der Therapieform oder des Patienten.
- **Unzureichende Absprachen** zwischen dem Therapeuten und dem behandelnden Kieferorthopäden bzw. einem anderen Arzt über logopädischen Therapiestand und kieferorthopädische Maßnahmen.
- Kein ausreichend langer Kontrollzeitraum (mindestens 1 – 1 1/2 Jahre).
- Mangelnde Kontinuität der Kontakte zwischen Therapeut und Patient während der Therapie- und Kontrollzeit.
- Unter- oder Überforderung des Patienten während der Übertragung in alltägliche Situationen.

Fazit ▶
- Der **lange Zeitraum des Transfers** in allen neu erlernten Bereichen, wie z. B. Gesamtkörperarbeit und taktiles Wahrnehmungstraining, gehört zur logopädischen Behandlung, um dauerhafte Erfolge zu erzielen.
- Nicht ohne Grund steht die Myofunktionstherapie teilweise unter kritischer Beobachtung. Ein Grund für Rückfälle sind u.a. die wesentlich **zu kurzen Kontrollzeiträume** oder **mangelnde Kontinuität der Kontrollen** innerhalb der Transferphase.
- Mangelnde Koordination zwischen den behandelnden Kieferorthopäden und den Logopäden kann ebenfalls ein potenzieller Grund für Rückfälle sein (vgl. Kap. 4, »Kieferorthopädie und Logopädie«).
- Ein schrittweiser Aufbau der Anforderungen in den Alltag, angemessen zur Lebenssituation des Patienten, ist notwendig.
- Erst wenn der Patient das neu erlernte Schluckmuster- und Ruhelageverhalten automatisiert hat, darf die logopädische Therapie als abgeschlossen gelten. Dieses ist nur zu erreichen, wenn der Patient und die Bezugspersonen Verantwortung mit übernehmen.

8.10 Artikulation

> Bei einem Teil der Myofunktionspatienten zeigt die Lautbildung **Auffälligkeiten** im Bereich der Zischlaute und im Bereich der zweiten Artikulationszone. Es handelt sich dann um einen **Sigmatismus**, **Schetismus** und/oder eine **multiple Interdentalität**. Wenige Patienten haben eine undeutliche, verwaschene Artikulation oder Stimmprobleme.

8.10.1 Allgemeine Grundsätze der Sprachentwicklung (Sprechentwicklung)

Die angeborenen Saug-, Schluck- und Atemreflexe bilden die motorische Basis für die Entwicklung der Sprechbewegungen.

Beachte ▶ Der Zusammenhang von sprachlicher und motorischer Entwicklung mit allen Prozessen der Sinnesverarbeitung ist von zentraler Bedeutung.

»Allmählich entsteht so durch kortikale Informationsverarbeitung eine Ausweitung des Reflexverhaltens zu willkürlichen Bewegungen« (Piaget, zitiert nach Schilling 1978, S. 515–523)

Der **Lauterwerb** wandert vom velopharyngealen Bereich mit Gutturallauten zum labialen Bereich. Dies bedeutet einen geringen physiologischen Aufwand. Die Reifung der oralen Strukturen wird bei Säuglingen sicht- und hörbar durch die Lallphasen.
Bei Defiziten wird die Symptomatik unter anderem auch durch Störungen der Artikulation erkennbar. Kindliche Hirnreifungsprozesse beinhalten unter anderem eine Entwicklung der Zungenmotilität, deren Wachstum zu einer physiologischen Artikulation befähigt.

Beachte ▼
- Die gesunde Kinästhetik befähigt die Zunge, während der Artikulation ihre Lage in der Mundhöhle, den Krafteinsatz und Berührungsempfindungen zu differenzieren.
- Das gesunde Gehör stellt eine weitere Basis für eine fehlerfreie Aussprache dar.
- Der auditive Wahrnehmungsbereich, also die Aufnahme und Verarbeitung von Höreindrücken, sollte ebenfalls unauffällig sein.

8.10.2 Artikulation in Verbindung zur Zahn- und Kieferstellung

Die Artikulation steht in direktem Zusammenhang mit der Beweglichkeit der Muskeln, der oralen Stereognose, der Anatomie von Kiefer und Zähnen. Kiefer- und Zahnstellungsanomalien **können** die Lautbildung beeinflussen; es muss aber **nicht notwendigerweise** zu Artikulationsstörungen kommen. Bei Kieferanomalien werden **kompensierte Bewegungsmuster** zur Sprechfunktion eingesetzt.

- Der **interdentale Sigmatismus** steht im Zusammenhang mit dem vertikalen Schneidekantenabstand der oberen und unteren Schneidezähne.
- Der **laterale Sigmatismus** kann durch einen seitlich offenen Biss in seiner Entstehung begünstigt werden.
- Ein **addentaler Sigmatismus** kann auftreten bei Zahn- und Kieferanomalien, wie z.B. Progenie, Prognathie, enger, unregelmäßiger Zahnstellung und Retrusion.
- Der **labiodentale Sigmatismus** kann bei starker Prognathie entstehen, wobei die Unterlippe kompensatorisch für die Zahnfront eingesetzt wird.
- Der **palatinale Sigmatismus** kann bei starker Prognathie vorkommen, wobei die Zunge apikal versucht das -S- zu bilden und der Luftstrom gegen den Gaumen gelenkt wird.
- Der **Sigmatismus stridens** kann bei einem Diastema auftreten. Der Luftstrom muss in diesem Fall auf die Kanten der Schneidezähne geführt werden; gelingt dies nicht, entsteht ein pfeifendes, scharfes Geräusch.

- Der **lateroflexe Sigmatismus** kann erzeugt werden, wenn ein Schneidezahn fehlt und die Zungenspitze sich seitlich gegen einen Eckzahn legt.
- Die **multiple Interdentalität** ist eine Artikulationsstörung, bei der vorwiegend die Laute der zweiten Artikulationszone interdental gebildet werden. Die Zungenbewegung ist dann komplett gegen oder zwischen die Zahnfront gerichtet, sodass es sich akustisch und visuell um eine auffällige Aussprachestörung handelt.
- Bei einem **schwachen M. orbicularis oris**, der bei einem extrem offenen Biss entstehen kann, ist es möglich, dass die Labiallaute dental gebildet werden und den Frikativen die Präzision fehlt.
- Bei einem **einseitig (unilateral) lateral offenen Biss** liegt die Zunge nicht symmetrisch im Mund; so wird der Mundwinkel auf der jeweiligen Luftausströmungsseite stärker verzogen.

Das Auftreten von Artikulationsstörungen wird nicht nur durch Zahn- und Kieferanomalien beeinflusst, sondern auch durch die **Persönlichkeitsstruktur** eines jeden Patienten, seine **Sensorik**, **Motorik** und **Koordinationsfähigkeit**. Durch individuelle Kompensationsstrategien können Anomalien artikulatorisch aufgefangen werden. Anlage, Wachstum, Ernährung, Krankheitsgeschichte, häusliche Umgebung und das Eltern-Kind-Verhältnis prägen das jeweilige individuelle Störungsbild.

8.10.3
Hinweise zur Behandlungsdurchführung

Die myofunktionelle, ganzkörperliche Herangehensweise bietet optimale Voraussetzungen, um die Artikulationsstörung gezielt, prägnant und in kürzester Zeit zu therapieren.

Wenn eine orofaziale Dysfunktion **kombiniert mit einer Artikulationsstörung** vorliegt, führt die gezielte Myofunktionstherapie in vielen Fällen bereits zu einer **Verbesserung der Lautbildung**.

Bei der **Beratung des Patienten** gilt es, klar darzustellen, dass diese Vorgehensweise sinnvoll und erfolgreich ist.

Die Therapie der Artikulation setzt nach Verbesserung der Zungen- und Lippenmotorik sowie nach der Veränderung der Tonus-, Haltungs- und Atemführung ein. Gezielte sensorische Wahrnehmungsförderung wird ebenfalls aufbauend zur Artikulationsverbesserung eingesetzt.

Zur Anbahnung und **Festigung** der korrekten Artikulation werden vom Therapeuten individuelle Methoden eingesetzt. Im Bereich der Myofunktionstherapie haben sich **lautunterstützende Bewegungen** als positiv erwiesen.

Fazit ▶
- Die **Basis der Artikulation** besteht aus einer **gesunden Sensorik** und einem **korrekten muskulären Bewegungsmuster** mit parallel ablaufender Koordination von Bewegung und Atmung.
- Unter anderem können **organische Veränderungen** im Ansatzrohr die Artikulation beeinflussen.
- **Artikulationsstörungen** können **multifaktorielle Ursachen** haben.

9 Anhang und Kopiervorlagen

Übersicht

9.1 Anamnesefragebogen   158

9.2 Diagnostikfragebogen   161

9.3 Nasenatmungsbogen   167

9.4 Zungenübungsbogen – Lippenübungsbogen   168

9.1
Anamnesefragebogen

Name: _____ Geb.-Datum: _____

Behandlungsdatum: _____ Therapeut/in: _____

Erstgespräch

▶ Grund der Vorstellung: _____

▶ Bisheriger Wissenstand bezüglich Myofunktionstherapie: _____

▶ Kieferorthopädische Versorgung: ☐ Ja   ☐ Nein   ☐ Geplant

  ▶ Arzt: _____

  ▶ Beginn/Dauer der Behandlung: _____

  ▶ Art des Gerätes: _____

  ▶ Tragezeit: ☐ Tags (......... Stunden)   ☐ Nachts

▶ Motivation vorhanden?   ☐ Deutlich   ☐ Weniger deutlich   ☐ Erscheint unmotiviert

Anamnese

▶ Ernährung

  ▶ Stillen:

    ☐ Ja, wie lang: _____

    ☐ Nein, Grund: _____

  ▶ Im 1. Lebensjahr: _____

  ▶ Im 2. Lebensjahr: _____

  ▶ Aktuell: _____

  ▶ Probleme/Vorlieben/Abneigungen: _____

▶ Allgemeine Entwicklung

  ▶ Schwangerschaft/Geburt: _____

  ▶ Motorik:

    ▶ Grob: _____

    ▶ Fein: _____

    ▶ Mund: _____

- ▶ Erfragung der Motorik

Motorik	Früher	Aktuell
Grob		
Fein		
Mund		

- ▶ Wahrnehmung
  - ▶ Körper: _____
  - ▶ Visuell: _____
  - ▶ Taktil/kinästhetisch: _____
- ▶ Schule/Beruf/Hobbys
  - ▶ Probleme/Auffälligkeiten: _____
  - ▶ Stundenplan/Arbeitszeiten: _____
  - ▶ Zeit für häusliche Übungen:
    - ☐ Täglich vorhanden, min.: _____
    - ☐ 2- bis 3-mal/Woche vorhanden, min.: _____
    - ☐ Scheint nicht ausreichend vorhanden
- ▶ Sprache
  - ▶ Zeitliche Entwicklung:
    - Erste Wörter: _____
    - 2-Wort-Sätze: _____
    - Mehrwortsätze: _____
  - ▶ Auffälligkeiten: _____
  - ▶ Aussprache: _____
- ▶ Andere Entwicklungsauffälligkeiten: _____
- ▶ Persönlichkeitsmerkmale: _____
- ▶ Familienanamnese: _____
  - ▶ Fehlbisse/orofaziale Dysfunktionen/Therapie bei: _____
  - ▶ Eltern: _____
  - ▶ Geschwister: _____
  - ▶ Andere: _____

- ▶ Weitere Befunde, andere Therapien
  - ▶ HNO: ☐ Ja, Grund: _____ ☐ Geplant, Grund: _____ ☐ Nein
  - ▶ KFO: ☐ Ja, Grund: _____ ☐ Geplant, Grund: _____ ☐ Nein
  - ▶ Orthopädie: ☐ Ja, Grund: _____ ☐ Geplant, Grund: _____ ☐ Nein
  - ▶ Körperhaltung: ☐ Wirkt stabil ☐ Hypoton ☐ Hyperton
  - ▶ Gesundheitszustand allgemein:
    - ▶ Körper: _____
    - ▶ Psyche: _____
  - ▶ Bisherige Therapien:
    - ▶ Ergotherapie:
      - ☐ Abgeschlossen seit: _____
      - ☐ Derzeit, wo: _____
        - Warum: _____
      - ☐ Geplant, wo: _____
        - Warum: _____
    - ▶ Logotherapie:
      - ☐ Abgeschlossen seit: _____
      - ☐ Derzeit, wo: _____
        - Warum: _____
      - ☐ Geplant, wo: _____
        - Warum: _____
    - ▶ Physiotherapie:
      - ☐ Abgeschlossen seit: _____
      - ☐ Derzeit, wo: _____
        - Warum: _____
      - ☐ Geplant, wo: _____
        - Warum: _____
  - ▶ Massage:
    - ☐ Abgeschlossen seit: _____
    - ☐ Derzeit, wo: _____
      - Warum: _____
    - ☐ Geplant, wo: _____
      - Warum: _____
  - ▶ Habits
  - ▶ Art: _____
  - ▶ Dauer: _____
  - ▶ Intensität: _____
  - ▶ Abgewöhnung: _____

9.2
Diagnostikfragebogen
_____

Name: _____   Geb.-Datum: _____

Behandlungsdatum: _____   Therapeut/in: _____

M.: Morphologie

▶ Beschaffenheit, Aussehen, Struktur von

   1. Zunge: _____

   2. Lippen: _____

   3. Gaumen: _____ ☐ AT

▶ Tonsillen: ☐ Unauffällig   ☐ Hypertroph   ☐ TE

                  ☐ Sonstiges: _____

▶ Rugae: ☐ Unauffällig   ☐ Verdickt   ☐ Flach

                  ☐ Sonstiges: _____

R.: Ruhelage

1. Lippen:

▶ Mundschluss   ☐ Vorhanden

                ☐ Inkonstant (tags: _____, nachts: _____)

                ☐ Extrem offen

                ☐ Sonstiges: _____

▶ Lippenkraftmessung: 1. Wert ____ kg | Kontrolle: ____ kg am: _____

                              2. Wert ____ kg | Kontrolle: ____ kg am: _____

                              3. Wert ____ kg | Kontrolle: ____ kg am: _____

2. Zunge:

▶ Ruhelage   ☐ Physiologisch

                      ☐ Interdental → ☐ Frontal
                                   → ☐ Seitlich

        ☐ Unphysiologisch ← ☐ Addental → ☐ OK
                                           → ☐ UK (tief)

                      ☐ Sonstiges: _____

3. **Okklusion:** ☐ Offener Biss ☐ Progenie ☐ Prognathie

   ☐ Frontal ☐ Seitlich ☐ Sonstiges: _____

4. **Musculi:**

   ▶ M. masseter: ☐ Physiologisch (inaktiv) ☐ re / ☐ li

   ☐ Unphysiologisch (aktiv) ☐ re / ☐ li

   ▶ M. temporalis: ☐ Physiologisch (inaktiv) ☐ re / ☐ li

   ☐ Unphysiologisch (aktiv) ☐ re / ☐ li

   ▶ M. mentalis: ☐ Physiologisch (inaktiv)

   ☐ unphysiologisch (aktiv=»Nadelkissenkinn«)

Bemerkungen zur Ruhelage insgesamt: _____
_____

F.: Funktion

1. **Prüfung der Motilität (orientierend!)**

   ▶ Lippen, Bewegung ist: *OL = Oberlippe, UL = Unterlippe, OK = Oberkiefer, UK = Unterkiefer*

▶ Spitzen :	☐ +	☐ + −	☐ −	Ersatzbewegung:	_____
▶ Breitziehen :	☐ +	☐ + −	☐ −	Ersatzbewegung:	_____
▶ Im Wechsel:	☐ +	☐ + −	☐ −	Ersatzbewegung:	_____
▶ OL über UL :	☐ +	☐ + −	☐ −	Ersatzbewegung:	_____
▶ UL über OL :	☐ +	☐ + −	☐ −	Ersatzbewegung:	_____
▶ Mundwinkel n. re. :	☐ +	☐ + −	☐ −	Ersatzbewegung:	_____
▶ Mundwinkel n. li. :	☐ +	☐ + −	☐ −	Ersatzbewegung:	_____
▶ OK-Zähne auf UL :	☐ +	☐ + −	☐ −	Ersatzbewegung:	_____
▶ UK-Zähne auf OL :	☐ +	☐ + −	☐ −	Ersatzbewegung:	_____

- Fischmund :   □ +   □ + -   □ -   Ersatzbewegung: _____
- Pressen und lösen : □ +   □ + -   □ -   Ersatzbewegung: _____
- Sonstiges

Mimische Mitbewegung?
□ Nein   □ Ja, bei Übung: _____

Andere Kompensationsbewegungen?
□ Nein   □ Ja, bei Übung: _____

Taktile Einschränkungen?
□ Nein   □ Ja, bei Übung: _____

- Zunge extraoral, Bewegung ist:
  - Um die Lippen :   □ +   □ + -   □ -   Ersatzbewegung: _____
  - Zur Nase :   □ +   □ + -   □ -   Ersatzbewegung: _____
  - Zum Kinn :   □ +   □ + -   □ -   Ersatzbewegung: _____
  - Re./li. Mundwinkel : □ +   □ + -   □ -   Ersatzbewegung: _____
  - Rein und raus :   □ +   □ + -   □ -   Ersatzbewegung: _____
  - Stäbchentest :   □ +   □ + -   □ -   Ersatzbewegung: _____
  - Sagittale Rinne :   □ +   □ + -   □ -   Ersatzbewegung: _____
  - Spatelprüfung
    - Rechts :   □ +   □ + -   □ -   Ersatzbewegung: _____
    - Links :   □ +   □ + -   □ -   Ersatzbewegung: _____
    - Oben :   □ +   □ + -   □ -   Ersatzbewegung: _____
    - Unten :   □ +   □ + -   □ -   Ersatzbewegung: _____
- Zunge intraoral, Bewegung ist:
  - Außenseite OK-Zähne : □ +   □ + -   □ -   Ersatzbewegung: _____
  - Außenseite UK-Zähne : □ +   □ + -   □ -   Ersatzbewegung: _____
  - Innenseite OK-Zähne : □ +   □ + -   □ -   Ersatzbewegung: _____
  - Innenseite UK-Zähne : □ +   □ + -   □ -   Ersatzbewegung: _____
  - »Beule« in der
    - Wange rechts :   □ +   □ + -   □ -   Ersatzbewegung: _____
    - Wange links :   □ +   □ + -   □ -   Ersatzbewegung: _____
  - Gaumen berühren :   □ +   □ + -   □ -   Ersatzbewegung: _____
  - Mundboden berühren : □ +   □ + -   □ -   Ersatzbewegung: _____
  - Schnalzen :   □ +   □ + -   □ -   Ersatzbewegung: _____

- ▶ An den Gaumen saugen : ☐ +   ☐ + –   ☐ –   Ersatzbewegung: _____
- ▶ Gaumen entlang fahren : ☐ +   ☐ + –   ☐ –   Ersatzbewegung: _____
- ▶ Gaumensegel
  - ▶ Prüfung durch   a: ☐ Hebt sich   ☐ Wirkt immobil   ☐ Wirkt verkürzt
  - ▶ Gesprochen   ha: ☐ Hebt sich   ☐ Wirkt immobil   ☐ Wirkt verkürzt
                          ka: ☐ Hebt sich   ☐ Wirkt immobil   ☐ Wirkt verkürzt

Sonstige Beobachtungen: _____
_____

2. Prüfung des Schluckmusters

- ▶ Zunge:
  - ▶ Lage ist   ☐ Physiologisch   ☐ Unphysiologisch ⟨ ☐ Addental
                                                                    ☐ Interdental

Bemerkungen: _____

- ▶ Lippen: ☐ Physiologisch   ☐ Unphysiologisch ⟨ ☐ Geöffnet
                                                                    ☐ Gepresst

Bemerkungen: _____

- ▶ Musculi:
  - ▶ M. masseter: ☐ Physiologisch ⟨ ☐ re   ☐ Unphysiologisch ⟨ ☐ re
                                           ☐ li   ☐ li
  - ▶ M. temporalis: ☐ Physiologisch ⟨ ☐ re   ☐ Unphysiologisch ⟨ ☐ re
                                           ☐ li   ☐ li
  - ▶ M. mentalis: ☐ Physiologisch   ☐ Unphysiologisch
                         (inaktiv)   (aktiv)

- ▶ Sonstige Beobachtungen beim Schlucken:
                         ☐ Grimassieren   ☐ Speichelfluss   ☐ Andere Mitbewegungen

Weiteres: _____

3. **Kauverhalten**

▶ Ablauf: _____

▶ Auffälligkeiten: _____

☐ Kieferrotation (möglich/nicht möglich)

☐ Kiefergelenkbeschwerden (knacken o. Ä.)

☐ Muskelbeteiligung regelrecht/auffällig: _____

☐ Sonstiges: _____

4. **Orale Stereognose**

▶ Anzahl der erkannten Prüfkörper: _____

Beobachtungen: _____

▶ Andere Überprüfung: _____

Beobachtungen: _____

Empfehlungen: _____

5. **Atmung**

▶ Ruheatmung: ☐ Physiologisch   ☐ Auffällig: _____

Beobachtungen: _____

▶ Phonationsatmung: ☐ Physiologisch   ☐ Auffällig: _____

Beobachtungen: _____

☐ Lesetext: _____   ☐ Spontansprache: _____

Empfehlungen: _____

6. **Artikulation**

▶ Prüfung der Lautbildung durch: _____

_____

▶ Auditive/visuelle Beurteilung: _____

_____

▶ Fehlbildungen: ☐ Sigmatismus, Art: _____

☐ Schetismus, Art: _____

☐ Andere, Art: _____

- Störungsbewusstsein: ☐ Nicht bewusst ☐ Vorhanden ☐ Deutlich vorhanden

Auswertung

- Logopädischer Befund: _____

_____

- Empfehlungen: _____

_____

- Therapie: ☐ Erforderlich, Beginn: _____

  ☐ Geplant ab: _____

  ☐ Derzeit nicht erforderlich, Kontrolle: _____

9.3 Nasenatmungsbogen

Atmen durch die **Nase** ist wichtig weil …

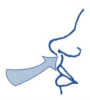

… die Atemluft angewärmt, gereinigt, befeuchtet wird.

… Nase, Luftwege und Lunge gesund bleiben wollen.

Für Nasenwegserkrankungen ist der **H**als-, **N**asen- **O**hrenarzt zuständig, aber häufig wird aus falscher Gewohnheit durch den **Mund** geatmet

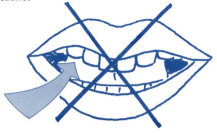

Wird die Nase nicht zum Atmen benutzt, wird sie immer „enger", es folgen Erkältungen …

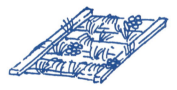

… wie bei Eisenbahnschienen, die nicht befahren werden und langsam zuwachsen

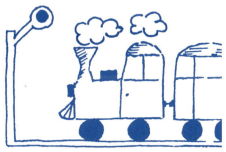

Stellt das Signal auf grün für die Nasenatmung und lasst die Luft durch die Nase „fahren"

Atemübung - diese Folge mehrmals täglich an frischer Luft ausführen

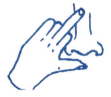

1. Stützt den Mittelfinger über der Nase ab und atmet einige Male durch die Nase ein und aus.

2. Haltet dann mit dem Daumen ein Nasenloch zu und atmet durch das offene Nasenloch 3 – 4 mal ein und aus.

3. Verschließt mit dem Ringfinger die andere Seite und atmet durch das offene Nasenloch 3 – 4 mal ein und aus.

9.4
Zungenübungsbogen – Lippenübungsbogen

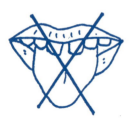

Guter Mundschluss sieht nicht nur besser aus, sondern ist für die Zahnstellung sehr wichtig.

– Und das kannst Du selbst trainieren. –

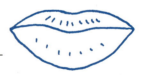

WIE?

I. LIPPENschlussübungen:
Der Lippenschluss lässt sich bewusst trainieren. Du kannst z.B. immer wenn du irgenwo ein „L" siehst bewusst Deine Lippen aufeinanderlegen. In Deine Federtasche kannst Du Dir ein kleines Kärtchen mit einem „L" legen. Dieses wird ebenso zu einer Erinnerung an den Lippenschluss. Es bedeutet

„LIPPEN ZU"

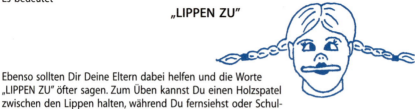

Ebenso sollten Dir Deine Eltern dabei helfen und die Worte „LIPPEN ZU" öfter sagen. Zum Üben kannst Du einen Holzspatel zwischen den Lippen halten, während Du fernsiehst oder Schulaufgaben machst.

II. LIPPENkraftübungen:
Bastel Dir ein Knopfspiel, indem Du einen ca. 50 cm langen Bindfaden durch zwei Knöpfe ziehst. Dann legen Du und Dein Mitspieler den Knopf hinter die Lippen. Versucht ihn festzuhalten, während ihr gegenseitig zieht (Tauziehen).

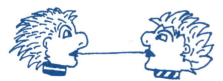
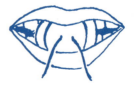

Diese Übung hilft sehr gut, die Lippenmuskeln zu kräftigen.

III. LIPPENbewegungsübungen helfen ebenfalls, die Lippenmuskeln zu stärken.

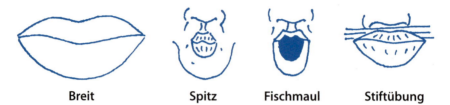

| Breit | Spitz | Fischmaul | Stiftübung |

IV. LIPPENmassage:
Hierbei musst Du bewusst üben und zwar 3 mal täglich. Du kannst die Oberlippe zwischen Daumen und Zeigefinger nehmen und diese etwas durchmassieren und nach unten ziehen. So wird sie gestreckt und der Lippenschluss – denke an das „L" – wird leichter.

– Kann man falsch oder richtig schlucken?　　　J A !!!

– Worin besteht der Unterschied?

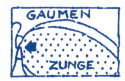 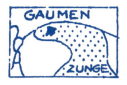

Falsches Schlucken: Die Zunge drückt vorne gegen die Zähne und verschiebt diese.

Richtiges Schlucken: Der Zungendruck richtet sich wesentlich gegen den Gaumen:

– Wie schadet falsches Schlucken?
 2000 Mal wird in 24 Stunden geschluckt, so wird mit Unterbrechungen ein großer Druck gegen oder zwischen die Zähne ausgeübt.

Bewusst werden und intensives Üben hilft!

Was kannst Du selber dafür tun?

I. Die Zunge ist ein Muskel, der schlapp oder kräftig sein kann!

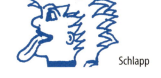

Kräftig　　　Schlapp

II.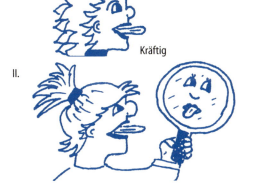

Zunge (wie ein Auto aus der Garage) - gerade - aus dem Mund fahren und wieder hinein.

III. Zunge streckt sich zur Nase und zum Kinn!

IV. Zähne mit der Zungenspitze abzählen!

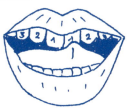

10 Literatur

Affolter F (1997) Wahrnehmung, Wirklichkeit und Sprache, 8. Aufl. Neckar-Verlag, Villingen-Schwenningen
Alavi Kia R (1997) Stimme – Spiegel meines Selbst, 4. Aufl. Aurum Verlags-GmbH, Braunschweig
Alavi Kia R (1998) Sonne, Mond und Stimme. Atemtypen in der Stimmentfaltung, 2 Aufl. Aurum Verlags-GmbH, Braunschweig
Ayres AJ (1984) Bausteine der kindlichen Entwicklung. Springer, Berlin Heidelberg New York Tokyo

Bartolome G, Buchholz DW, Feussner H et al. (1999) Schluckstörungen – Diagnostik und Rehabilitation. 2. Aufl. Urban & Fischer, München Jena
Bernskin DA, Borkovec TD (2000) Entspannungstraining. Handbuch der progressiven Muskelentspannung, 9. Aufl., Klett-Cotta, Stuttgart
Biesalski P, Frank F (1982) Phoniatrie – Pädaudiologie. Thieme, Stuttgart New York
Bigenzahn W (1995) Orofaciale Dysfunktionen im Kindesalter. Grundlagen, Klinik, Ätiologie, Diagnostik und Therapie. Thieme, Stuttgart New York
Broich I (1992) Sprache, Mundraum, Seele. Hüthig, Heidelberg
Broich I (1999) Manuelle Therapie 3. Thieme, Stuttgart New York
Brügge W, Mohs K (1994) Therapie funktioneller Stimmstörungen. Übungssammlung zu Körper, Atem, Stimme. Ernst Reinhardt, München Basel
Buchner C (2001) Brain-Gym. & Co. Kinderleicht ans Kind gebracht, 3. Aufl. VAK, Kirchzarten bei Freiburg

Castillo Morales R (1998) Die orofaciale Regulationstherapie, 2. Aufl. Pflaum, München Bad Kissingen Berlin Düsseldorf Heidelberg

Dahan J (1981) Orale Stereognose und neuromuskuläre Dynamik des Kausystems. In: Fortschritte der Kieferorthopädie 42:233–246
Demmer LM, Nannanova FF (1983) Diagnostik und Behandlungserfahrungen von Atemstörungen bei Kindern mit Gebissanomalien. In: Stomatologie der DDR 33:259–261

Ehmer U (1994) Vorlesungsskript – Poliklinik für Kieferorthopädie des Zentrums für Zahn-, Mund- und Kieferheilkunde der WWU Münster

Feneif H (1988) Anatomisches Bilderwörterbuch. Thieme, Stuttgart New York
Finnie NR (1978) Hilfe für das cerebral gelähmte Kind. Eine Anleitung zur Förderung des Kindes zu Hause nach der Methode Bobath. Maier, Ravensburg
Flehmig I (1987) Normale Entwicklung des Säuglings und ihre Abweichungen. Thieme, Stuttgart New York
Fränkel R (1967) Funktionskieferorthopädie und der Mundvorhof als apparative Basis. Verlag Volk und Gesundheit, Berlin
Freesmeyer WB (1993) Zahnärztliche Funktionstherapie. Hanser, München Wien
Fröhlich E (1966) Die Parafunktionen, Symptomatologie, Ätiologie und Therapie. Dtsch Zahnärztl Zeitung 21:536–547

Gail E, Dennison P, Dennison E (2001) Brain-Gym, 11. überarb. u. erw. Aufl. VAK, Kirchzarten bei Freiburg
Garliner D (1980) Myofunktionelle Diagnose und Therapie der gestörten Gesichtsmuskulatur. Verlag Zahnärztlich-Medizinisches Schrifttum, München
Garliner D (1982) Myofunktionelle Therapie in der Praxis. Verlag Zahnärztlich-Medizinisches Schrifttum, München
Grimm H (1999) Störungen der Sprachentwicklung. Hogrefe, Göttingen Bern Toronto Seattle

Hahn V (1988) Myofunktionelle Therapie. Profil Verlags-GmbH, München
Hannaford C (2001) Bewegung, das Tor zum Lernen. VAK, Kirchzarten bei Freiburg
Hanson ML, Cohen MS (1973) Effects of form and function on swallowing and the developing definition. In: American Journal of Orthodontics, pp 63–82
Harvold, EP (1981) Primate experiments on oral respiration. In American Journal of Orthodontics Jhg. 79 (1981, Nr. 4)
Heringer A, Mayer-Skumanz L (1998) Löwen gähnen niemals leise VAK, Kirchzarten bei Freiburg
Holle B (1993) Die motorische und perzeptuelle Entwicklung des Kindes. Ein praktisches Lehrbuch für die Arbeit mit normalen und retardierten Kindern, 3. Aufl. Psychologie Verlags-Union, Weinheim
Homburg G (1978) Die Pädagogik der Sprachbehinderten. G. Schindele, Rheinstetten

Jann HW (1960) Tongue thrusting as a frequent unrecognized cause of malocclusion and speech defects. In: New York State Dental Journal 20:72–81
Jacobsen E (1999) Entspannung als Therapie. Progressive Relaxation in Theorie und Praxis, 4. Aufl., Klett-Cotta, Stuttgart

Kesper G, Hottinger C (2002) Mototherapie bei sensorischen Integrationsstörungen Reinhardt, München
Kittel AM (1999) Myofunktionelle Therapie. Schulz-Kirchner, Idstein
Klink-Heckmann B (1990) Kieferorthopädie. Barth, Leipzig Heidelberg
Klocke A, Korbmacher H, Kahl-Nieke B (2001) Kieferorthopädische Geräte während der myofunktionellen Therapie. Vortrag, 30. Jahreskongress des dbl, Kassel, Mai 2001
Kolster B (1998) Leitfaden Physiotherapie, 3. neubearb. Aufl. Urban & Fischer, München

Langen D (1980) Die orofacialen Dyskinesien in medizinisch-psychologischer Sicht. In: Zahnärztliche Welt Zahnärztliche Reform 89:50–53

Mason RM, Proffit WR (1974) The tongue thrust controversy: background and recommendations. In JSHD 39:115–132
Metzing W, Schuster M (1997) Prüfungsangst und Lampenfieber. Springer, Berlin Heidelberg New York Tokyo
Meyenburg C (1996) Die Sache mit dem X, 3. Aufl. VAK, Kirchzarten bei Freiburg
Middendorf I (1988) Der erfahrbare Atem. Junfermann, Paderborn

Nusser-Müller-Busch R (1994) Diagnostik und Therapie neurologisch bedingter Schluckstörungen. In: Forum Logopädie 3:3–5

Paramhans Swami Maheshwarananda (1998) Yoga mit Kindern, 3. Aufl. Hugendubel, München
Piaget J (1969) Das Erwachen der Intelligenz beim Kinde. Klett, Stuttgart

Rank C (1998) Der kleine Yogi. Menschenkinder, Münster
Rieth S (1992) Yoga für Kinder. G. Lentz, München

Schalch F (1999) Schluckstörungen und Gesichtslähmungen, 5. Aufl. Urban & Fischer, München Jena
Schilling F (1978) Psychomotorische Determinanten. In: Klauer KJ (Hrsg) Handbuch der pädagogischen Diagnostik. Schwann, Düsseldorf, S 515–523
Schümann G (1991) Die Amtenschriftzeichen. Noetrel Verlag, Wilhelmshaven
Straub WJ (1960) Malfunction of the tongue. 3 Teile. In: American Journal of Orthodontics 46:404–424; 47:596–617; 48:486–503
Subtelny JD, Subtelny J (1973) Oral habits – studies in form, function and therapy. In: Angle Orthodontist 43:347–383

Thews G, Mutschler E, Vaupel P (1989) Anatomie, Physiologie, Pathophysiologie des Menschen. Wissenschaftliche Verlags-GmbH, Stuttgart
Thiele E (1997) Myofunktionelle Therapie 3. Katalog der Übungen zur neuromotorischen Funktionsregulation. Hüthig, Heidelberg.
Thiele E, Campiche-Thönen M (1992) Myofunktionelle Therapie 2. In der Anwendung. Hüthig, Heidelberg
Thiele E, Clausnitzer R, Clausnitzer V (1992) Myofunktionelle Therapie 1. Aus sprachwissenschaftlicher und kieferorthopädischer Sicht. Hüthig, Heidelberg
Treuenfels H v (1984) Kopfhaltung, Atlasposition und Atemfunktion beim offenen Biß. In: Fortschr itte Kieferorthopädie 45:111–121
Treuenfels H v (1985) Mehr biologische, ganzheitlich ausgerichtete Zahnheilkunde. Zahnärztliche Mitteilungen, S 1099–1102, 1238–1242
Treuenfels H v (1985) Über die Relation von Dysgnathien, Haltungsfehlern und Deformitäten der Wirbelsäule. Dental Revue 4:13–30; 5:24–30
Treuenfels H v (1986) Funktionsstörungen der orofacialen Muskulatur und ihr Bezug zum gesamten Bewegungs- und Halteapparat. Vortrag vor dem 6. Europäischen Kongress für MFT, Köln

Vimla Lalvani (1999) Energie und Kraft mit Yoga. Mosaik, München

Weller S (1998) Yoga kinderleicht. Urania, Neuhausen

Wirth G (1983) Sprachstörungen, Sprechstörungen, kindliche Hörstörungen. Lehrbuch für Ärzte, Logopäden und Sprachheilpädagogen. Deutscher Ärzte-Verlag, Köln

Sachverzeichnis

A

Ablenkungsübung 100
Ablöseübung 135
Adenoide 16
Adenotomie 11
Aktivator 31
– skelettierter 31
aktive Platte 30, 33–35
– *Crozat*-Platte 34
– Oberkiefer 34
– Unterkiefer 33
Allergie 16, 61, 95
Alltagsbelastung, zeitliche 59
Anamneseerhebung 55–63
– Familienanamnese 59
Ankyloglosson 16, 17
Anomalie, skelettale 16
Ansaugübung 135, 136
Arm, gestreckter 116
Armarbeit 112
Artikulation 17, 80, 154, 155
– Störung 28, 58
Arzneimittel 17
Asphyxie 57
Atmung
– Atemführungsübungen 98
– Behandlungsziel 106
– Einfluss der Körperhaltung 52
– kostoabdominale 106
– Mundatmung 4, 16, 17, 36
– Nasenatmung 90, 94–101
– paradoxe 106
– Phonationsatmung 79, 80
– Prüfung 79, 80
– Rhythmus 106
– Ruheatmung 79
Aufklärung, Therapieinhalte 54
Aufrichtung 103
Aufzug 128
Ausgangsbefund 66
Außenmuskulatur, Zunge 3
Autosuggestion 150

B

Backenmuskel 2
Bebänderung 35
Befundeerhebung 54
Behinderung 58
Bein, gestrecktes 115 116
Beinarbeit 111
Beißen, an Gegenständen 23
Bewegungskoordination 101, 106–109
– Aspekte der Therapie 107–109
Binnenmuskulatur, Zunge 3
Bionator 32
Biss
– lutschoffener 24
– offener 29
Bruxismus 22, 23

C

Crozat-Platte 34

D

Daumen 22
Diagnostik 54, 55, 66–83
– Durchführung, allgemeines 66
– Hilfsmittel 83
– Schema, Vorgehen 66–68
Distalbiss 52
Drahtbogen 38
Drei-Punkt-Zungenübung 131, 132
Druck, intraoraler 11
Dysarthrie 17
Dysfunktion 17, 22
Dysgnathie 29, 142
– Unterscheidung, *Tabelle* 30

E

Eichhornkeckern 132
Eigenerfahrung 11
Eigenverantwortung 54
Eigenwahrnehmung 108
– Übungen 13
Ein-Gummiring-Übung 134
Engrammbildung 8, 25, 89, 142
Entwicklung
– allgemeine 57–59
– Auffälligkeiten 58
– pränatale 10
Erkältung 61
Ernährung 18
– Flaschenernährung (*s. dort*)
Erstgespräch 86

– Inhalte und Ziele   54, 55
Essverhalten, Fragen   56
Eutonie-Übungen   96

F
Fazialisparese   17
Fechterstellung
– Armarbeit   112
– Beinarbeit   111
Fehlbiss   29
Feinspannungsübungen   90, 107, 109–118
– Auffälligkeiten   110
– Ausgangskörperhaltung   110–118
– Hausaufgabe   110
– Hinweise   109, 110
Fersensitz   113, 117
Fischmund   126
Flaschenernährung   9
– Muskelhaltung / -Aktivität   10
Flügelmuskel   3
Flugübung   135, 136
Funktionsregler, nach *Fränkel*   33
Funktionstherapie   86
Funktionsübungen
– Durchführung, Hinweise   124–126
– Therapieplanung   124

G
Gaumen
– harter / weicher   5
– Morphologie   7, 70, 72, 73
Gaumensegel   5
– Funktionsübung   134, 138
– Motilitätsprüfung   75
Gaumenzungenmuskel   3
Geburtsverlauf   57
Gefängnisübung   134, 135
genetische Faktoren   17
Geräte, kieferorthopädische   149
– Aktivator   31
– aktive Platte   30, 33–35
– Bebänderung   35, 36
– Bionator   32
– *Crozat*-Platte   34
– Funktionsregler, nach *Fränkel*   33
– Gesichtsbogen   39, 40
– Headgear   39, 40

– Hyrax   38
– Multiband   35, 36
– Mundvorhofplatte   35–37
– *Nance*-Apparatur   38
– Oberkieferplatte   34
– Quadhelix   38
– Retentionsgerät   35
– Spikes   37
– Transpalatinalbogen   38
– Unterkieferplatte   33
Gesamtkörperarbeit   101
– Selbsterfahrung   101, 102
– Übungsvorschläge   102, 103
Gesamtkörpertonus   6
Geschicklichkeit, Hand-Finger   49
Geschwisterrivalität   59
Gesichtsbogen   39, 40
Gesichtstonus   48–50
Gleichgewichtsreaktion   43
Greifen
– bimanuelles   44
– Reflexgreifen   44
– unilaterales   45
Griffelzungenmuskel   3
Grobmotorik   99, 100

H
Habit (Gewohnheit)   17, 18, 22–25, 61–63, 80, 139
– Abbau, Vorschläge   24, 25, 63
– Checkliste   62
– Erklärungsansätze   23
– "Habit-reminder"   36, 37
Hals-Nasen-Ohren-Bereich, Fragen   60
Haltung
– Aspekte der Therapie   103, 104
– äußere / innere   108
– Behandlungsziel   103
Haltungsaufbau   102, 125
Handfunktion   42, 43
Handstimulation, Übungen   122
Hartgewebe   2
Hausmappe   87
Headgear   39, 40
Hilfsmittel, Diagnostik   83
Homöopathie   18
Hyperaktivität   58
Hypersensibilität   139
Hyrax   38

I
Input, viszeraler   119
Integration, sensorische   58, 119, 120
Integrationsprobleme, sensorische   58
interdisziplinäre Zusammenarbeit   19, 28

K
Kaubewegung   12
Kaumuskel   3
Kauverhalten, Prüfung   77, 78
Kieferbogen, Ausformung   9
Kiefergelenk
– Störung   35
– Symptome   125
Kieferknacken   12
Kieferorthopädie   28–40
– Fragen zur Versorgung   60
– Geräte   149
– – *Tabelle*   31–40
– Kontaktaufnahme   28, 29
– Vorgehensweise   29
Kiemenbögen   10
Kinästhetik   9, 39, 58
– taktil-kinästhetische Wahrnehmung   96, 118, 142
Kinnmuskel   2, 4, 5
Kinnzungenmuskel   3
Knallübung   135
Kompensationsbewegung   108, 111
Konstitution   17
Konstruktionsbiss   29
Kontrolle   86, 152
Kontrolljahr   12
Kooperation   54
Koordination   43
– visumotorische   49
Koordinationsstörung   17
– fein- / grobmotorische   108
Körperhaltung   101
– hypotone   51
Körpertonus, Regulation   42
Kraftfeld, trianguläres   2
Kraftrichtung   2
Kreuzbiss   28, 29
Kussgeräusch   128

L

Lähmung, Hypoglossus   17
Lappenübung   136, 137
Lautbildung   80
– Prüfung   81
Lippe
– Funktion, mundmotorische Übungen   126–129
– Kraft, Messung   80–82
– Krafteinwirkung   5
– Massage   129
– Morphologie   68, 69
– Motilitätsprüfung   75
– Spannung   6
Lippenangewohnheiten   22, 23
Lippenreiben   127
Lippenschluss   101, 144
Lippenübungen
– Aufzug   128
– Fischmund   126
– Kussgeräusch   128
– Schnute-Grinsen   126
– Stäbchenhaltung   127, 128
– Wettziehen   128
Lippenversteck   126, 127
Lispeln   58
Lutschgewohnheiten   18

M

Makroglossie   17, 18
Mandibularis   4
Massetereinsatz   23
Mikroglossie   17, 18
Milchzahnwechselgebiss   18
Mitbewegung, kompensatorische   129
Mitverantwortung   86
Morphologie   68
– Gaumen   70, 72, 73
– Lippe   68, 69
– Zunge   6, 70, 71
Motilitätsprüfung   74, 75
Motivation   54, 86–88
– Eigenmotivation   86
– Stabilisierung   86, 87
Motorik   9
– Fragen   57
– Meilensteine   43–46
MRFH-Schema   66
– Aufschlüsselung   68–80
Muggelsteine   116
Multiband   35, 36

Mundatmung   4, 16, 17, 36
Mundmotorik   42, 43
Mundraum   9–11
– Freiheit   28
Mundschluss   16, 73
– Definition   94
– Therapie   94–101
Mundstimulation   121
Mundvorhofplatte   34–36
Muskel / Musculus (M.)
– M. buccinator   2, 5, 12, 128, 139
– M. genioglossus   3
– M. hypoglossus   3
– – Lähmung   17
– M. masseter   3, 5, 12, 73, 147–149
– – Hyperfunktion   23
– M. mentalis   2, 4, 5, 73
– M. orbicularis oris   2, 12, 128, 139
– M. palatoglossus   3
– M. pterygoideus et lateralis   3
– M. risorius   3, 5
– M. styloglossus   3
– M. temporalis   3, 5, 73, 147–149
– M. zygomaticus   3
Muskelbalance   19
Myofunktionstherapie, physiotherapeutische Aspekte   42–52

N

Nachtschlucken   31, 149–152
Nacken   129
Nägelbeißen   23
Nahrung, Konsistenz   18
Nance-Apparatur   38
Nasenatmung
– Definition   94
– Übungen   90, 95–101
Nervensystem, zentrales, Verletzungen und Erkrankungen   17
Nervus hypoglossus   3

O

Oberkieferwachstum   29
Okklusion   6, 73

P

Palatogramm   82
Parafunktion   22
Payne-Gerät   82
Persönlichkeitsmerkmale   59
Pfennigglas   99
Pharynx   5
Phonationsatmung   79, 80
Physiologie   2–13
Pinzettengriff   118
Progenie   29, 129
Prognathie   29
propriozeptives System   46
Provokation   100
Psychologie   18

Q

Quadhelix   38

R

Rachenhinterwand   5
Reflexgreifen   44
Retentionsgerät   34
Riechübungen   122
Ringmuskel   2
Ruheatmung   79
Ruhelage   70–74
Rumpfstabilität   43

S

Sandwich-Verfahren   31
Saugen   12
– an Gegenständen   23
– Saugübung   138
Sauger   9, 138
Schetismusarten   80
Schläfenbeinmuskel   3
Schlucken / Schluckvorgang / Schluckmuster
– Ablauf   141
– Automatisierungsphase   56
– Fallbeispiele   141, 142
– Flüssigkeit   142, 145
– frontales   77
– grundsätzliche Hinweise   140, 141
– infantiles   11, 67
– inkonstantes   77
– interdentales   77
– Nachtschlucken   31, 149–152

- Nahrung, feste 142, 145–147
- physiologischer 5, 6
- – Phasen 6
- Speichel 142, 144
- Training
- – Ablauf 142–147
- – vier Schritte 142–145
- unphysiologischer 7
- Untersuchung 75–77
- Zeitfaktor 56
Schnuller 22, 138
Schnute-Grinsen 126
Schonhaltung 50
Schwangerschaft, Fragen 57
Selbsterfahrung 11–13
Sensibilität und Bewegung 123, 124
Sensibilität
- orale 22, 118–124
- somatoviszerale 119
- Störung 17
- Tiefensensibilität 18
sensorische Integration 46, 47
Sigmatismus 58, 80, 154, 155
Sitzen 113
Sitzhaltung 103
- ökonomische 51, 52
Sozialverhalten 59
Spannungsausgleich 108
Spannungsregulation 48
Spatelübung 99
Speichel
- Anregung 31
- Prüfung des Schluckvorgangs 76
- Speichelfluss 17
Spiele, feinmotorische / grobmotorische 90
Spikes 38
Sprache 57, 58
Sprachentwicklung 154, 155
Stäbchenhaltung 127, 128
Stereognose, orale 78, 79, 119, 120, 139
- Prüfung 120–123
Stifthaltung 127
Stillen 8, 9
- Muskelhaltung / -Aktivität 9
Stimmauffälligkeiten 17
Stressfaktoren 17

T
Taktilität 46, 58
Tastinformation 119
Tastverhalten, Mundbereich 78
Therapieinhalte, Aufklärung 54
Therapieplanung 67
Tiefensensibilität 18
Tonsillektomie 11
Tonsillen 16, 72
Tonus 46
- Anpassung 43, 102
- Behandlungsziel 104
- Gesichtstonus 48–50
- regulierende Übungen 96
- Therapie, Aspekte 104, 105
Tragedauer, kieferorthopädisches Gerät 28
Transfer 151–153
- Flüssigkeit 151, 152
- Nahrung, feste 152
Transferhilfe 99
Transpalatinalbogen 38
Transparenz 86
Trompetermuskel 2

U
Überbelastung 61
Übungsanregungen 47, 48
Unterdruck, intraoraler 4, 8
Unterkiefer 4
- Rücklage 10
- Schiene 35
- Wachstum 29
Ursachen, orofaziale Dysfunktion 16–19

V
Velum 5
Verhaltensänderungen 12
verhaltenstherapeutische Übung 99
Verstärkung, positive / negative 87
Vertrauensverhältnis 55
vestibuläres System 46, 119
Vorgeschichte 54

W
Wachstumsphase, Kiefer 28
Wahrnehmung
- Eigenwahrnehmungsübungen 13
- Fragen 58
- taktile 9, 10
- taktil-kinästhetische Wahrnehmung 96, 118, 142
Wangenhalter 76
Weichgewebe 2
Wettziehen 128
Widerstandsfähigkeit, individuelle 17
Wirbelsäulenaufrichtung 9

Y
Yoga-Übungen 96

Z
Zahnbogen, Ausformung 9
Zähneknirschen 22, 23
Zahnlücken 18
Zahnwechsel 11
Zahnzählen 133
Zigarre 129
Zunge 3, 4
- Beweglichkeit 16
- Kraftpotenzial 7, 8
- Morphologie 6, 70, 71
- Motilitätsprüfung 75
- Muskulatur 3
- – Selbsterfahrung 11–13
- Ruhelage 11, 123, 149, 152
- – Automatisierung 90
- – Definition 88
- – Elternarbeit 91–93
- – Festigung 89
- – physiologische 4, 88, 89
- – Prüfung 73, 74
- – Spiele 90
- – Therapie 88–94
- – unphysiologische 6
- Zungendruck 5
- Zungenmittelteilfunktion, mundmotorische Übungen 135–137
- Zungenvorderteilfunktion, mundmotorische Übungen 129–135
Zungenbändchen 137
Zungenbeinmuskel 3
Zungenbeißen 23
Zungendiagonale 131

Zungendrücken 23
Zungenflug 129, 130
Zungenkieferbewegung 136
Zungenkieferschluss 136
Zungenkippen 137
Zungenkreisen 130
Zungenplatte 129
Zungenrücken 137, 138
Zungenseitenränder 114
Zungenspitzmerkübung 133, 134
Zungenübungen
– Ablöseübung 135
– Ansaugübung 135, 136
– Drei-Punkt-Zungenübung 131, 132
– Eichhornkeckern 132
– Ein-Gummiring-Übung 134
– Flugübung 135, 136
– Gefängnisübung 134, 135
– Knallübung 135
– Spatelübung 99
– Zahnzählen 133
– Zigarre 129
– Zungendiagonale 131
– Zungenflug 129, 130
– Zungenkieferbewegung 136
– Zungenkieferschluß 136
– Zungenkippen 137
– Zungenkreisen 130
– Zungenplatte 129
– Zungenspitzmerkübung 133, 134
– Zungenwinker 130
– Zungenzähneputzen 130, 131
Zungenvorstoß 11
Zungenwiderstand 133
Zungenwinker 130
Zungenzähneputzen 130, 131
Zwerchfellaktivität 103

Druck: Mercedes-Druck, Berlin
Verarbeitung: Stein+Lehmann, Berlin